男性下部尿路症状・前立腺肥大症診療ガイドライン

編集 ■ 日本泌尿器科学会

RichHill Medical

Clinical Guidelines for Male Lower Urinary Tract Symptoms and Benign Prostatic Hyperplasia

Committee Members:
Yukio Homma, Momokazu Gotoh, Akihiro Kawauchi, Yoshiyuki Kojima,
Kenji Maeda, Naoya Masumori, Atsushi Nagai, Tadanori Saitoh,
Hideki Sakai, Satoru Takahashi, Osamu Ukimura, Tomonori Yamanishi,
Osamu Yokoyama, Masaki Yoshida

©2017 The Japanese Urological Association
All rights reserved. No part of this publication may be reproduced, stored in
a retrieval system, or transmitted in any form or by any means, electronic,
mechanical, photocopying, recording or otherwise, without the prior permission
of the copyright holder.

The Japanese Urological Association (JUA)
Saito Bldg. 5F, 2-17-15 Yushima, Bunkyo-Ward, Tokyo 113-0034 Japan
Tel: +81-3-3814-7921 Fax: +81-3-3814-4117 http://www.urol.or.jp/

Publisher: RichHill Medical Inc.
2-14 Kanda-jimbocho, Chiyoda-ku, Tokyo 101-0051 Japan
Tel: +81-3-3230-3511 Fax: +81-3-3230-3522 http://www.rh-med.co.jp/

ISBN978-4-903849-37-9

序

　排尿障害に対するガイドラインとして，すでに 2008 年に日本排尿機能学会から男性下部尿路症状診療ガイドライン，2011 年に日本泌尿器科学会より前立腺肥大症診療ガイドラインが発行されています。この度，5 年ぶりにこれらを基に改訂し，日本泌尿器科学会より一本化して新しく男性下部尿路症状・前立腺肥大症診療ガイドラインを発行することとなりました。

　一般医，泌尿器科専門医に分けて利用できるように配慮されており，最新のデータに基づいて疫学，様々な病態に対する診断・治療法，QOL について非常にわかりやすく解説されています。この領域では内科的治療として様々な薬剤が次々と開発されてきており，その適応と有用性についての熟知が求められます。一方で外科的治療として，新しい医療機器が開発され，より低侵襲な様々な治療方法が導入されてきており，それらの利点，欠点を十分理解したうえで適応を決定し治療していく必要があります。

　すでに 65 歳以上の人口が，全人口の 25% という時代において前立腺肥大症を含む男性下部尿路症状を主徴とする疾患はますます増加し，泌尿器科診療においてはさらに重要な分野となって参ります。このような時期に，これらの疾患・病態に対する体系的なガイドラインが発行されることは泌尿器科医をはじめ，一般医にとりましても大変有益であると思います。

　本ガイドラインを皆様方の日常の診療に役立てて頂き，本領域における診療の質が向上していくことを切に願っております。

　最後に，本ガイドライン作成に当たりご尽力賜りました委員の諸先生方に心より感謝申し上げます。

2017 年 3 月

社団法人日本泌尿器科学会
理事長　藤澤 正人

はじめに

背景と目的

　本ガイドラインの目的は，前立腺肥大症を含む男性下部尿路症状を主徴とする疾患・病態に対する，適切な診療の指針を提示することである。先行する 2008 年発行の男性下部尿路症状診療ガイドライン[1] と 2011 年発行の前立腺肥大症診療ガイドライン[2] を基盤とし，これらを合併する形で，2016 年末時点で内容を改訂した。

対象患者・利用者

　対象患者は下部尿路症状を訴える中高齢の成人男性である。要介護高齢者や明らかな神経疾患による下部尿路障害を有する患者は除外される。利用者としては，対象患者の診療に関与する医師，薬剤師，看護師を想定した。医師は，日本泌尿器科学会認定専門医（専門医）と，それ以外の医師（一般医）に分けた。

使用方法・適応範囲

　診療ガイドラインの推奨は強制されるべきものではなく，診療行為の選択肢を示すひとつの参考資料であって，患者と医療者は協働して最良の診療を選択する裁量が認められるべきである[3]。したがって，このガイドラインは診療の方向性を示唆するだけのものであり，規則や法的基準を示すものではなく，個々の治療の結果に対して責任を負うものでもない。

作成方法

　作成は日本泌尿器科学会のガイドライン作成指針に従った。作成委員（別掲：1名の内科医を含む）が，論文の収集・精読を通して分担部分の原案を書き，それを書面連絡および委員会会議での意見交換を行い修正して試案とした。それを評価委員（別掲）および日本泌尿器科学会の理事の校閲を受け，ホームページに一般公開して広く意見を聴取し修正して完成とした。

論文検索とレベルの表示

　論文検索は，2010 年以降の論文を対象とし，2016 年 12 月末に PubMed またはMEDLINE で行った（Epub 掲載も含む）。日本語の論文は必要に応じて同じキーワードを用いて医学中央雑誌（医中誌 Web）で検索した。検索のキーワードは各項目の担当委員が選定した。この検索で得られた論文の中から重要なものを選んだ。これに，先行する男性下部尿路症状診療ガイドライン[1] と前立腺肥大症診療ガイドライン[2] に引用されている論文の一部，および検索以外の方法で得られた論文を加えて記述した。論文のレベル（I～V）は主に治療の論文について評価し，文献リストの

表Ⅰ　論文のレベル

レベル	内容
Ⅰ	大規模な RCT で結果が明らかな研究[注1, 注2]
Ⅱ	小規模な RCT で結果が明らかな研究[注2]
Ⅲ	無作為割り付けによらない比較対照研究
Ⅳ	前向きの対照のない観察研究[注3]
Ⅴ	後ろ向きの症例研究か専門家の意見

RCT：無作為化比較試験
注1：「大規模」の基準は各群の症例数 100 例以上を目安とする。
注2：結果が明らかでない場合はレベルを 1 つ繰り下げる。
注3：一定のプロトコールに従った介入研究など。

末尾に記載した（表Ⅰ）。ただし，ガイドラインは GL，Meta-analysis は Meta，Systematic review は Syst，Systematic ではない Review は総説と記載した。

推奨のグレード

推奨のグレード（表Ⅲ）は，「診療ガイドライン作成の手引き 2007」[4] を参考として，論文のレベルとそこから導かれる根拠のレベル（表Ⅱ）に，結論の一貫性，効果の大きさ，適用性，副作用および費用などの治療の特性を加味し，委員の議論と合意を反映させて定めた（Consensual recommendation）（治療の章も参照）。

表Ⅱ　根拠のレベル

レベル	内容
1	複数の大規模 RCT または Meta-analysis や Systematic review に裏付けられる
2	単独の大規模 RCT または複数の小規模 RCT に裏付けられる
3	無作為割り付けによらない比較対照研究に裏付けられる
4	前向きの対照のない観察研究に裏付けられる
5	後ろ向きの症例研究か専門家の意見に裏付けられる

表Ⅲ　推奨のグレード

グレード	内容
A	行うよう強く勧められる
B	行うよう勧められる
C	行うよう勧めるだけの根拠が明確でない
C1	行ってもよい
C2	行うよう勧められない
D	行わないよう勧められる
保留	推奨のグレードを決められない

推奨のグレードは，
1) 根拠のレベル，
2) 結論の一貫性，
3) 効果の大きさ，
4) 臨床上の適用性，
5) 副作用，
6) 費用
に関する委員の議論と合意で定めた。

用語基準や他のガイドラインの略記

用語・訳語は 2002 年の国際禁制学会（International Continence Society: ICS）による用語基準と，その和訳「下部尿路機能に関する用語基準：国際禁制学会標準化部会報告」に準拠し，「ICS 用語基準」と略記した（表Ⅳ）。

本邦の男性下部尿路症状診療ガイドライン，前立腺肥大症診療ガイドライン，米

表 IV 用語基準やガイドラインの略記と引用の様式

正式名称	略記	引用
Abrams P, Cardozo L, Fall M, Griffiths D, Rosier P, Ulmsten U, van Kerrebroeck P, Victor A, Wein A. The standardisation of terminology of lower urinary tract function: report from the standardisation sub-committee of the International Continence Society. *Neurourol Urodyn* 2002; 21: 167–178	ICS 用語基準	
本間之夫, 西沢 理, 山口 脩. 下部尿路機能に関する用語基準：国際禁制学会標準化部会報告. 日排尿機能会誌 2003; 14: 278–289		
日本排尿機能学会 男性下部尿路症状診療ガイドライン作成委員会 編. 男性下部尿路症状診療ガイドライン. ブラックウェルパブリッシング, 2008	MLGL	a)
日本泌尿器科学会 編. 前立腺肥大症診療ガイドライン. リッチヒルメディカル, 2011	BPHGL	b)
AUA Guideline on the Management of Benign Prostatic Hyperplasia（BPH）. http://www.auanet.org/content/guidelines-and-quality-care/clinical-guidelines.cfm	AUAGL	c)
EAU Guideline. Treatment of Non-neurogenic Male LUTS. https://uroweb.org/guideline/treatment-of-non-neurogenic-male-luts/	EAUGL	d)

国泌尿器科学会（AUA）の前立腺肥大症ガイドライン，欧州泌尿器科学会（EAU）の神経疾患以外の前立腺肥大症を含む男性下部尿路症状ガイドラインは，本文中で各々 MLGL，BPHGL，AUAGL，EAUGL と略記することがある。引用する場合は，各々 a），b），c），d）と記載した。

その他の略語

　本文中にしばしば使用される略語を表 V にまとめて示した。これらは本文中に断りなく略語で表記されることがある。

表 V 略語一覧

略語	英語	日本語
BPH	Benign Prostatic Hyperplasia	前立腺肥大症
CLSS	Core Lower Urinary Tract Symptom Score	主要下部尿路症状スコア
ED	Erectile Dysfunction	勃起障害
ICS	International Continence Society	国際禁制学会
IIEF	International Index of Erectile Function	国際勃起機能スコア
IPSS	International Prostate Symptom Score	国際前立腺症状スコア
LUTS	Lower Urinary Tract Symptom	下部尿路症状
MLUTS	Male Lower Urinary Tract Symptom	男性下部尿路症状
OAB	Overactive Bladder	過活動膀胱
OABSS	Overactive Bladder Symptom Score	過活動膀胱症状スコア
PDE5	Phosphodiesterase-type 5	ホスホジエステラーゼ 5
PFS	Pressure-Flow Study	内圧尿流検査
PSA	Prostate Specific Antigen	前立腺特異抗原
QOL	Quality of Life	生活の質
RCT	Randomized Controlled Trial	無作為化比較試験
TURP	Transurethral Resection of the Prostate	経尿道的前立腺切除術

利益相反

　本ガイドラインは社会貢献を目的として作成されたものである。各委員個人と企業間との講演活動等を通じた利益相反は存在する。しかし，本ガイドラインの勧告内容は，科学的根拠に基づくものであり，特定の団体や製品・技術との利害関係により影響を受けたものではない。作成に要した費用は，日本泌尿器科学会のガイドライン作成助成金により賄われた。なお，作成委員と理事の利益相反は日本泌尿器科学会に届けられ，利益相反委員会により重大な支障となる利益相反問題はないと判断された。

修正・改訂

　本ガイドラインは，日本泌尿器科学会のガイドライン作成指針に従い，毎年見直しを行い修正または改訂を行う予定である。

公開

　本ガイドラインは，作成後すみやかに日本泌尿器科学会の限定公開サイトである JUA Academy に公開される。1 年後からは，Minds ガイドラインセンター（http://minds.jcqhc.or.jp/n/top.php）をはじめ，その他の学術団体の要請があれば公開される予定である。

　本ガイドラインが前立腺肥大症の診療に少しでも役立てば，作成委員一同の幸いとするところである。

　2017 年 4 月

　　　　　　　　　　　男性下部尿路症状・前立腺肥大症診療ガイドライン作成委員一同

■ 参考文献

1) 日本排尿機能学会 男性下部尿路症状診療ガイドライン作成委員会編. 男性下部尿路症状診療ガイドライン. ブラックウェルパブリッシング, 2008
2) 日本泌尿器科学会編. 前立腺肥大症診療ガイドライン. リッチヒルメディカル, 2011
3) Minds からの提言. 診療ガイドライン作成における法的側面への配慮について. EBM 普及推進事業. 2016. http://minds4.jcqhc.or.jp/minds/guideline/pdf/Proposal1.pdf
4) Minds 診療ガイドライン選定部会監. 診療ガイドライン作成の手引き 2007. 医学書院, 2007

男性下部尿路症状・前立腺肥大症診療ガイドライン

作成委員 (五十音順)

委員長	本間 之夫	東京大学大学院医学系研究科泌尿器外科学 教授
委員	浮村 理	京都府立医科大学泌尿器科学 教授
	河内 明宏	滋賀医科大学泌尿器科学講座 教授
	後藤 百万	名古屋大学大学院医学系研究科泌尿器科学 教授
	斎藤 忠則	日本大学医学部 臨床教授/ 医療福祉法人賛育会 賛育会病院泌尿器科 部長
	小島 祥敬	福島県立医科大学医学部泌尿器科学講座 教授
	酒井 英樹	長崎大学大学院医歯薬学総合研究科泌尿器科学 教授
	高橋 悟	日本大学医学部泌尿器科学系泌尿器科学分野 主任教授
	永井 敦	川崎医科大学泌尿器科学教室 教授
	前田 賢司	医療法人前田内科医院 院長
	舛森 直哉	札幌医科大学医学部泌尿器科学講座 教授
	山西 友典	獨協医科大学泌尿器科学 教授/排泄機能センター長
	横山 修	福井大学医学部器官制御医学講座泌尿器科学 教授
	吉田 正貴	国立長寿医療研究センター手術・集中治療部 部長

評価委員 (五十音順)

委員長	武田 正之	山梨大学大学院総合研究部泌尿器科学講座 教授
委員	柿崎 秀宏	旭川医科大学腎泌尿器外科学講座 教授
	野口 満	佐賀大学医学部泌尿器科学 教授
	藤本 清秀	奈良県立医科大学泌尿器科学教室 教授

目次

序		iii
はじめに		iv
作成委員，評価委員		viii

1 診療アルゴリズム … 2

- 一般医向け診療アルゴリズム … 2
- （泌尿器科）専門医向け診療アルゴリズム … 4

2 Clinical Questions … 6

CQ1	■ 男性下部尿路症状を悪化させる薬剤や生活習慣は何か？	6
CQ2	■ 血清 PSA 値の評価における留意点は何か？	8
CQ3	■ 男性下部尿路症状の評価に排尿記録は推奨されるか？	8
CQ4	■ 尿閉に対して，どのような対処が推奨されるか？	9
CQ5	■ 夜間頻尿に対して，どのような初期診療が推奨されるか？	10
CQ6	■ 男性下部尿路症状に対して，どのような行動療法が推奨されるか？	12
CQ7	■ 前立腺肥大症に対して，α_1 遮断薬の種類による有効性・安全性の違いはあるか？	14
CQ8	■ 前立腺肥大症に対して，α_1 遮断薬と PDE5 阻害薬の有効性に違いはあるか？	18
CQ9	■ 前立腺肥大症に対して，α_1 遮断薬と PDE5 阻害薬の併用療法は推奨されるか？	19
CQ10	■ 男性下部尿路症状に対して，健康食品・サプリメントなどの代替療法は推奨されるか？	22
CQ11	■ 前立腺肥大症を伴う過活動膀胱に対して，α_1 遮断薬と抗コリン薬または β_3 作動薬の併用療法は推奨されるか？	25
CQ12	■ 前立腺肥大症に対して，α_1 遮断薬と 5α 還元酵素阻害薬の併用療法は推奨されるか？	28
CQ13	■ 一定期間の α_1 遮断薬と 5α 還元酵素阻害薬の併用療法後，いずれかの薬剤による単独療法への変更は推奨されるか？	30
CQ14	■ 前立腺肥大症に対して，PDE5 阻害薬と 5α 還元酵素阻害薬の併用療法は推奨されるか？	31
CQ15	■ 性機能障害を危惧する患者に，どのような治療が推奨されるか？	32
CQ16	■ 前立腺肥大症患者が他科受診する場合に，注意すべきことは何か？	34
CQ17	■ 男性下部尿路症状を訴える患者は，どのような場合に専門医への紹介を考慮すべきか？	35
CQ18	■ 男性下部尿路症状を訴える患者は，どのような場合に専門医から一般医への紹介を考慮すべきか？	36
CQ19	■ 男性下部尿路症状の保険診療上の留意点は何か？	37

男性下部尿路症状・前立腺肥大症診療ガイドライン

3 定義と解説 41

1 下部尿路症状総論 41
1) 下部尿路症状 (lower urinary tract symptom: LUTS) 41
- a. 蓄尿症状 42
- b. 排尿症状 44
- c. 排尿後症状 44
- d. その他の症状 44
- e. 症状症候群 44
  - (1) 膀胱痛症候群 (painful bladder syndrome) 44
  - (2) 過活動膀胱 (overactive bladder: OAB) 45
  - (3) 膀胱出口部閉塞 (bladder outlet obstruction: BOO) を示唆する症状症候群 45
2) 男性下部尿路症状 (male lower urinary tract symptom: MLUTS) 45
3) 下部尿路症状と類似・関連した用語 45
- a. 従来から使用されている広義の排尿症状 45
- b. 刺激症状 (irritative symptoms), 閉塞症状 (obstructive symptoms) 45
- c. 前立腺症 (prostatism) 46
- d. 下部尿路機能障害 (lower urinary tract dysfunction: LUTD) 46
- e. 低活動膀胱 (underactive bladder) 46
- f. 尿閉 (urinary retention) 46
- g. 溢流性尿失禁 (overflow incontinence) 46
- h. 過知覚膀胱 (hypersensitive bladder) 46

2 前立腺肥大症の定義 (用語と疾患概念) 48

4 疫学と自然史 49

1 男性下部尿路症状の疫学, 自然史および危険因子 49
1) 男性下部尿路症状の疫学 49
2) 男性下部尿路症状の自然史 50
3) 男性下部尿路症状の危険因子 50

2 前立腺肥大症の疫学, 危険因子および自然史 51
1) 前立腺肥大症の有病率 51
2) 前立腺肥大症の危険因子 52
- a. 遺伝的要因 52
- b. 食事と嗜好品 52
- c. 肥満, 高血圧, 高血糖, 脂質異常症, メタボリック症候群および性機能障害 52
- d. その他の危険因子 52
3) 前立腺肥大症の自然史 53
- a. 組織学的な前立腺肥大症の発生・進展 53
- b. 前立腺体積の自然史 53
- c. 下部尿路症状の自然史 54
- d. 尿流量の自然史 54
4) 進行の危険因子 55
- a. 下部尿路症状進行の危険因子 55

b. 医療機関への受診を規定する要因 55
c. 尿閉や手術療法に至る危険因子 55
d. 前立腺肥大症患者に対する経過観察 56

5 病態 58

1 男性下部尿路症状をきたす疾患 58

2 前立腺・下部尿路の疾患・病態 58

1）前立腺肥大症 58
 a. 前立腺腫大と相関しない膀胱出口部閉塞 60
 b. 膀胱出口部閉塞による膀胱の排尿（排出）障害 60
 c. 膀胱出口部閉塞による膀胱の蓄尿障害 60
  （1）神経の変化 60
  （2）膀胱平滑筋の変化 61
  （3）尿路上皮由来のメディエーター 61
 d. 尿道からの求心性刺激の亢進 61

2）他の前立腺疾患 61
 a. 前立腺炎 61
 b. 前立腺癌 62

3）膀胱の疾患・病態 62
 a. 膀胱炎 62
 b. 間質性膀胱炎 62
 c. 膀胱癌 63
 d. 膀胱結石 63
 e. 膀胱憩室 63
 f. 過活動膀胱（OAB） 63
 g. 排尿筋低活動・低活動膀胱 63
 h. その他 64
  （1）膀胱血流障害 64
  （2）自律神経系の活動亢進 65
  （3）膀胱の加齢 65
  （4）膀胱の炎症 65

4）尿道の疾患 66
 a. 尿道炎 66
 b. 尿道狭窄 66
 c. 尿道憩室 66

3 神経系の疾患・病態 66

1）脳の疾患 66
 a. 脳血管障害 66
 b. 認知症 67
 c. パーキンソン病 67
 d. 多系統萎縮症 67
 e. 正常圧水頭症 67

男性下部尿路症状・前立腺肥大症診療ガイドライン

f. 進行性核上性麻痺	67
g. 大脳白質病変	67
2）脊髄の疾患・病態	68
a. 脊髄損傷	68
b. 多発性硬化症	68
c. 脊髄腫瘍	68
d. 脊椎変性疾患	68
（1）脊柱管狭窄症	68
（2）椎間板ヘルニア	69
e. 脊髄血管障害	69
f. 二分脊椎	69
3）末梢神経の疾患・病態	69
a. 糖尿病	69
b. 骨盤内手術後	70

4 その他の疾患・病態 70
1）薬剤性 70
2）多尿 70
3）睡眠障害 70
4）心因性 71

5 前立腺肥大症に伴う固有の病態や合併症 71
1）前立腺肥大症の病態 71
  a. 内分泌環境の変化 72
  b. 炎症と虚血 72
  c. アドレナリン受容体 73
  d. NO-cGMP 系 73
2）前立腺肥大症の合併症 74
  a. 尿閉 74
  b. 肉眼的血尿 74
  c. 膀胱結石 74
  d. 反復性尿路感染症 74
  e. 腎後性腎不全 75

6 診断 79

1 基本評価 79
1）症状と病歴の聴取 79
  a. 症状 79
  b. 病歴 79
2）質問票による症状・QOL 評価 80
  a. 国際前立腺症状スコア（International Prostate Symptom Score: IPSS）と QOL スコア（IPSS-QOL） 80
  b. 過活動膀胱症状スコア（Overactive Bladder Symptom Score: OABSS） 80
  c. 主要下部尿路症状スコア（Core Lower Urinary Tract Symptom Score: CLSS） 80

d. 前立腺肥大症影響スコア（BPH Impact Index: BII） ································ 81
e. キング健康質問票（King's Health Questionnaire: KHQ） ····················· 81
f. 国際失禁会議質問票短縮版（International Consultation on Incontinence Questionnaire-Short Form: ICIQ-SF） ··· 81
g. 過活動膀胱質問票（Overactive Bladder questionnaire: OAB-q） ········· 81
h. 間質性膀胱炎症状スコア・問題スコア（Interstitial Cystitis Symptom/Problem Index: ICSI・ICPI） ··· 81
i. 前立腺症状スコア（National Institute of Health Chronic Prostatitis Symptom Index: NIH-CPSI） ·· 81
3）身体所見 ··· 81
4）尿検査 ·· 81
5）血清前立腺特異抗原（prostate specific antigen: PSA）測定 ·················· 82
6）尿流測定 ··· 82
7）残尿測定 ··· 82
8）超音波検査 ··· 83

2 選択評価 ·· 87
1）排尿記録 ··· 87
2）尿流動態検査（urodynamic study: UDS） ··· 89
a. 内圧尿流検査（pressure-flow study: PFS） ·· 89
b. 膀胱内圧検査 ·· 90
3）腎機能検査（血清クレアチニン測定） ·· 90
4）上部尿路超音波検査 ·· 90

3 その他の検査 ··· 91
1）膀胱・尿道内視鏡検査 ·· 91
2）排尿時膀胱尿道造影，逆行性尿道造影 ·· 91
3）尿細胞診，尿培養 ·· 91

4 検査・診断の手順 ·· 92

7 治療 ·· 93

1 治療総論 ·· 93

2 治療の推奨のグレード ·· 94

3 経過観察 ·· 97

4 行動療法 ·· 98
1）生活指導 ··· 98
2）骨盤底筋訓練・膀胱訓練 ··· 99
3）電気刺激療法，磁気刺激療法（electrical stimulation, magnetic stimulation, neuromodulation） ··· 100

5 薬物療法 ·· 102
1）α_1アドレナリン受容体遮断薬（α_1遮断薬）〔α_1-adrenoceptor antagonists（α_1-blockers）〕 ·· 102
a. タムスロシン（tamsulosin） ··· 103
b. ナフトピジル（naftopidil） ··· 103
c. シロドシン（silodosin） ·· 106

男性下部尿路症状・前立腺肥大症診療ガイドライン

　　　　d. 長期有効性 107
　　2）ホスホジエステラーゼ 5 阻害薬（phosphodiesterase-type 5 inhibitors:
　　　　PDE5 inhibitors）... 109
　　　　a. タダラフィル（tadalafil）... 110
　　　　b. シルデナフィル（sildenafil）.. 112
　　　　c. バルデナフィル（vardenafil）... 112
　　3）5α還元酵素阻害薬（5α-reductase inhibitors）...................................... 114
　　　　a. デュタステリド（dutasteride）... 114
　　　　b. フィナステリド（finasteride）... 115
　　4）抗アンドロゲン薬（anti-androgen drugs）.. 116
　　　　a. クロルマジノン（chlormadinone）.. 116
　　　　b. アリルエストレノール（allylestrenol）.. 117
　　5）抗コリン薬（anticholinergics, antimuscarinic drugs）........................... 118
　　　　a. オキシブチニン（oxybutynin）/オキシブチニン経皮吸収型製剤
　　　　　（oxybutynin patch）.. 119
　　　　b. プロピベリン（propiverine）.. 119
　　　　c. トルテロジン（tolterodine）... 120
　　　　d. ソリフェナシン（solifenacin）.. 120
　　　　e. イミダフェナシン（imidafenacin）.. 120
　　　　f. フェソテロジン（fesoterodine）.. 120
　　6）β_3アドレナリン受容体作動薬（β_3作動薬, β_3 adrenergic agonist）
　　　　（ミラベグロン mirabegron）... 121
　　7）併用療法 122
　　　　a. α_1遮断薬と抗コリン薬の併用療法 122
　　　　b. α_1遮断薬とβ_3作動薬の併用療法 126
　　　　c. 5α還元酵素阻害薬と抗コリン薬の併用療法 127
　　　　d. 5α還元酵素阻害薬とβ_3作動薬の併用療法 127
　　8）その他の薬剤 128
　　　　a. エビプロスタット®（Eviprostat®）... 128
　　　　b. セルニルトン®（cernitine pollen extract, Cernilton®）................... 128
　　　　c. パラプロスト®（Paraprost®）.. 128
　　　　d. 漢方薬（八味地黄丸, 牛車腎気丸）... 129
　　　　e. フラボキサート（flavoxate）... 129
　　　　f. 抗うつ薬 129
　　　　g. コリン作動薬 130
　　　　h. 健康食品, サプリメント 131

　6 手術療法 135
　　1）前立腺肥大症に対する手術療法 135
　　　　a. 被膜下前立腺腺腫核出術（simple prostatectomy, sub-capsular
　　　　　enucleation）... 137
　　　　　（1）開放手術 137
　　　　　（2）腹腔鏡手術 137
　　　　　（3）ロボット支援手術 139

xiv

b. 経尿道的前立腺切除術 (transurethral resection of the prostate: TURP) ···· 140
　　（1）Monopolar TURP ··· 140
　　（2）Bipolar TURP（生理食塩水灌流経尿道的前立腺切除術）··············· 141
c. 経尿道的前立腺切開術 (transurethral incision of the prostate: TUIP) ······ 142
d. 経尿道的バイポーラ電極前立腺核出術 (transurethral enucleation with bipolar system: TUEB®) ··· 143
e. ホルミウムレーザー前立腺核出術 (holmium laser enucleation of the prostate: HoLEP) ··· 144
f. 532 nm レーザー光選択的前立腺蒸散術 (photoselective vaporization of the prostate by KTP laser: PVP 80W-KTP, 120W-LBO, 180W-XPS) ··· 145
g. 半導体レーザー前立腺蒸散術 (diode laser vaporization of the prostate) ···· 147
h. ツリウムレーザー前立腺切除術 (thulium laser resection of the prostate: ThuLRP) ··· 148
i. 組織内レーザー凝固術 (interstitial laser coagulation of the prostate: ILCP) ··· 149
j. 高密度焦点式超音波治療 (high-intensity focused ultrasound: HIFU) ·········· 150
k. 経尿道的針焼灼術 (transurethral needle ablation: TUNA®) ····················· 150
l. 経尿道的マイクロ波高温度治療術 (transurethral microwave thermotherapy: TUMT) ··· 151
m. 尿道ステント (urethral stent) ··· 153
n. 前立腺インプラント埋め込み尿道吊り上げ術 (prostatic urethral lift: PUL) ··· 153
o. 経尿道的水蒸気治療 (water vapor) ··· 155
p. 前立腺動脈塞栓術 (prostatic arterial embolization) ··· 156
2）その他の手術療法 ·· 156

7 その他の治療 ··· 157
1）尿道留置カテーテル ·· 157
2）間欠導尿 ·· 157

8 前立腺肥大症の治療と性機能障害 ··· 159
1 手術療法における性機能障害 ··· 159
1）勃起障害 ·· 159
2）射精障害 ·· 159

2 薬物療法における性機能障害 ··· 159
1）勃起障害 ·· 159
2）射精障害 ·· 160

9 臨床試験に関連する基準 ··· 161
1 対象患者の採用基準 ·· 161
1）選択基準 ·· 161
2）除外基準 ·· 162

2 重症度判定基準 ·· 163

3 治療効果判定基準 ··· 164

4 治療効果判定で留意すべき事項 ··· 165

索引 ·· 166

男性下部尿路症状・前立腺肥大症診療ガイドライン

1 診療アルゴリズム

2 Clinical Questions

3 定義と解説

4 疫学と自然史

5 病態

6 診断

7 治療

8 前立腺肥大症の治療と性機能障害

9 臨床試験に関連する基準

1 診療アルゴリズム

●一般医向け診療アルゴリズム

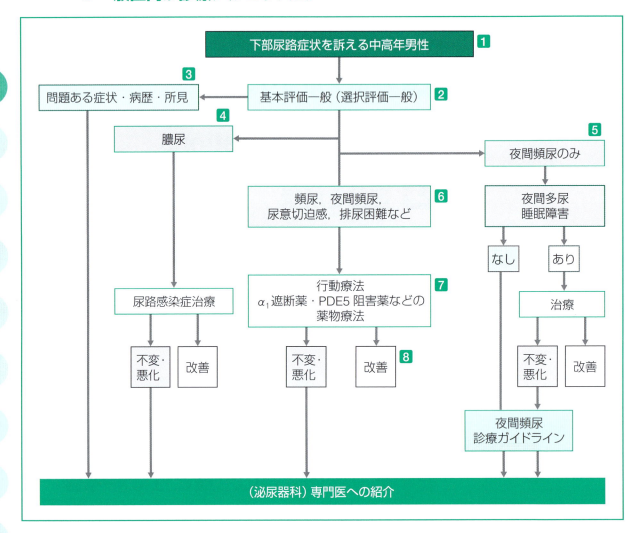

[1] このアルゴリズムは，何らかの下部尿路症状（頻尿，夜間頻尿，尿意切迫感，尿失禁，排尿困難，膀胱痛など）を訴える中高年男性（50歳以上）を対象とする．若年男性と要介護高齢男性は対象としない．原因となる疾患・病態は多数ある*。

 *前立腺肥大症，前立腺炎，前立腺癌，過活動膀胱，低活動膀胱，膀胱炎，間質性膀胱炎，膀胱癌，膀胱結石，尿道炎，尿道狭窄，神経疾患，多尿，夜間多尿など

[2] 一般医が行う基本評価には，必ず行うべき評価（基本評価一般）として，症状と病歴の聴取，身体所見，尿検査，血清前立腺特異抗原（PSA）測定がある．症例を選択し

て行う評価（選択評価一般）としては，質問票による症状・QOL評価，排尿記録，残尿測定，尿培養，尿細胞診，血清クレアチニン測定，前立腺超音波検査などがある。下部尿路症状の全容を知るには定型的な症状質問票（CLSS§など）が勧められる。

CQ1 CQ2 CQ3 参照

3 問題ある症状・病歴・所見†がある場合は専門的診療（専門医への紹介）を考慮する。

CQ4 参照

> †症状：重度な症状，膀胱・尿道の疼痛・不快感
> 病歴：尿閉，再発性尿路感染症，肉眼的血尿，前立腺・膀胱を含む骨盤部の手術・放射線治療，神経疾患
> 身体所見：下腹部膨隆（尿閉を示唆），前立腺の異常（硬結，圧痛，著明な腫大）
> 検査所見：血尿，有熱性の膿尿，PSA高値（4 ng/mL以上を目安），尿細胞診陽性，多い残尿量（100 mL以上を目安），膀胱結石，画像検査異常，腎機能障害

4 発熱を伴わない膿尿は尿路感染症として適切な抗菌薬により治療する。ただし，男性の尿路感染症には基礎疾患があることが多く，たとえ尿路感染症が治癒したとしても基礎疾患の可能性に注意する。再発する場合には専門医に紹介する。

5 夜間頻尿のみが症状である場合は，夜間多尿や睡眠障害が原因であることが多い。原因となる状態・疾患には，飲水過多（特に夕方以降），心不全，腎機能障害，高血圧，糖尿病，尿崩症，睡眠時無呼吸症候群などがある。これら下部尿路と直接関係のない疾患・病態があれば，その治療を行う。治療によっても夜間頻尿が改善しない場合は，夜間頻尿診療ガイドライン*を参照するか，専門医に紹介する。夜間多尿を明確に診断するには，24時間の排尿記録を用いるのが望ましい。

CQ5 参照

6 以上の項目にあたらない症状は，前立腺肥大症もしくは過活動膀胱（OAB）などの膀胱の機能障害，およびその共存が主要な病態と推定される。治療に先立って，患者に治療の希望を確認する（症状があっても有意な疾患がないならば治療を望まない患者も多い）。治療を行う場合は，症状・QOL質問票，排尿記録，残尿測定などの検査を行うことが望ましい。特に超音波検査による残尿測定は勧められる。もし残尿が100 mL以上あれば，専門医に紹介する。

7 前立腺肥大症を想定し行動療法やα_1遮断薬もしくはPDE5阻害薬による薬物療法を行う。PDE5阻害薬処方時には，適切な検査により前立腺肥大症と診断する（p.39参照）。OABの改善が得られない場合は，抗コリン薬やβ_3作動薬などの併用も可能であるが，排尿症状の悪化（残尿量増加を含む）の可能性もあるので専門医に紹介することが望ましい。

CQ6 CQ7 CQ8 CQ9 CQ10 参照

8 症状が改善しても漫然と治療を継続することなく，定期的に評価を行い，薬剤の中止や減量を含めて治療の変更・修正を考慮する。

CQ11 CQ12 参照

● 全般的な留意点

CQ15 CQ16 CQ17 CQ18 CQ19 参照

---

§ CLSS: Core Lower Urinary Tract Symptom Score（主要下部尿路症状スコア）⇨ 第6章「診断」p.86 参照
* 日本排尿機能学会 夜間頻尿診療ガイドライン作成委員会編. 夜間頻尿診療ガイドライン. ブラックウェル
　パブリッシング, 2009

男性下部尿路症状・前立腺肥大症診療ガイドライン **3**

男性下部尿路症状・前立腺肥大症診療ガイドライン

●（泌尿器科）専門医向け診療アルゴリズム（一般医向けも参照のこと）

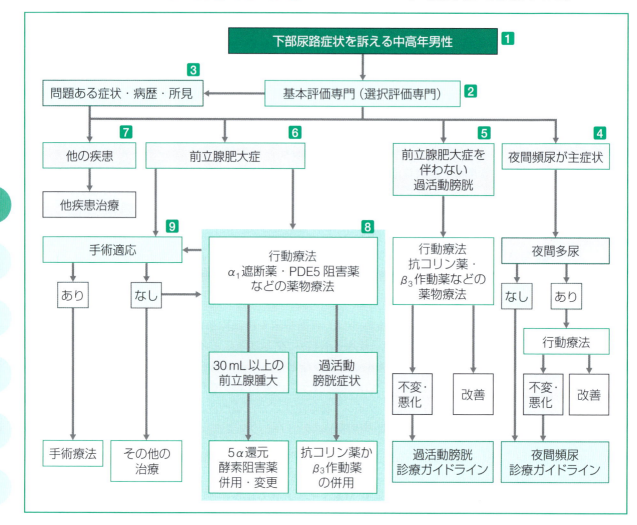

1. このアルゴリズムは，何らかの下部尿路症状（頻尿，夜間頻尿，尿意切迫感，尿失禁，排尿困難，膀胱痛など）を訴える中高年男性（50歳以上）を対象とする．若年男性と要介護高齢男性は対象としない．一般医からの紹介患者，もしくは専門医に直接受診する患者が含まれる．原因となる疾患・病態は多数ある*．

    *前立腺肥大症，前立腺炎，前立腺癌，過活動膀胱，低活動膀胱，膀胱炎，間質性膀胱炎，膀胱癌，膀胱結石，尿道炎，尿道狭窄，神経疾患，多尿，夜間多尿など

2. 基本評価には，必ず行うべき評価（基本評価専門）として，症状と病歴の聴取，質問票（CLSS，IPSS，OABSS など）§による症状・QOL の評価，身体所見，尿検査，血清前立腺特異抗原（PSA）測定，尿流測定，残尿測定，前立腺超音波検査がある．症例を選択して行う評価（選択評価専門）としては，排尿記録，尿培養，尿細胞診，尿流動態検査，内視鏡検査，放射線検査，血清クレアチニン測定，上部尿路検査などがある．多数の疾患・病態を常に念頭に評価を行う．　CQ1 CQ2 CQ3 参照

    § CLSS: Core Lower Urinary Tract Symptom Score（主要下部尿路症状スコア）⇒ 第6章「診断」p.86 参照
    IPSS: International Prostate Symptom Score（国際前立腺症状スコア）⇒ 第6章「診断」p.84 参照
    OABSS: Overactive Bladder Symptom Score（過活動膀胱症状スコア）⇒ 第6章「診断」p.85 参照

3 問題ある症状・病歴・検査所見†がある場合は，他の疾患・病態を想定して評価する。
CQ4 参照

> †症状：膀胱痛・不快感，会陰部痛など
> 　病歴：尿閉，再発性尿路感染症，肉眼的血尿，前立腺・膀胱を含む骨盤部の
> 　　　　手術・放射線治療，神経疾患
> 　身体所見：下腹部膨隆，前立腺の異常
> 　検査所見：尿所見異常，PSA 高値，尿細胞診陽性，残尿量異常，膀胱結石，
> 　　　　　　画像検査異常，腎機能障害など

4 夜間頻尿が主症状の場合は，まず 24 時間の排尿記録を検査し，夜間多尿があれば適切な生活指導を考慮する。それで改善しない場合，もしくは夜間多尿がない場合は，夜間頻尿診療ガイドライン*1 を参照する。下部尿路と直接関係のない要因としては，飲水過多，高血圧，心不全，睡眠障害（睡眠時無呼吸症候群）などがある。
CQ3 CQ5 CQ6 参照

5 下部尿路症状が前立腺肥大症を伴わない過活動膀胱（OAB）のためと推定される場合は，患者に治療希望を確認する。治療の希望・必要のない場合は，経過観察を考慮する。治療の希望・必要がある場合は，行動療法や抗コリン薬・β_3 作動薬による薬物療法を行う。それで改善がない場合は，過活動膀胱診療ガイドライン*2 に従う。治療に当たっては残尿量に留意する。
CQ6 CQ10 参照

6 下部尿路症状・障害が前立腺肥大症のためと推定される場合は，患者の治療希望と治療の必要性（重度な症状，大きな前立腺腫大，合併症の存在など）を確認する。治療の希望・必要のない場合は，経過観察を考慮する。治療の希望・必要がある場合は，まず行動療法や薬物療法を考慮する。効果が不十分と想定される場合，患者が手術を希望する場合などでは，手術療法を前提に手術適応に関する評価を行う。

7 排尿筋低活動による膀胱の機能障害（低活動膀胱）も含まれる。

8 薬物療法は α_1 遮断薬または PDE5 阻害薬を基本とする。前立腺腫大が 30 mL 以上の場合は 5α 還元酵素阻害薬の併用・変更を，OAB 症状が明らかな場合（OABSS 6 点以上を目安）は抗コリン薬または β_3 作動薬の併用を考慮する。これらの治療でも効果が不十分な場合は，手術療法を前提に手術適応に関する評価を考慮する。
CQ6 CQ7 CQ8 CQ9 CQ10 CQ11 CQ12 CQ13 CQ14 参照

9 手術適応としては，不十分な症状の改善のほかに，尿閉・血尿・膀胱結石・腎機能障害・尿路感染症などの合併がある。不十分な症状の改善のみが問題の際は，患者希望や全身的評価と併せて，膀胱出口部閉塞の評価を行う。閉塞の判定は内圧尿流検査所見が基準であるが，他の検査所見を組み合わせることで代用可能な場合もある。適応がないとされた場合は，薬物療法や他の治療が勧められる。

● 全般的な留意点　　　　　　　　**CQ15 CQ16 CQ17 CQ18 CQ19** 参照

---

*1 日本排尿機能学会 夜間頻尿診療ガイドライン作成委員会編. 夜間頻尿診療ガイドライン. ブラックウェルパブリッシング，2009

*2 日本排尿機能学会 過活動膀胱診療ガイドライン作成委員会編. 過活動膀胱診療ガイドライン［第 2 版］. リッチヒルメディカル，2015

2 Clinical Questions

　Clinical Question（CQ）は，診療を行う上でしばしばもつ疑問とその回答で構成されており，診療アルゴリズムと併せ読むことが望ましい。なお，専門医は一般医向けのアルゴリズムと CQ も参照されたい。

CQ1　男性下部尿路症状を悪化させる薬剤や生活習慣は何か？

> **要約**　多くの薬剤が男性下部尿路症状を悪化させる可能性があり，特に抗コリン作用を有する薬剤には注意が必要である。また，肥満，高血圧，高血糖，脂質異常症などの生活習慣病と男性下部尿路症状との関係が指摘されている。

　薬剤性排尿障害をキーワードとして医中誌で検索した 21 編中の 1 編，male lower urinary tract symptom と lifestyle をキーワードに PubMed で検索した 256 編中の 3 編，および他の 4 編を引用した。

　多数の薬剤が副作用として男性下部尿路症状（MLUTS）を増悪させる可能性がある（**表1**）。特に中枢神経や自律神経に影響を及ぼす薬剤の使用には留意が必要である。前立腺部尿道・尿道括約筋の収縮あるいは排尿筋の弛緩に作用する薬剤は排尿困難・尿閉の原因に，逆に前立腺部尿道・尿道括約筋の弛緩あるいは排尿筋の収縮に作用する薬剤は頻尿・尿失禁の原因となる。抗うつ薬，抗不整脈薬，鎮痙薬など抗コリン作用を有する薬剤は多く，使用に当たっては添付文書の確認が必要である。

　2009 年の調査では，国内で販売されている医療用医薬品約 1,800 剤のうち，添付文書の副作用欄に排尿障害ならびに関連する LUTS が記載されている薬剤は 392 剤であった[1]。そのうち，発現頻度が比較的高い（1% 以上）薬剤は 152 剤，それらの薬剤が属する薬効分類は 41 分類と多岐にわたっていた。排尿困難・尿閉などの排尿症状と頻尿・尿失禁などの蓄尿症状の両者とも発症しうる薬効分類として，抗癌剤や抗精神病薬がある。排尿症状の発症が優位な薬効分類として，抗うつ薬・気分安定薬・精神刺激薬，パーキンソン病/症候群治療薬，泌尿・生殖器用薬，抗不整脈薬および自律神経系作用薬がある。蓄尿症状の発症が優位な薬効分類として，抗ウイルス薬，抗てんかん薬およびインターフェロン・インターロイキン製剤がある。総合感冒薬も LUTS を増悪させる可能性がある。シクロホスファミドやイホスファミドは直接的粘膜障害により，トラニラストや漢方薬（柴朴湯，柴苓湯，小柴胡湯，温情飲，柴胡桂枝湯）はアレルギー性膀胱炎により出血性膀胱炎の原因となりうる[2]。

表1 下部尿路症状を起こす可能性のある薬剤（MLGL，BPHGL より一部改変）

排尿症状を起こす可能性のある薬剤		蓄尿症状を起こす可能性のある薬剤
● オピオイド	● 三環系抗うつ薬	● 抗不安薬
● 筋弛緩薬	● 抗パーキンソン病薬	● 中枢性筋弛緩薬
● ビンカアルカロイド系薬剤	● 抗めまい・メニエール病薬	● 抗癌剤
● 頻尿・尿失禁，過活動膀胱治療薬	● 中枢性筋弛緩薬	● アルツハイマー型認知症治療薬
● 鎮痙薬	● 気管支拡張薬	● 抗アレルギー薬
● 消化性潰瘍治療薬	● 総合感冒薬	● 交感神経 α 受容体遮断薬
● 抗不整脈薬	● 低血圧治療薬	● 勃起障害治療薬
● 抗アレルギー薬	● 抗肥満薬	● 狭心症治療薬
● 抗精神病薬		● コリン作動薬
● 抗不安薬		● 抗男性ホルモン薬

　心疾患，糖尿病，高血圧，脂質異常症，肥満，うつ，飲酒，喫煙，排便習慣の異常，運動などの生活習慣病あるいは生活習慣と MLUTS との関係が指摘されている。相反する結果もあるものの，肥満，高血圧，高血糖，脂質異常症を特徴とするメタボリック症候群は MLUTS の危険因子とされている[3,4]。また，週 3 回以下の排便は夜間頻尿，残尿感および腹圧排尿の，週 10 回より多い排便は夜間頻尿の危険因子であることが示されている[5]。したがって，生活指導（適度な運動，バランスのとれた食生活，禁煙）により MLUTS の発症や増悪を予防・改善できる可能性がある[4,6]。男性肥満糖尿病患者を対象とした検討では，食事・運動療法による生活指導群は，対照群に比較して，体重減少とともに尿失禁の減少および新規尿失禁発症の予防効果が示されている[7]。しかし，エビデンスレベルの高い大規模な RCT はなく，生活指導による介入が本当に LUTS の予防や改善に有用であるかどうかは，今後の検討課題である。

■ 参考文献

1) 関 成人．薬剤性排尿障害：添付文書の副作用発現頻度からのアプローチ．*Prog Med* 2009; 29: 2745–2753（総説）
2) 川本進也，竹田徹朗．肉眼的血尿をきたす薬剤．臨床泌尿 2012; 66: 547–550（総説）
3) Ponholzer A, Temml C, Wehrberger C, Marszalek M, Madersbacher S. The association between vascular risk factors and lower urinary tract symptoms in both sexes. *Eur Urol* 2006; 50: 581–586
4) Moul S, McVart KT. Lower urinary tract symptoms, obesity and the metabolic syndrome. *Curr Opin Urol* 2010; 20: 7–12（総説）
5) Thurmon KL, Breyer BN, Erickson BA. Association of bowel habits with lower urinary tract symptoms in men: findings from the 2005-2006 and 2007-2008 national health and nutrition examination survey. *J Urol* 2013; 189: 1409–1414
6) Lin PH, Freedland SJ. Lifestyle and LUTS: what is the correlation in men? *Curr Opin Urol* 2015; 25: 1–5（総説）
7) Breyer BN, Phelan S, Hogan PE, Rosen RC, Kitabchi AE, Wing RR, Brown JS; Look AHEAD Research Group. Intensive lifestyle intervention reduces urinary incontinence in overweight/obese men with type 2 diabetes: results from the Look AHEAD trial. *J Urol* 2014; 192: 144–149（I）

男性下部尿路症状・前立腺肥大症診療ガイドライン

CQ2 血清 PSA 値の評価における留意点は何か？

要約　血清 PSA 値は前立腺癌の有用な診断マーカーであるが，前立腺肥大症，尿閉，前立腺炎でも上昇し，デュタステリドなどの薬剤によっておおむね半減する。これらの要因を考慮して評価することが必要である。　〔推奨グレード A〕

　MLGL，BPHGL と前立腺がん検診ガイドライン[1] を引用した。

　血清 PSA 値は前立腺癌診断のスクリーニング検査として有用であり，前立腺癌の好発年齢である中高年男性に推奨される検査である[a, b, 1]。一方，PSA 値は前立腺体積と相関し，前立腺体積の増加とともに上昇し，大きな前立腺肥大症では基準値（4.0 ng/mL）を超えて上昇することもある。また，前立腺炎，尿閉やカテーテル操作により一過性に増加することがある。他方，5α還元酵素阻害薬や抗アンドロゲン薬で低下する。本邦で承認されている薬剤では，フィナステリド（男性型脱毛症用薬），デュタステリド（前立腺肥大症治療薬），クロルマジノン（前立腺肥大症治療薬）の投与中は，約 1 年以降では PSA 値が概ね 50% に減少すると報告されている。これらの薬剤継続中に PSA の継時的上昇がみられる場合には前立腺癌を疑って精査を行うことが必要になる[b, 1]。

■ 参考文献

1）日本泌尿器科学会編. 前立腺がん検診ガイドライン 2010 年増補版. 金原出版, 2010（ガイドライン）

CQ3 男性下部尿路症状の評価に排尿記録は推奨されるか？

要約　排尿記録は下部尿路症状を有する男性における診断や治療選択に有用であり，特に夜間頻尿を含む蓄尿症状・過活動膀胱症状を有する男性には行うことが推奨される（CQ5 参照）。　〔推奨グレード B〕

　MLGL，BPHGL，EAUGL を引用した。

　排尿記録により，排尿回数，尿失禁回数，機能的膀胱容量，尿量を，昼間，夜間別に知ることができる。排尿状態を正確に評価することに加えて，LUTS の病態診断に有用な情報を得ることができる。診療アルゴリズムでは選択評価の一つとされているが，蓄尿症状・OAB 症状，特に夜間頻尿を有する場合には行うことが強く推奨される[a, b, d]。正確な評価のためには 1 週間の記録が望ましいが[d]，実臨床においては 1〜3 日間の記録が行われる[a, b, d]。

CQ4　尿閉に対して，どのような対処が推奨されるか？

要約　まず導尿もしくは尿道カテーテル留置を行い，上部尿路の検査，尿閉の原因疾患の検索を行うことが推奨される（レベル 5）。　　　　　　　　　　**〔推奨グレード A〕**

前立腺肥大症による尿閉においては，α_1遮断薬，5α還元酵素阻害薬の投与でカテーテル離脱が期待できる（レベル 1）。ただし，前立腺体積が大きい場合には手術が必要となる可能性が高い。　　　　　　　　　　　　　　　　　　　　　　　　　　　**〔推奨グレード B〕**

　benign prostatic hyperplasia（前立腺肥大症），urinary retention（尿閉）をキーワードとして 2010 年以降の文献を検索し 474 編を得た。そのうち 6 編と他の 1 編を引用した。

　尿閉に対しては，症状緩和や腎機能保全を目的として，まず導尿もしくは尿道カテーテル留置が必要である。導尿群と尿道カテーテル留置群でのカテーテル離脱を比較した後ろ向き研究では，離脱率が各々 25.1% と 30.3% で差はなく，ともに高齢，尿閉時の残尿量が多い症例で離脱が困難であった[1]。

　急性尿閉後のα_1遮断薬投与についての RCT では，対照群ではカテーテル離脱率が 36.7% だったのに対し，投与群では 76.7% でカテーテルが不要となり有意な効果を示した[2]。他のメタアナリシスでは対照群での離脱率が 38.9% であったのに対し，α_1遮断薬投与群では 56.8% と有意に高かったと報告されている[3]。α_1遮断薬投与でのカテーテル離脱が困難な要因としては，70 歳以上，前立腺体積が 50 mL 以上と尿閉時の残尿量 1,000 mL 以上があげられている[4]。一方，α_1遮断薬投与下でのカテーテル離脱困難症例に 5α還元酵素阻害薬を併用した結果，7 カ月後に 63.5% で離脱が可能で，performance status（PS）が良好な群で有意に効果があったとされている[5]。

　α_1遮断薬投与により尿道カテーテルを抜去できた症例の長期成績についての調査では，手術が必要となる予測因子として前立腺体積が 50 mL 以上と尿閉時の血清 PSA 値が 10 ng/mL 以上があげられている[6]。

　手術適応の決定に際しては，尿閉の原因である膀胱出口部閉塞ならびに排尿筋低活動を正確に診断するために内圧尿流検査を施行することが推奨される[7]。手術困難な例では尿道ステントも治療選択肢となる。

参考文献

1) Ko YH, Kim JW, Kang SG, Jang HA, Kang SH, Park HS, Moon du G, Cheon J, Kim JJ, Lee JG. The efficacy of in-and-out catheterization as a way of trial without catheterization strategy for treatment of acute urinary retention induced by benign prostate hyperplasia: variables predicting success outcome. *Neurourol Urodyn* 2012; 31: 460–464（**V**）

2) Kumar S, Tiwari DP, Ganesamoni R, Singh SK. Prospective randomized placebo-controlled study to assess the safety and efficacy of silodosin in the management of acute urinary retention. *Urology* 2013; 82: 171–175（**II**）

3) Guang-Jun D, Feng-Bin G, Xun-Bo J. α_1-blockers in the management of acute urinary retention secondary to benign prostatic hyperplasia: a systematic review and meta-analysis. *Ir J Med Sci* 2015; 184: 23–30（**Syst/Meta**）

4) Fitzpatrick JM, Desgrandchamps F, Adjali K, Gomez Guerra L, Hong SJ, El Khalid S, Ratana-Olarn K.

Management of acute urinary retention: a worldwide survey of 6074 men with benign prostatic hyperplasia. *BJU Int* 2012; 109: 88–95（V）

5）Inahara M, Sugiura M, Kaga K, Hou K, Araki K, Masuda H, Kojima S, Naya Y. Clinical outcomes after combined therapy with dutasteride in patients with unsuccessful trial without catheter after treatment with an alpha1-adrenergic receptor blocker monotherapy for acute urinary retention caused by prostatic hyperplasia. *Nihon Hinyokika Gakkai Zasshi* 2014; 105: 190–195（I）

6）Lo KL, Chan MC, Wong A, Hou SM, Ng CF. Long-term outcome of patients with a successful trial without catheter, after treatment with an alpha-adrenergic receptor blocker for acute urinary retention caused by benign prostatic hyperplasia. *Int Urol Nephrol* 2010; 42: 7–12（V）

7）Dubey D, Kumar A, Kapoor R, Srivastava A, Mandhani A. Acute urinary retention: defining the need and timing for pressure-flow studies. *BJU Int* 2001; 88: 178–182（II）

CQ5　夜間頻尿に対して，どのような初期診療が推奨されるか？

要約　夜間排尿回数 2 回以上の夜間頻尿は QOL に影響することから治療対象となりうる。多尿，夜間多尿，膀胱蓄尿障害，睡眠障害を鑑別するために排尿記録をつけ，病態に応じた治療を行うことが推奨される。　〔推奨グレード B〕

　nocturia（夜間頻尿），evaluation，assessment（評価）をキーワードとして 2010 年以降の文献を検索し 43 編を得た。そのうち 4 編と他の 2 編と夜間頻尿診療ガイドライン[1]を引用した。

　夜間頻尿は「本人または介護者が治療を希望している」ことが必要で，患者本人の QOL の障害になっていない状況では，医療上の問題とはならない。したがって，通常夜間排尿回数 2 回未満は正常とみなされる[1,2]。夜間排尿回数 2 回以上が QOL に影響することから一般的には 2 回以上が治療対象となる[3]。夜間頻尿の原因は多彩であるが，排尿記録を用いることで 4 つの原因，すなわち，多尿，夜間多尿，膀胱蓄尿障害，睡眠障害に大別できる（**図 1**）[1,4-7]。したがって，夜間頻尿の初期評価には排尿記録を用いることが推奨されている[4-7]。ただし，個々の症例では原因が 2 つ以上の場合も多い[6]。

　本邦の夜間頻尿診療ガイドライン[1]によれば，初期評価は医療面接により症状を把握することが第一であり，①夜間頻尿のみのもの，②夜間頻尿と昼間頻尿だけでその他の下部尿路症状を伴わないもの，③夜間頻尿と昼間頻尿にその他の下部尿路症状を伴うものの 3 群に区別する必要があるとしている（**図 2**）[1]。

　①と②に対しては，基礎疾患の有無，循環器疾患の有無，水分・アルコール・カフェインなどの摂取状況の把握，尿検査を施行する。夜間頻尿のみで夜間多尿があれば，水分過剰摂取，薬剤性多尿，高血圧，睡眠時無呼吸症候群などを疑い，基礎疾患を確認の上，まず生活指導を行う。生活指導には，カフェインやアルコールの摂取制限，睡眠環境の整備などが含まれる[1,5,6]。夜間頻尿はあるが夜間多尿がなければ睡眠障害を疑う。排尿記録にて多尿がみられる時には水分過剰摂取，水再吸収障害（尿崩症），糖尿病などを疑い生活指導とともに内科へ紹介する必要がある。③夜間頻尿と昼間頻尿にその

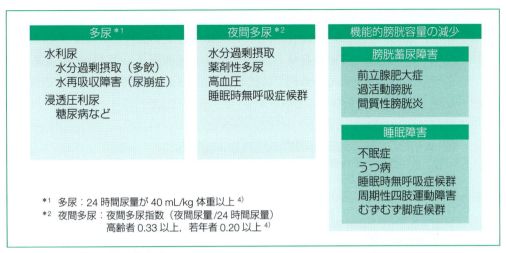

図1 夜間頻尿の病因と発生機序[1]

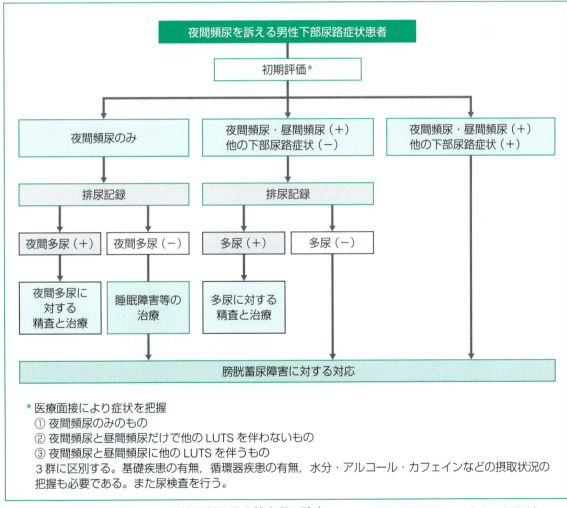

図2 夜間頻尿を主訴とする男性下部尿路症状患者の診療（夜間頻尿診療ガイドライン[1]を一部改変）

男性下部尿路症状・前立腺肥大症診療ガイドライン

他の下部尿路症状を伴うものに対しては，50 歳以上の男性であれば IPSS をもとに排尿症状，蓄尿症状，排尿後症状の評価を行い α₁ 遮断薬または PDE5 阻害薬の投与を行う[5-7]。効果がみられない症例では抗コリン薬，5α 還元酵素阻害薬などの併用を考慮するが，専門医へ紹介することが望ましい。

■ 参考文献

1）日本排尿機能学会 夜間頻尿診療ガイドライン作成委員会編．夜間頻尿診療ガイドライン．ブラックウェルパブリッシング，2009（ガイドライン）

2）Weiss JP. Nocturia: "Do the math". *J Urol* 2006; 175: S16-S18（総説）

3）Tikkinen KA, Johnson TM, Tammela TLJ, Sintonen H, Haukka J, Huhtala H, Auvinen A. Nocturia frequency, bother, and quality of life: how often is too often? A population-based study in Finland. *Eur Urol* 2010; 57: 488–498（III）

4）van Kerrebroeck P, Abrams P, Chaikin D, Donovan J, Fonda D, Jackson S, Jennum P, Johnson T, Lose G, Mattiasson A, Robertson G, Weiss J. The standardisation of terminology in nocturia: report from the Standardisation Sub-committee of the International Continence Society. *Neurourol Urodyn* 2002; 21: 179–183（総説）

5）Cornu JN, Abrams P, Chapple CR, Dmochowski RR, Lemack GE, Michel MC, Tubaro A, Madersbacher S. A contemporary assessment of nocturia: definition, epidemiology, pathophysiology, and management—a systematic review and meta-analysis. *Eur Urol* 2012; 62: 877–890（総説）

6）Marshall SD, Raskolnikov D, Blanker MH, Hashim H, Kupelian V, Tikkinen K, Yoshimura K, Drake MJ, Weiss JP. Nocturia: current levels of evidence and recommendations from the International Consultation on Male Lower Urinary Tract Symptoms. *Urology* 2015; 85: 1291–1299（ガイドライン）

7）Bergman AM, Sih AM, Weiss JP. Nocturia: an overview of evaluation and treatment. *Bladder* 2015; 2（2）: e13.doi:10.14440/bladder.2015.42（ガイドライン）

CQ6 男性下部尿路症状に対して，どのような行動療法が推奨されるか？

要約 高度な肥満者の下部尿路症状には食事指導などによる体重減少が推奨される（レベル 1）。 〔推奨グレード A〕

下部尿路症状，特に蓄尿症状には，統合的な行動療法が推奨される（レベル 2）。 〔推奨グレード B〕

適度な運動，バランスのとれた食生活，禁煙なども推奨される（レベル 4）。 〔推奨グレード C1〕

α₁ 遮断薬投与後にも残存する過活動膀胱症状には，骨盤底筋訓練と膀胱訓練が推奨される（レベル 2）。 〔推奨グレード B〕

male lower urinary tract symptom（男性下部尿路症状），benign prostatic hyperplasia（前立腺肥大症），lifestyle（生活指導），diet（食事），bladder training（膀胱訓練），pelvic floor muscle training（骨盤底筋訓練）をキーワードとして 2010 年以降の文献を検索し 216 編を得た。そのうち 5 編と他の 3 編を引用した。

2 型糖尿病男性患者 1,910 例を 2 群に分け，最初の 6 カ月は毎週，その後は月 3 回行

う集中的な減量指導（食事指導，運動指導）か食事指導や運動指導を含めた年3回の糖尿病指導のどちらかを1年間行ったところ，前者において有意に体重減少が認められ，尿失禁も有意に改善したが，排尿回数については差がなかった[1]。平均BMI（body mass index）32.9 kg/m^2，平均年齢40.2歳のLUTSの治療歴のないアジア人の肥満者を無作為に低脂肪食23例，低カロリー食（約478カロリー）23例に分け，12週間続けた。その結果両群において体重（−12.6対−14.2 kg）とIPSS（−1.71対−2.42）が有意に減少し，IPSSの減少は体重と腹囲の減少に関連していた[2]。同じ著者から，31例のBMI 30 kg/m^{2}以上の2型糖尿病患者を無作為に低カロリー食19例，高蛋白低脂肪食12例に割り付け8週間続けたところ，両群とも有意に体重と腹囲が減少し，IPSSも有意に同程度減少したという報告もある[3]。

　行動療法としては，LUTSを有する男性患者140例を無作為に2群に割り付け，専門の看護師が30分以上かけて① 教育，② 過度な水分摂取制限，③ アルコール，カフェイン摂取制限，④ 排尿指導，膀胱訓練，⑤ 便秘改善などの総合的な指導を行った群73例（平均IPSS 16.9）と，行わなかった群67例（平均IPSS 15.9）に分けて比較した研究がある[4]。3，6，12カ月後の時点でIPSS，QOLスコア，治療不成功率（IPSS 3点以上上昇，投薬や手術，急性尿閉のどれかがあった場合）ともに行動療法の指導を行った群で有意に低下していた[5]。排尿記録で評価すると3，6，12カ月後の頻尿，夜間頻尿が有意に改善していた[6]。また，IPSS 8〜19の中等度の症状を有する前立腺肥大症患者373例を同様の行動療法の指導後24カ月間経過観察したところ，39%で症状が改善したため経過観察のみ，61%で症状が不変あるいは増悪のためタムスロシン投与を開始したと報告されている[7]。

　他の指導としては，薬物などが原因となる排尿困難や急性尿閉に関する注意喚起，長時間の坐位や下半身の冷えの回避，適度な運動の促し，外出時のトイレ位置の確認などの生活指導などが有用とされる[a]。

　過活動膀胱（OAB）に対する研究では，4週間α_1遮断薬を投与した後に症状が残存する男性患者143例を，行動療法（骨盤底筋訓練，排尿抑制訓練）を行った群とオキシブチニンを投与する群に無作為に割り付けた。8週間の治療の結果，両群とも有意に排尿回数が減少した。夜間排尿回数に関しては行動療法を行った群の方が投薬を行った群より有意に減少した[8]。

■ 参考文献

1) Breyer BN, Phelan S, Hogan PE, Rosen RC, Kitabchi AE, Wing RR, Brown JS; Look AHEAD Research Group. Intensive lifestyle intervention reduces urinary incontinence in overweight/obese men with type 2 diabetes: results from the Look AHEAD trial. *J Urol* 2014; 192: 144–149（Ⅰ）

2) Khoo J, Piantadosi C, Duncan R, Worthley SG, Jenkins A, Noakes M, Worthley MI, Lange K, Wittert GA. Comparing effects of a low-energy diet and a high-protein low-fat diet on sexual and endothelial function, urinary tract symptoms, and inflammation in obese diabetic men. *J Sex Med* 2011; 8: 2868–2875（Ⅱ）

3) Khoo J, Ling PS, Chen RY, Ng KK, Tay TL, Tan E, Cho LW, Cheong M. Comparing the effects of meal replacements with an isocaloric reduced-fat diet on nutrient intake and lower urinary tract symptoms in obese men. *J Hum Nutr Diet* 2014; 27: 219–226（Ⅱ）

4) Brown CT, van der Meulen J, Mundy AR, O'Flynn E, Emberton M. Defining the components of a self-

management programme for men with uncomplicated lower urinary tract symptoms: a consensus approach. *Eur Urol* 2004; 46: 254–262（Ⅴ）

5）Brown CT, Yap T, Cromwell DA, Rixon L, Steed L, Mulligan K, Mundy A, Newman SP, van der Meulen J, Emberton M. Self management for men with lower urinary tract symptoms: randomised controlled trial. *BMJ* 2007; 334（7583）: 25（Ⅱ）

6）Yap TL, Brown C, Cromwell DA, van der Meulen J, Emberton M. The impact of self-management of lower urinary tract symptoms on frequency-volume chart measures. *BJU Int* 2009; 104: 1104–1108（Ⅱ）

7）Roehrborn CG, Oyarzabal Perez I, Roos EP, Calomfirescu N, Brotherton B, Palacios JM, Vasylyev A, Manyak MJ. Can we use baseline characteristics to assess which men with moderately symptomatic benign prostatic hyperplasia at risk of progression will benefit from treatment? A post hoc analysis of data from the 2-year CONDUCT study. *World J Urol* 2016 Jun 22. Epub ahead of print（Ⅳ）

8）Burgio KL, Goode PS, Johnson TM, Hammontree L, Ouslander JG, Markland AD, Colli J, Vaughan CP, Redden DT. Behavioral versus drug treatment for overactive bladder in men: the Male Overactive Bladder Treatment in Veterans（MOTIVE）trial. *J Am Geriatr Soc* 2011; 59: 2209–2216（Ⅱ）

CQ7 前立腺肥大症に対して，α_1遮断薬の種類による有効性・安全性の違いはあるか？

> **要約** α_1遮断薬の種類により有効性に明らかな違いはないが，個人差は存在する（レベル2）。めまい・起立性低血圧，射精障害，術中虹彩緊張低下症などの副作用は，α_1遮断薬の種類により頻度が異なる（レベル2）。

benign prostatic hyperplasia（前立腺肥大症），α_1-blocker（α_1遮断薬）をキーワードとして2010年以降の文献を検索し231編を得た。そのうち12編と他の8編とAUAGL，EAUGLを引用した。

α_1遮断薬は，サブタイプ非選択的のものとサブタイプ選択的のものの2つに大きく分類される。サブタイプ非選択的α_1遮断薬にはテラゾシン，ウラピジル，プラゾシンがある。サブタイプ選択的α_1遮断薬には，α_{1A}受容体に強い選択性をもつシロドシン，α_{1A}受容体に比較的選択性が高いタムスロシン，α_{1D}受容体に比較的選択性が高いナフトピジルがある。

α_1遮断薬の効果は同程度であるが，主作用・副作用を考慮するうえでは，サブタイプについての理解が重要である。前立腺組織にはα_{1A}受容体とα_{1D}受容体が多く発現し，α_{1B}受容体は血管の平滑筋収縮に大きな役割を担っている[1-3]。したがって，α_{1A}受容体とα_{1D}受容体に選択的なサブタイプ選択的α_1遮断薬であるシロドシン，タムスロシン，ナフトピジルが，前立腺に対する臓器選択性に富み，心血管系への副作用が少ないことから，今日一般的に用いられることが多い。

●主作用

いずれのα_1遮断薬もIPSSを4〜6点（30〜40%），尿流測定の最大尿流量を20〜60%改善させる[c, d]。最近の尿流動態検査による各種α_1遮断薬（アルフゾシン，ドキサゾシン，ナフトピジル，シロドシン，タムスロシン，テラゾシン）の効果を比較したメタア

ナリシスでも，いずれの薬剤も膀胱出口部閉塞指数を改善させることが示されている[4]。また，別のメタアナリシスでも，タムスロシン 0.2 mg は，ドキサゾシン，テラゾシン，シロドシン，ナフトピジルと比較して，IPSS，QOL スコア，最大尿流量の改善率は同様であると報告されている[5]。

α_1 遮断薬は，尿勢低下や尿線途絶などの排尿症状を緩和するのみならず，頻尿や尿意切迫感などの蓄尿症状も改善する。その原因として，排尿障害を緩和することにより二次的に膀胱の異常が改善されることや，膀胱の尿路上皮に存在する α_1 受容体の関与，尿道の求心性刺激の低下，膀胱や中枢神経系に存在する α_{1D} 受容体の関与が報告されているが，一定した見解は得られていない[6]。蓄尿症状の改善効果が α_1 遮断薬の種類により異なるとの報告もある[6,7]。

なお，サブタイプ選択性などにより α_1 遮断薬の効果には個人差が存在するので，十分な効果のない場合は他の α_1 遮断薬への変更も考慮する[3]。

●副作用

LUTS を有する患者は，加齢に伴って発症する様々な疾患を合併することが多いため，α_1 遮断薬の投与の際には副作用の理解が非常に重要である。主にサブタイプ選択性，その他，組織移行性，薬物動態により，副作用の頻度が異なるので注意が必要である。

• めまい・起立性低血圧

めまいや起立性低血圧などの副作用は，加齢とともに増加する。これらの副作用は α_{1B} 受容体への作用により引き起こされる。いずれの α_1 遮断薬においてもこれらの副作用の可能性があるが，特にサブタイプ非選択的 α_1 遮断薬の処方の際は注意が必要である。また，前立腺肥大症患者は，尿意切迫感や夜間頻尿を伴うことが多く高齢者が多いので，めまいや起立性低血圧といった副作用が，転倒や骨折を誘発しやすいことを念頭に置くべきである[8]。

最近のメタアナリシスによると，タムスロシンとテラゾシンを比較した場合，明らかにめまいや起立性低血圧の発症率は，タムスロシンにおいて少ない[5]。このことは，サブタイプ選択性によるものと考えられる。

• 射精障害

精管および精嚢においては α_{1A} 受容体の発現が優位であり，これら臓器の収縮は α_{1A} 受容体を介している[9,10]。α_{1A} 受容体に選択性の高い α_1 遮断薬が射精障害をきたしやすい原因の一つには，α_{1A} 受容体が射精において主要な役割を担っていることによるものと考えられる。

α_1 遮断薬による射精障害は，大きく分けて逆行性射精と無射精に分類される。逆行性射精は，α_1 遮断薬が膀胱頸部の平滑筋を弛緩させ膀胱内に精液が逆行することにより起こる。一方，無射精は，α_1 遮断薬により精嚢・精管が正常に収縮せず弛緩することによる精液射出障害が原因で引き起こされる。無射精は α_{1A} 受容体への作用により引き起こされると考えられており，α_{1A} 受容体に選択性の高い α_1 遮断薬で特に発症しやすい[9]。

薬剤投与後の射出精液量の減少は，タムスロシン投与患者（96.0%）において有意にナフトピジル投与患者（73.1%）より多かったとの報告もある[10]。FDA Adverse Event Reporting System データベースを用いた survey によると，アルフゾシン，ドキサゾシン，タムスロシン，テラゾシンの4剤を比較した射精障害の発症率は，タムスロシンが高いことが示されている[11]。また，タムスロシン，ナフトピジル，シロドシンの3剤による小規模 RCT において，射精障害の発症率は，シロドシンで有意に高かった（24.4%）との報告もある[12]。欧州における大規模比較試験においても，シロドシン（14%）はタムスロシン（2%）と比較して有意に射精障害の発症率が高かった[13]。同様に台湾における大規模比較試験においても，シロドシン（9.7%）はタムスロシン（1%）と比較して有意に射精障害の発症率が高かった[14]。その他シロドシンにおいて射精障害の発症率が高いとの報告は散見される[15]。

• 術中虹彩緊張低下症（IFIS）

α_1 遮断薬を服用中または過去に服用経験のある患者で，α_1 遮断作用による術中虹彩緊張低下症（intraoperative floppy iris syndrome: IFIS）の発症を示唆する報告がある[16]。IFIS とは，白内障などの眼科手術時にみられる虹彩の異変で，術中の洗浄液流による虹彩のうねり，虹彩の脱出・嵌頓，進行性の縮瞳を三徴とする症候群で，α_1 遮断薬服用中（特に α_{1A} 受容体に選択性の高い α_1 遮断薬）の患者が白内障の手術を受ける場合は注意を要する。

白内障手術を受けた日本人患者を対象とした報告では，タムスロシンを内服していた患者（50例58眼）のうち43.1%に，ナフトピジルを内服していた患者（19例21眼）のうち19.0%に IFIS が発症し，タムスロシン内服者で有意に高かったとしている[17]。一方で，本報告では，プラゾシン，テラゾシン，ウラピジルのようなサブタイプ非選択的 α_1 遮断薬およびシロドシン内服41例においては，IFIS は発症していなかったと報告しているが，各薬剤の患者数は明らかにされていない。最近の2剤を比較した海外での報告では，タムスロシンは，アルフゾシンやドキサゾシンよりも IFIS の発症率が高いが，後者2剤もコントロールに比較して発症率は高い[18,19]。したがって，α_1 遮断薬はいずれも IFIS 発症の可能性があるが，タムスロシンは特に注意が必要である。虹彩において主要な役割を担う α_1 受容体は α_{1A} 受容体で[20]，虹彩の平滑筋の収縮は α_{1A} 受容体を介していると考えられており，IFIS がタムスロシンにより生じやすい原因と考えられる[16]。しかし，より α_{1A} 受容体に選択性の高いシロドシンは，IFIS 発症の可能性はあるものの，その関与については現時点では報告されていない。

• その他

最近のメタアナリシスによると，タムスロシン 0.2 mg はシロドシンと比較して，鼻炎の発症率は高いものの，口喝や軟便の頻度はシロドシンが高いと報告されている。また，タムスロシンはテラゾシンと比較して，頭痛，消化不良，口喝の頻度が低いとの報告がある[5]。

2 ● Clinical Questions

■ 参考文献

1) Nasu K, Moriyama N, Fukasawa R, Tsujimoto G, Tanaka T, Yano J, Kawabe K. Quantification and distribution of α_1-adrenoceptor subtype mRNAs in human proximal urethra. *Br J Pharmacol* 1998; 123: 1289–1293（V）

2) Kojima Y, Sasaki S, Shinoura H, Hayashi Y, Tsujimoto G, Kohri K. Quantification of alpha1-adrenoceptor subtypes by real-time RT-PCR and correlation with age and prostate volume in benign prostatic hyperplasia patients. *Prostate* 2006; 66: 761–767（V）

3) Kojima Y, Sasaki S, Hayashi Y, Tsujimoto G, Kohri K. Subtypes of α_1-adrenoceptors in BPH: future prospects for personalized medicine. *Nat Clin Pract Urol* 2009; 6: 44–53（総説）

4) Fusco F, Palmieri A, Ficarra V, Giannarini G, Novara G, Longo N, Verze P, Creta M, Mirone V. α_1-blockers improve benign prostatic obstruction in men with lower urinary tract symptoms: a systematic review and meta-analysis of urodynamic studies. *Eur Urol* 2016; 69: 1091–1101（Syst/Meta）

5) Shim SR, Kim JH, Chang IH, Shin IS, Hwang SD, Kim KH, Yoon SJ, Song YS. Is tamsulosin 0.2 mg effective and safe as a first-line treatment compared with other alpha blockers?: a meta-analysis and a moderator focused study. *Yonsei Med J* 2016; 57: 407–418（Meta）

6) Kojima Y, Hayase M, Sasaki S, Hayashi Y, Kohri K. New pharmacologic horizons in the treatment of benign prostatic hyperplasia. *Curr Drug Ther* 2010; 5: 262–270（総説）

7) Matsukawa Y, Funahashi Y , Takai S, Majima T, Ogawa T, Narita H, Kato M, Gotoh M. Comparison of silodosin and naftopidil for efficacy in the treatment of benign prostatic enlargement complicated by overactive bladder: a randomized, prospective study（SNIPER study）. *J Urol* 2017; 197: 452–458（I）

8) Welk B, McArthur E, Fraser LA, Hayward J, Dixon S, Hwang YJ, Ordon M. The risk of fall and fracture with the initiation of a prostate-selective α antagonist: a population based cohort study. *BMJ* 2015; 351: h5398. doi: 10.1136/bmj.h5398（III）

9) Hisasue S, Furuya R, Itoh N, Kobayashi K, Furuya S, Tsukamoto T. Ejaculatory disorder caused by alpha-1 adrenoceptor antagonists is not retrograde ejaculation but a loss of seminal emission. *Int J Urol* 2006; 13: 1311–1316（V）

10) Masumori N, Tsukamoto T, Iwasawa A, Furuya R, Sonoda T, Mori M; Hokkaido Urological Disorders Conference Writing Group. Ejaculatory disorders caused by alpha-1 blockers for patients with lower urinary tract symptoms suggestive of benign prostatic hyperplasia: comparison of naftopidil and tamsulosin in a randomized multicenter study. *Urol Int* 2009; 83: 49–54（II）

11) Yoshimura K, Kadoyama K, Sakaeda T, Sugino Y, Ogawa O, Okuno Y. A survey of the FAERS database concerning the adverse event profiles of α1-adrenoreceptor blockers for lower urinary tract symptoms. *Int J Med Sci* 2013; 10: 864–869（総説）

12) Yokoyama T, Hara R, Fukumoto K, Fujii T, Jo Y, Miyaji Y, Nagai A, Sone A. Effects of three types of alpha-1 adrenoceptor blocker on lower urinary tract symptoms and sexual function in males with benign prostatic hyperplasia. *Int J Urol* 2011; 18: 225–230（II）

13) Chapple CR, Montorsi F, Tammela TL, Wirth M, Koldewijn E, Fernández Fernández E; European Silodosin Study Group. Silodosin therapy for lower urinary tract symptoms in men with suspected benign prostatic hyperplasia: results of an international, randomized, double-blind, placebo- and active-controlled clinical trial performed in Europe. *Eur Urol* 2011; 59: 342–352（I）

14) Yu HJ, Lin AT, Yang SS, Tsui KH, Wu HC, Cheng CL, Cheng HL, Wu TT, Chiang PH. Non-inferiority of silodosin to tamsulosin in treating patients with lower urinary tract symptoms（LUTS）associated with benign prostatic hyperplasia（BPH）. *BJU Int* 2011; 108: 1843–1848（I）

15) Yamaguchi K, Aoki Y, Yoshikawa T, Hachiya T, Saito T, Takahashi S. Silodosin versus naftopidil for the treatment of benign prostatic hyperplasia: a multicenter randomized trial. *Int J Urol* 2013; 20: 1234–1238（II）

16) Bell CM, Hatch WV, Fischer HD, Cernat G, Paterson JM, Gruneir A, Gill SS, Bronskill SE, Anderson GM, Rochon PA. Association between tamsulosin and serious ophthalmic adverse events in older men following cataract surgery. *JAMA* 2009; 301: 1991–1996（V）

17) Oshika T, Ohashi Y, Inamura M, Ohki K, Okamoto S, Koyama T, Sakabe I, Takahashi K, Fujita Y, Miyoshi T, Yasuma T. Incidence of intraoperative floppy iris syndrome in patients on either systemic or topical α_1-adrenoceptor antagonist. *Am J Ophthalmol* 2007; 143: 150–151（III）

18) Chang DF, Campbell JR, Colin J, Schweitzer C; Study Surgeon Group. Prospective masked comparison of intraoperative floppy iris syndrome severity with tamsulosin versus alfuzosin. *Ophthalmology* 2014; 121:

829–834（**III**）

19) Haridas A, Syrimi M, Al-Ahmar B, Hingorani M. Intraoperative floppy iris syndrome（IFIS）in patients receiving tamsulosin or doxazosin — a UK-based comparison of incidence and complication rates. *Graefe's Arch Clin Exp Ophthalmol* 2013; 251: 1541–1545（**V**）

20) Schwinn DA, Afshari NA. α_1-adrenergic receptor antagonists and the iris: new mechanistic insights into floppy iris syndrome. *Surv Ophthalmol* 2006; 51: 501–512（**総説**）

CQ8 前立腺肥大症に対して，α_1 遮断薬と PDE5 阻害薬の有効性に違いはあるか？

要約 α_1 遮断薬（検討されているのはタムスロシンに限られる）と PDE5 阻害薬の下部尿路症状に対する効果はほぼ同等であり，効果に優劣をつけるのは困難である（レベル2）。PDE5 阻害薬は勃起障害にも効果があるが，前立腺肥大症の治療目的とは用法・用量が異なる別の治療薬とされている。

benign prostatic hyperplasia（前立腺肥大症），α-adrenoceptor antagonist，α_1-blocker（α_1 遮断薬），phosphodiesterase 5 inhibitor（PDE5 阻害薬）をキーワードとして文献を検索し1,198 編を得た。そのうち α_1 遮断薬と PDE5 阻害薬の比較に関連する 5 編を引用した。

前立腺肥大症の薬物療法の第一選択が α_1 遮断薬であったので[b]，α_1 遮断薬が先行投与され，その無効例で PDE5 阻害薬に切り替える，あるいは併用するという少数例の報告はある。しかしながら，PDE5 阻害薬と α_1 遮断薬を直接比較した大規模 RCT は少ない。

タダラフィル，タムスロシンをプラセボと比較した大規模 RCT が欧米で 1 件ある。タダラフィルは IPSS 総スコアのみならず IPSS 蓄尿症状スコア，前立腺肥大症影響スコア（BII）および最大尿流量を，プラセボに比較して有意に改善させ，タムスロシンも同等な効果を示した。しかし，IPSS-QOL スコア，患者満足スケール（TSS-BPH），IIEF はタダラフィルでは有意な改善がみられたが，タムスロシンではみられなかった[1]。

タダラフィル（2.5 mg，5 mg），α_1 遮断薬（タムスロシン）とプラセボとを比較したアジア共同第 III 相試験においては，タダラフィル 5 mg およびタムスロシンはプラセボに比べて IPSS の有意な改善が得られ，改善度はほぼ同等（有意差検定はなし）であった。しかし，最大尿流量に対する効果は，タダラフィル 5 mg およびタムスロシンともにプラセボと有意差がなかった[2]。直接比較ではないが，PDE5 阻害薬単独と α_1 遮断薬併用のメタアナリシスでは，比較的若く，BMI が低く，LUTS の重度の患者が PDE5 阻害薬に適しているとされている[3]。

したがって，タダラフィル 5 mg およびタムスロシンはともに，プラセボに比べて有意に IPSS を改善させるが，最大尿流量における改善度は現段階では効果に優劣をつけるのは困難である。PDE5 阻害薬とタムスロシン以外の α_1 遮断薬とを比較した大規模 RCT の報告はみられない。α_1 遮断薬抵抗例にタダラフィルへの変更が有効とする観察報告もある[4]。

欧米による報告では ED を合併した症例が多いが，ED 合併の有無とは独立して LUTS に効果があると報告されている（本文 p.110 参照）。PDE5 阻害薬は ED にも効果があるが，前立腺肥大症の治療目的では用法・用量が異なる別の治療薬として扱われている。

■ 参考文献

1) Oelke M, Giuliano F, Mirone V, Xu L, Cox D, Viktrup L. Monotherapy with tadalafil or tamsulosin similarly improved lower urinary tract symptoms suggestive of benign prostatic hyperplasia in an international, randomised, parallel, placebo-controlled clinical trial. *Eur Urol* 2012; 61: 917–925（I）
2) Yokoyama O, Yoshida M, Kim SC, Wang CJ, Imaoka T, Morisaki Y, Viktrup L. Tadalafil once daily for lower urinary tract symptoms suggestive of benign prostatic hyperplasia: a randomized placebo- and tamsulosin-controlled 12-week study in Asian men. *Int J Urol* 2013; 20: 193–201（I）
3) Gacci M, Corona G, Salvi M, Vignozzi L, McVary KT, Kaplan SA, Roehrborn CG, Serni S, Mirone V, Carini M, Maggi M. A systematic review and meta-analysis on the use of phosphodiesterase 5 inhibitors alone or in combination with α-blockers for lower urinary tract symptoms due to benign prostatic hyperplasia. *Eur Urol* 2012; 61: 994–1003（Syst/Meta）
4) 永江浩史，前堀直美. α₁遮断薬抵抗性 BPH/LUTS 患者に対するタダラフィル交替療法の有用性. 泌尿外科 2016; 29: 271–275（IV）

CQ9 前立腺肥大症に対して，α_1遮断薬と PDE5 阻害薬の併用療法は推奨されるか？

> **要約** α_1遮断薬と PDE5 阻害薬の併用療法は，各々の単独療法と比べて，IPSS と最大尿流量を改善させる（レベル 2）。ただし，併用による心血管相互作用（起立性低血圧）については懸念があり，前立腺選択性のα_1遮断薬（タムスロシン，シロドシンなど）に比べて非選択性のα_1遮断薬（ドキサゾシンなど）では立ちくらみ，血圧低下の発現率が高い。
>
> 〔推奨グレード C1〕

benign prostatic hyperplasia（前立腺肥大症），α-adrenoceptor antagonist，α_1-blocker（α_1遮断薬），phosphodiesterase 5 inhibitor（PDE5 阻害薬），combination therapy（併用療法）をキーワードとして文献を検索し 66 編を得た。そのうち 14 編と副作用に関する 1 編を引用した。

PDE5 阻害薬とα_1遮断薬の併用療法に関しては，いくつかのエビデンスがある。アルフゾシン 10 mg/日（20 例），シルデナフィル 25 mg/日（21 例），併用（21 例）の 3 群で 12 週間投与した結果，併用群は単独群に比較して，蓄尿症状を含む MLUTS と ED の改善が有意に優れていた[1]。バルデナフィル 10 mg/日＋タムスロシン 0.4 mg/日併用とプラセボ＋タムスロシン 0.4 mg/日併用の小規模 RCT では，実薬併用群において最大尿流量，IPSS の蓄尿症状スコア，IIEF の有意な改善を認め，副作用に差はなかった[2]。タムスロシン（0.4 mg/日）単独とタムスロシンとタダラフィル（20 mg/日）の併用（ともに 45日間）を比較した 27 例のクロスオーバー試験では，併用群で IPSS および QOL スコアの有意な改善を認めた。ただし，最大尿流量と残尿量には群間に差がなかった[3]。安全

性にも差はなかった。タダラフィル5 mg/日＋タムスロシン0.4 mg/日併用とプラセボ＋タムスロシン0.4 mg/日併用の小規模RCTでは、実薬併用群において最大尿流時排尿筋圧の有意な低下、IPSS総スコア、蓄尿・排尿症状スコアの有意な改善を認めたが、最大尿流量は差がなかった[4]。

一方、アルフゾシン10 mg/日、アルフゾシン10 mg/日とシルデナフィル50 mg/日併用の2群でそれぞれ50例、12週間の投与を行うRCTの結果、IPSS総スコア、QOL、最大尿流量のいずれも差がなかった[5]。また、タムスロシン0.4 mg/日、シルデナフィル25 mg/日、併用の3群各20例ずつ8週間投与の小規模RCTの結果では、併用およびシルデナフィル単独は、タムスロシン単独に比べてIPSSの改善に有意差がなかった[6]。

韓国からの追加投与試験では、α_1遮断薬を8週間以上継続している前立腺肥大症を有する下部尿路症状（BPH/LUTS）患者147例に対して、PDE5阻害薬（ミロデナフィル50 mg/日）を4週間併用した結果、IPSS、IIEF、最大尿流量は追加投与で著明に改善した[7]。中国の研究で、250例のBPH/LUTS患者を、Group A（168例：ドキサゾシンGITS（徐放剤）4 mg/日＋シルデナフィル25〜100 mgを希望に応じて内服）とGroup B（82例：シルデナフィル25〜100 mgを希望に応じて内服）の2群に無作為に分けて検討した結果、併用群の方がIIEF5、IPSS、QOLスコアが有意に改善し、副作用もなかった[8]。

PDE5阻害薬単独とα_1遮断薬との併用の比較における、7つの論文で合計515例のデータを解析したシステマティックレビュー／メタアナリシス（Syst/Meta）では、IIEF、蓄尿症状を含むIPSS、最大尿流量のいずれの改善においても、併用の方がよかったとしている。しかしながら、個々の論文での症例数は多くない[9]。同様に前立腺肥大症における66編の薬物療法、併用療法のSyst/Metaでは、IPSS（総スコア、蓄尿・排尿症状スコア）はPDE5阻害薬とα_1遮断薬との併用が最も改善率がよく、最大尿流量は、α_1遮断薬とPDE5阻害薬、あるいはα_1遮断薬と5α還元酵素阻害薬の併用で同等に改善し、それぞれの単独よりよかったと報告された[10]。Gacciらによる Syst/Meta でも、PDE5阻害薬とα_1遮断薬との併用は、α_1遮断薬単独に比べてIPSS（平均値の差−1.8）、IIEF（同＋3.6）、最大尿流量（同＋1.5 mL/秒）ともに有意な改善がみられたと報告された[11]。

以上から、タダラフィル5 mg/日単独の連日投与と比較して、α_1遮断薬との併用療法は、小規模RCTあるいはメタアナリシスではIPSS、最大尿流量ともに改善すると報告されている。しかしながら、大規模RCTによるエビデンスは十分とはいえない。

心血管相互作用（起立性低血圧）については、前立腺肥大症患者にシルデナフィル100 mg（1回投与）、タムスロシン0.4 mg（2週間）、両者の併用、プラセボを投与して血圧変化を比較した結果、シルデナフィル単独およびタムスロシンとの併用は血圧を低下させたが、タムスロシン単独は低下させなかった[12]。45例の健康中高年男性に対し、タダラフィルとドキサゾシンまたはタムスロシンを併用した場合では血圧変化に差はなかったが、ドキサゾシン併用の1例に立位での血圧低下がみられた[13]。健康中高年男性でα_1遮断薬（アルフゾシン）とタダラフィル20 mg（1回投与）またはプラセボ併用のクロスオーバー試験では、立位収縮期血圧には有意差がなかったとの報告がある[14]。α_1遮断薬を投与して効果の安定している症例で、タダラフィル5 mg併用とプラセボ併

用とを比較し，立ちくらみなどの心血管副作用を検討した試験では，両者に有意差はみられなかったが，前立腺選択性のα_1遮断薬（タムスロシン，シロドシンなど）に比べて非選択性α_1遮断薬（ドキサゾシンなど）では立ちくらみ，血圧低下の率が高かったので，注意が必要である[15]。

■ 参考文献

1) Kaplan SA, Gonzalez RR, Te AE. Combination of alfuzosin and sildenafil is superior to monotherapy in treating lower urinary tract symptoms and erectile dysfunction. *Eur Urol* 2007; 51: 1717–1723（**II**）

2) Gacci M, Vittori G, Tosi N, Siena G, Rossetti MA, Lapini A, Vignozzi L, Serni S, Maggi M, Carini M. A randomized, placebo-controlled study to assess safety and efficacy of vardenafil 10 mg and tamsulosin 0.4 mg vs. tamsulosin 0.4 mg alone in the treatment of lower urinary tract symptoms secondary to benign prostatic hyperplasia. *J Sex Med* 2012; 9: 1624–1633（**II**）

3) Bechara A, Romano S, Casabé A, Haime S, Dedola P, Hernández C, Rey H. Comparative efficacy assessment of tamsulosin vs. tamsulosin plus tadalafil in the treatment of LUTS/BPH. Pilot study. *J Sex Med* 2008; 5: 2170–2178（**II**）

4) Regadas RP, Reges R, Cerqueira JB, Sucupira DG, Josino IR, Nogueira EA, Jamacaru FV, de Moraes MO, Silva LF. Urodynamic effects of the combination of tamsulosin and daily tadalafil in men with lower urinary tract symptoms secondary to benign prostatic hyperplasia: a randomized, placebo-controlled clinical trial. *Int Urol Nephrol* 2013; 45: 39–43（**II**）

5) Öztürk MI, Kalkan S, Koca O, Gunes M, Akyuz M, Karaman MI. Efficacy of alfuzosin and sildenafil combination in male patients with lower urinary tract symptoms. *Andrologia* 2012; 44 Suppl 1: 791–795（**II**）

6) Tuncel A, Nalcacioglu V, Ener K, Aslan Y, Aydin O, Atan A. Sildenafil citrate and tamsulosin combination is not superior to monotherapy in treating lower urinary tract symptoms and erectile dysfunction. *World J Urol* 2010; 28: 17–22（**III**）

7) Bang WJ, Oh CY, Yoo C, Cho JS, Yang DY, Lee DH, Lee SH, Chung BH. Efficacy and safety of the simultaneous administration of mirodenafil and an alpha-blocker in men with BPH-LUTS: a multicenter open-label prospective study. *Int J Impot Res* 2013; 25: 149–154（**III**）

8) Jin Z, Zhang ZC, Liu JH, Lu J, Tang YX, Sun XZ, Song WD, Gao B, Guo YL, Xin ZC. An open, comparative, multicentre clinical study of combined oral therapy with sildenafil and doxazosin GITS for treating Chinese patients with erectile dysfunction and lower urinary tract symptoms secondary to benign prostatic hyperplasia. *Asian J Androl* 2011; 13: 630–635（**II**）

9) Yan H, Zong H, Cui Y, Li N, Zhang, Y. The efficacy of PDE5 inhibitors alone or in combination with alpha-blockers for the treatment of erectile dysfunction and lower urinary tract symptoms due to benign prostatic hyperplasia: a systematic review and meta-analysis. *J Sex Med* 2014; 11: 1539–1545（**Syst/Meta**）

10) Wang X, Wang X, Li S, Meng Z, Liu T, Zhang X. Comparative effectiveness of oral drug therapies for lower urinary tract symptoms due to benign prostatic hyperplasia: a systematic review and network meta-analysis. *PLoS One* 2014; 9（9）: e107593（**Syst/Meta**）

11) Gacci M, Corona G, Salvi M, Vignozzi L, McVary KT, Kaplan SA, Roehrborn CG, Serni S, Mirone V, Carini M, Maggi M. A systematic review and meta-analysis on the use of phosphodiesterase 5 inhibitors alone or in combination with α-blockers for lower urinary tract symptoms due to benign prostatic hyperplasia. *Eur Urol* 2012; 61: 994–1003（**Syst/Meta**）

12) Nieminen T, Tammela TL, Kööbi T, Kähönen M. The effects of tamsulosin and sildenafil in separate and combined regimens on detailed hemodynamics in patients with benign prostatic enlargement. *J Urol* 2006; 176: 2551–2556（**II**）

13) Guillaume M, Lonsdale F, Darstein C, Jimenez MC, Mitchell MI. Hemodynamic interaction between a daily dosed phosphodiesterase 5 inhibitor, tadalafil, and the α-adrenergic blockers, doxazosin and tamsulosin, in middle-aged healthy male subjects. *J Clin Pharmacol* 2007; 47: 1303–1310（**II**）

14) Giuliano F, Kaplan SA, Cabanis MJ, Astruc B. Hemodynamic interaction study between the alpha$_1$-blocker alfuzosin and the phosphodiesterase-5 inhibitor tadalafil in middle-aged healthy male subjects. *Urology* 2006; 67: 1199–1204（**II**）

15) Goldfischer E, Kowalczyk JJ, Clark WR, Brady E, Shane MA, Dgetluck N, Klise SR. Hemodynamic effects

男性下部尿路症状・前立腺肥大症診療ガイドライン

of once-daily tadalafil in men with signs and symptoms of benign prostatic hyperplasia on concomitant α_1-adrenergic antagonist therapy: results of a multicenter randomized, double-blind, placebo-controlled trial. *Urology* 2012; 79: 875–882（I）

CQ10　男性下部尿路症状に対して，健康食品・サプリメントなどの代替療法は推奨されるか？

要約　有効性を示す報告はある（レベル1～2）が，効果の一貫性が十分でない。また，適切な摂取量が明確でなく有害事象もあり，推奨する根拠は十分でない。

〔推奨グレードC2〕

benign prostatic hyperplasia（前立腺肥大症），alternative therapy（代替療法），complimentary therapy（補完療法），diet（食事），herb，saw palmetto（*Serenoa repens*），vitamin（ビタミン）をキーワードとして文献を検索し210編を得た。そのうち19編を引用した。

代替療法や食事内容と前立腺肥大症との関連に関する大規模な研究として，7年間18,880例においてフィナステリドの前立腺癌予防効果を検証したProstate Cancer Prevention Trial（PCPT）がある[1]。それによると，プラセボ群4,770例で7年間に有症状性前立腺肥大症の発生を876例（33.6/1,000人年）に認め，その頻度は，食事として亜鉛とリコピンを多く摂取していた人で低値を示した（各々，$p=0.018$，0.056）。ビタミンDについては，食事とサプリメント両方で摂取の多い人とサプリメントで多い人の両方で，有意に前立腺肥大症の発症が少なかった（各々，$p=0.032$，0.047）。

亜鉛は前立腺組織内に高濃度に存在し5α還元酵素活性抑制作用などを有することから，前立腺肥大症や前立腺癌の発症，進行を抑制する可能性が報告されている[2,3]。しかし，その効果は二相性であり，一定の摂取量（組織内濃度）を超えるとむしろ促進的に作用する可能性が示唆されている[3]。実際，米国Health Professionals Follow-Up Studyにおける46,974例の14年間の調査によると，サプリメントとして高用量の亜鉛（100 mg/日以上）を摂取した人の進行性前立腺癌発生リスクは2.29であった[4]。また，Age-related Eye Disease Studyでは，3,640例を無作為にサプリメント亜鉛摂取（80 mg/日以上）群と非摂取群に割り付けて検討したところ，亜鉛摂取群は前立腺肥大症（尿閉），尿路感染症，尿路結石，腎不全などの泌尿器疾患関連イベントが有意に多かった（$p=0.0003$）[5]。

リコピンは，抗酸化作用などからその有効性が示唆されてきたが[2]，40例の小規模なRCTにおいて，6カ月間リコピン服用（15 mg/日）群は有意に血清PSA値が低下し（$p<0.05$），経直腸的超音波測定による前立腺体積の増加が非服用群と比較して有意に少なかった。IPSSは両群で有意に改善したが，群間で有意差はなかった[6]。なお，ノコギリヤシ，リコピン，セレンをタムスロシンに併用した群とタムスロシン単独群を1年間比較した225例のRCTにおいて，併用群は単独群と比較して，IPSS，最大尿流量が有意に改善した（ともに$p<0.05$）との報告がある[7]。

ビタミンDの前立腺肥大症の進行抑制を支持する根拠としては，前立腺や膀胱に存

在するビタミンD受容体を介しての前立腺細胞増殖の抑制，過剰な平滑筋収縮の抑制，抗炎症作用が報告されている[8]。しかし，先のPCPTでも効果発現に必要なビタミンD摂取量や服用期間は明らかでなく[2]，その有用性を確認するためには大規模なRCTが必要である。

ビタミンCは感冒の予防や肌の紫外線対策などの目的で，最も多く使用されるサプリメントの一つである。しかし，過剰に摂取した場合，そのほとんどは尿中に排泄され，尿が酸性になることでLUTSを誘発する可能性が従来から示唆されていた[9]。30〜79歳の2,825人にインタビューを行い，食事とサプリメント摂取内容と疾患との関連を5年間調査したBoston Area Community Health surveyによると，食事による適切なビタミンC摂取は男性において昼間の蓄尿症状の少なさと有意に相関したことから，LUTS増悪を避ける目的でビタミンC摂取を制限する根拠はないとされた[10]。一方，サプリメントとしてビタミンCを過剰に摂取（>250 mg/日）した場合，女性において昼間の蓄尿症状の多さと有意に相関したことから，注意が必要とされる。

イソフラボンは植物性エストロゲン作用などにより，その前立腺発癌予防効果が報告されている[11]。前立腺肥大症，LUTSへの効果を調べた研究として，最近176例での1年間のRCTが報告された[12]。イソフラボン摂取（40 mg/日）群，プラセボ群ともに，IPSS，SF-36，最大尿流量，残尿量が1年後有意に改善していた。群間比較では，最大尿流量（$p=0.055$），残尿感（$p=0.05$），SF-36（$p=0.02$）でイソフラボン群に良好な傾向を認めたが，その有効性は明らかでなかった。

ノコギリヤシ（saw palmetto, *Serenoa repens*）は，最も広く使用される前立腺肥大症のサプリメントの一つである。その薬理効果として，5α還元酵素阻害作用，ジヒドロテストステロン（DHT）のアンドロゲン受容体結合阻害作用，前立腺組織内エストロゲン受容体への作用などが報告されている[2]。また，前立腺肥大症に起因するLUTSに対する効果にも多くの報告があり，2000年のCochrane reviewでも，ノコギリヤシのLUTSへの有効性が報告された[13]。しかし，評価対象になった報告の多くは統計学的にunderpoweredであり，試験デザイン，効果判定基準がまちまちで，観察期間は6カ月未満と短いことから，selection biasが指摘されていた。

近年，200例以上で観察期間1年以上（最長18カ月）の報告を含む，質の高い複数のRCTがみられる[14-16]。それらによると，LUTS，最大尿流量はプラセボ群と比較して有意な改善を認めなかった。2012年にCochrane reviewとして，4週間以上の観察期間（最長72週）を有するノコギリヤシ単独投与群とプラセボ群とのRCT 17件（2,008例）（うち二重盲検試験16件）について検討が行われた。ノコギリヤシを通常量の2〜3倍服用した試験でも，IPSS改善，夜間頻尿改善，最大尿流量におけるノコギリヤシ群の優越性は認められなかった[17]。また，これらRCT 17件に，ノコギリヤシとα_1遮断薬などとの併用療法の効果を検証したRCTを加えた総数32件（5,666例）（うち二重盲検試験27件）のCochrane reviewにおいても，ノコギリヤシの有効性は認められなかった[18]。なお，ノコギリヤシによる副作用は問題になることはなく，安全性は確認された[17, 18]。一方，米国で販売されている10種類のブランドの異なるノコギリヤシの5α還元酵素阻害作

用，線維芽細胞増殖抑制作用を *in vitro* で比較した報告では，すべてでこれらの効果を認めたが，程度にはかなりの相違があった[19]。

以上から，ノコギリヤシの前立腺肥大症の進行抑制ならびに随伴する LUTS を改善させる効果は現時点では明らかでない。

■ 参考文献

1) Kristal AR, Arnold KB, Schenk JM, Neuhouser ML, Goodman P, Penson DF, Thompson IM. Dietary patterns, supplement use and the risk of symptomatic benign prostatic hyperplasia: results from the Prostate Cancer Prevention Trial. *Am J Epidemiol* 2008; 167: 925–934（**IV**）

2) Espinosa G. Nutrition and benign prostatic hyperplasia. *Curr Opin Urol* 2013; 23: 38–41（**総説**）

3) Adolfsson PI, Bloth B, Hagg S, Svensson SPS. Zinc induces a bell-shaped proliferative dose-response effect in cultured smooth muscle cells from benign prostatic hyperplasia. *Urology* 2015; 85: 704.e15–704.e19（**III**）

4) Leitzmann MF, Stampfer MJ, Wu K, Colditz GA, Willett WC, Giovannucci EL. Zinc supplement use and risk of prostate cancer. *J Natl Cancer Inst* 2003; 95: 1004–1007（**IV**）

5) Johnson AR, Munoz A, Gottlieb JL, Jarrard DF. High dose zinc increases hospital admissions due to genitourinary complications. *J Urol* 2007; 177: 639–643（**I**）

6) Schwarz S, Obermuller-Jevic UC, Hellmis E, Koch W, Jacobi G, Biesalski H-K. Lycopene inhibits disease progression in patients with benign prostate hyperplasia. *J Nutr* 2008; 138: 49–53（**II**）

7) Morgia G, Russo G, Voce S, Palmieri F, Gentile M, Giannantoni A, Blefari F, Carini M, Minervini A, Ginepri A, Salvia G, Vespasiani G, Santelli G, Cimino S, Allegro R, Collura Z, Fragala E, Arnone S, Pareo RM. Serenoa repens, lycopene and selenium versus tamsulosin for the treatment of LUTS/BPH. An Italian multicenter double-blinded randomized study between single or combination therapy（PROCOMB trial）. *Prostate* 2014; 74: 1471–1480（**I**）

8) Andorini L, Penna G, Fibbi B, Maggi M. Vitamin D receptor agonists target static, dynamic, and inflammatory components of benign prostatic hyperplasia. *Ann N Y Acad Sci* 2010; 1193: 146–152（**総説**）

9) Dasgupta J, Elliott RA, Tincello DG. Modification of rat detrusor muscle contraction by ascorbic acid and citric acid involving enhanced neurotransmitter release and Ca^{2+} influx. *Neurourol Urodyn* 2009; 28: 542–548

10) Curto TM, Giovannucci EL, McKinlay JB, Maserejian NN. Associations between supplemental or dietary intake of vitamin C and severity of lower urinary tract symptoms. *BJU Int* 2015; 115: 134–142（**IV**）

11) Miyanaga N, Akaza H, Hinotsu S, Fujioka T, Naito S, Namiki M, Takahashi S, Hirao Y, Horie S, Tsukamoto T, Mori M, Tsuji H. Prostate cancer chemoprevention study: an investigative randomized control study using purified isoflavones in men with rising prostate-specific antigen. *Cancer Sci* 2012; 103: 125–130（**II**）

12) Wong WC, Wong EL, Li H, You JH, Ho S, Woo J, Hui E. Isoflavones in treating watchful waiting benign prostate hyperplasia: a double-blinded, randomized controlled trial. *J Altern Complement Med* 2012; 18: 54–60（**II**）

13) Wilt TJ, Ishani A, Stark G, MacDonald R, Mulrow C, Lau J. Serenoa repens for benign prostatic hyperplasia. *Cochran Database Syst Rev* 2000;（2）: CD001423（**Syst**）

14) Bent S, Kane C, Shinohara K, Neuhaus J, Hudes ES, Goldberg H, Avins AL. Saw palmetto for benign prostatic hyperplasia. *N Engl J Med* 2006; 354: 557–566（**I**）

15) Barry MJ, Meleth S, Lee JY, Kreder KJ, Avins AL, Nickel JC, Roehrborn CG, Crawford ED, Foster HE Jr, Kaplan SA, McCullough A, Andriole GL, Naslund MJ, Williams OD, Kusek JW, Meyers CM, Betz JM, Cantor A, McVary KT; Complementary and Alternative Medicine for Urological Symptoms（CAMUS）Study Group. Effect of increasing doses of saw palmetto extract on lower urinary tract symptoms. *JAMA* 2011; 306: 1344–1351（**I**）

16) Gerber GS, Kuznetsov D, Johnson BC, Burstein JD. Randomized, double-blind, placebo-controlled trial of saw palmetto in men with lower urinary tract symptoms. *Urology* 2001; 58: 960–964（**II**）

17) MacDonald R, Tacklind JW, Rutks I, Wilt TJ. *Serenoa repens* monotherapy for benign prostatic hyperplasia（BPH）: an updated Cochrane systematic review. *BJU Int* 2012; 109: 1756–1761（**Syst**）

18) Tacklind J, MacDonald R, Rutks I, Stanke JU, Wilt TJ. *Serenoa repens* for benign prostatic hyperplasia. *Cochran Database Syst Rev* 2012;（12）: CD001423（**Syst**）

19) Scaglione F, Lucini V, Pannacci M, Dugnani S, Leone C. Comparison of the potency of 10 different brands of *Serenoa repens* extracts. *Eur Rev Med Pharmacol Sci* 2012; 16: 569–574（Ⅲ）

CQ11 前立腺肥大症を伴う過活動膀胱に対して，α_1遮断薬と抗コリン薬またはβ_3作動薬の併用療法は推奨されるか？

要約 α_1遮断薬と抗コリン薬の併用は推奨される（レベル1）。 〔推奨グレードA〕
α_1遮断薬とβ_3作動薬の併用については，有用性はあると思われるがエビデンスが十分とはいえない（レベル3）。 〔推奨グレードC1〕

　いずれの併用においても，排尿症状が強い場合，前立腺体積が大きい場合，高齢者に投与する場合などには，排尿困難・尿閉などの有害事象に十分に注意し，薬剤を低用量から開始するなどの慎重な投与が推奨される。α_1遮断薬を先行投与し，過活動膀胱症状が残存する場合に対して抗コリン薬やβ_3作動薬の追加を行うことが望ましい。

　male lower urinary tract symptom（男性下部尿路症状），benign prostatic hyperplasia（前立腺肥大症）と antimuscarinic drug（抗コリン薬）またはβ_3 adrenergic agonist（β_3作動薬）をキーワードとして2010年以降の文献を検索し108編を得た。そのうち13編と他の13編を引用した。

　前立腺肥大症を伴うOABに対するα_1遮断薬と抗コリン薬の併用投与の有用性については，多くの大規模RCTおよびpost hoc解析，メタアナリシスがなされ[1–20]，プラセボ群もしくはα_1遮断薬単独投与群，抗コリン薬単独投与群に比較して有効であることが報告されている。安全性に関しては，カテーテル留置が必要な尿閉の頻度はほとんどの報告で0〜1%である[1,2,6,7,13–18]。最大尿流量に関しては，いずれの報告においてもプラセボ群もしくはα_1遮断薬単独投与群，抗コリン薬単独投与群に比較して有意差を認めていない[1,2,12–14,16–18]。残尿については，有意に増加したという報告が多い[2,12–16]。また，尿流動態検査で膀胱出口部閉塞を有する患者においても，最大尿流時排尿筋圧，Bladder Contractility Index，bladder voiding efficiency のいずれもプラセボ群に比較し併用投与群は有意な変化を認めず，併用投与は安全との報告がある[11]。

　大規模RCT7編のメタアナリシスでは，併用投与とα_1遮断薬単独投与の治療後の変化の加重平均差が，IPSS蓄尿症状スコアと24時間排尿回数で，それぞれ−0.73，−0.69と併用群で大きく改善しており，蓄尿症状の改善における併用投与の優位性が報告されている[20]。残尿量，最大尿流量の加重平均差は11.60 mL，−0.59 mL/秒，カテーテル操作の必要となった急性尿閉のオッズ比は2.44であった。

　α_1遮断薬とβ_3作動薬の併用については4つの報告がある。

　健康成人を対象としたタムスロシンとβ_3作動薬の薬物相互作用の検討試験において，併用によって臨床的な安全性に変化はなかったと報告されている[21]。

8週間以上のタムスロシン単独投与を受けた後もOAB症状が残存した前立腺肥大症患者94例に対し，タムスロシン0.2 mg単独群とタムスロシン0.2 mgにミラベグロン50 mgを追加した群を比較した小規模RCTがある。併用群は単独群と比較して，OABSSの合計スコアおよび尿意切迫感スコア，IPSSの蓄尿症状スコア，頻尿スコアおよびQOLスコアの有意な改善を認めた[22]。しかし，残尿の変化量は+37.3 mLと単独群（+3.9 mL）と比較して有意な増加を認め，尿閉1例を含めた副作用が13.9%（単独群0%）に認められたと報告されている。

　また，8週間以上タムスロシンを服用している男性OAB患者に，ミラベグロンを追加投与して尿流動態検査で評価したところ，ミラベグロンは膀胱容量を有意に増加させ，排尿筋過活動も改善したと報告されている[23]。残尿量に有意の変化は認められず，排尿機能に影響を与えなかった。

　12週間α_1遮断薬を先行投与した後でOABが残存する患者（50例）に対してミラベグロン50 mgを12週間投与した試験では，OABSS，IPSS，IPSS-QOLともに治療前に比較して有意の改善が認められ，1回排尿量，最大尿流量は有意に改善し，残尿量には変化はみられなかった。高齢者と若年者の比較では排尿量の増加は若年者群（65歳未満）でのみ有意であり，有意な残尿量の増加は両年齢群ともに観察されなかった[24]。

　なお，現在タムスロシンを先行投与後にOABが残存する患者に対するβ_3作動薬追加投与の有効性・安全性を検討する臨床試験が国内外で進行している[25,26]。

参考文献

1) Kaplan SA, Roehrborn CG, Rovner ES, Carlsson M, Bavendam T, Guan Z. Tolterodine and tamsulosin for treatment of men with lower urinary tract symptoms and overactive bladder: a randomized controlled trial. *JAMA* 2006; 296: 2319–2328（I）

2) Chapple C, Herschorn S, Abrams P, Sun F, Brodsky M, Guan Z. Tolterodine treatment improves storage symptoms suggestive of overactive bladder in men treated with α-blockers. *Eur Urol* 2009; 56: 534–543（I）

3) Chapple CR, Herschorn S, Abrams P, Wang JT, Brodsky M, Guan Z. Efficacy and safety of tolterodine extended-release in men with overactive bladder symptoms treated with an α-blocker: effect of baseline prostate-specific antigen concentration. *BJU Int* 2010; 106: 1332–1338（I）

4) Höfner K, Burkart M, Jacob G, Jonas U. Safety and efficacy of tolterodine extended release in men with overactive bladder symptoms and presumed non-obstructive benign prostatic hyperplasia. *World J Urol* 2007; 25: 627–633（I）

5) Kaplan SA, Roehrborn CG, Chancellor M, Carlsson M, Bavendam T, Guan Z. Extended-release tolterodine with or without tamsulosin in men with lower urinary tract symptoms and overactive bladder: effects on urinary symptoms assessed by the International Prostate Symptom Score. *BJU Int* 2008; 102: 1133–1139（I）

6) Roehrborn CG, Kaplan SA, Jones JS, Wang JT, Bavendam T, Guan Z. Tolterodine extended release with or without tamsulosin in men with lower urinary tract symptoms including overactive bladder symptoms: effects of prostate size. *Eur Urol* 2009; 55: 472–481（I）

7) Roehrborn CG, Kaplan SA, Kraus SR, Wang JT, Bavendam T, Guan Z. Effects of serum PSA on efficacy of tolterodine extended release with or without tamsulosin in men with LUTS, including OAB. *Urology* 2008; 72: 1061–1067（I）

8) Rovner ES, Kreder K, Sussman DO, Kaplan SA, Carlsson M, Bavendam T, Guan Z. Effect of tolterodine extended release with or without tamsulosin on measures of urgency and patient reported outcomes in men with lower urinary tract symptoms. *J Urol* 2008; 180: 1034–1041（I）

9) Kaplan SA, Roehrborn CG, Gong J, Sun F, Guan Z. Add-on fesoterodine for residual storage symptoms suggestive of overactive bladder in men receiving α-blocker treatment for lower urinary tract symptoms.

BJU Int 2012; 109: 1831–1840 (I)

10) Kaplan SA, McCammon K, Fincher R, Fakhoury A, He W. Safety and tolerability of solifenacin add-on therapy to α-blocker treated men with residual urgency and frequency. *J Urol* 2009; 182: 2825–2830 (I)

11) Kaplan SA, He W, Koltun WD, Cummings J, Schneider T, Fakhoury A. Solifenacin plus tamsulosin combination treatment in men with lower urinary tract symptoms and bladder outlet obstruction: a randomized controlled trial. *Eur Urol* 2013; 63: 158–165 (II)

12) Yamaguchi O, Kakizaki H, Homma Y, Takeda M, Nishizawa O, Gotoh M, Yokoyama O, Seki N, Yoshida M; ASSIST Study Group. Solifenacin as add-on therapy for overactive bladder symptoms in men treated for lower urinary tract symptoms — ASSIST, randomized controlled study. *Urology* 2011; 78: 126–133 (I)

13) Lee KS, Choo MS, Kim DY, Kim JC, Kim HJ, Min KS, Lee JB, Jeong HJ, Lee T, Park WH. Combination treatment with propiverine hydrochloride plus doxazosin controlled release gastrointestinal therapeutic system formulation for overactive bladder and coexisting benign prostatic obstruction: a prospective, randomized, controlled multicenter study. *J Urol* 2005; 174: 1334–1338 (I)

14) Yokoyama T, Uematsu K, Watanabe T, Sasaki K, Kumon H, Nagai A; Okayama Urological Research Group. Naftopidil and propiverine hydrochloride for treatment of male lower urinary tract symptoms suggestive of benign prostatic hyperplasia and concomitant overactive bladder: a prospective randomized controlled study. *Scand J Urol Nephrol* 2009; 43: 307–314 (II)

15) Nishizawa O, Yamaguchi O, Takeda M, Yokoyama O; TAABO Study Group. Randomized controlled trial to treat benign prostatic hyperplasia with overactive bladder using an alpha-blocker combined with anticholinergics. *Low Urin Tract Symptoms* 2011; 3: 29–35 (II)

16) MacDiarmid SA, Peters KM, Chen A, Armstrong RB, Orman C, Aquilina JW, Nitti VW. Efficacy and safety of extended-release oxybutynin in combination with tamsulosin for treatment of lower urinary tract symptoms in men: randomized, double-blind, placebo-controlled study. *Mayo Clin Proc* 2008; 83: 1002–1010 (I)

17) Takeda M, Nishizawa O, Gotoh M, Yoshida M, Takahashi S, Masumori N. Clinical efficacy and safety of imidafenacin as add-on treatment for persistent overactive bladder symptoms despite α-blocker treatment in patients with BPH: the ADDITION study. *Urology* 2013; 82: 887–893 (I)

18) Gong M, Dong W, Huang G, Gong Z, Deng D, Qiu S, Yuan R. Tamsulosin combined with solifenacin versus tamsulosin monotherapy for male lower urinary tract symptoms: a meta-analysis. *Curr Med Res Opin* 2015; 31: 1781–1792 (Meta)

19) Yokoyama O, Tsujimura A, Akino H, Segawa N, Tamada S, Oguchi N, Kitagawa Y, Tsuji H, Watanabe A, Inamoto T, Shimizu N, Fujiuchi Y, Katsuoka Y, Azuma H, Matsuda T, Namiki M, Uemura H, Okuyama A, Nonomura N, Fuse H, Nakatani T. Add-on anticholinergic therapy for residual nocturia in patients with lower urinary tract symptoms receiving α1-blocker treatment: a multi-centre, prospective, randomized study. *World J Urol* 2015; 33: 659–667 (II)

20) Filson CP, Hollingsworth JM, Clemens JQ, Wei JT. The efficacy and safety of combined therapy with α-blockers and anticholinergics for men with benign prostatic hyperplasia: a meta-analysis. *J Urol* 2013; 190: 2153–2160 (Meta)

21) van Gelderen M, Tretter R, Meijer J, Dorrepaal C, Gangaram-Panday S, Brooks A, Krauwinkel W, Dickinson J. Absence of clinically relevant cardiovascular interaction upon add-on of mirabegron or tamsulosin to an established tamsulosin or mirabegron treatment in healthy middle-aged to elderly men. *Int J Clin Pharmacol Ther* 2014; 52: 693–701

22) Ichihara K, Masumori N, Fukuta F, Tsukamoto T, Iwasawa A, Tanaka Y. A randomized controlled study of the efficacy of tamsulosin monotherapy and its combination with mirabegron for overactive bladder induced by benign prostatic obstruction. *J Urol* 2015; 193: 921–926 (II)

23) Wada N, Iuchi H, Kita M, Hashizume K, Matsumoto S, Kakizaki H. Urodynamic efficacy and safety of mirabegron add-on treatment with tamsulosin for Japanese male patients with overactive bladder. *Low Urin Tract Symptoms* 2016; 8: 171–176 (IV)

24) Matsuo T, Miyata Y, Kakoki K, Yuzuriha M, Asai A, Ohba K, Sakai H. The efficacy of mirabegron additional therapy for lower urinary tract symptoms after treatment with α1-adrenergic receptor blocker monotherapy: prospective analysis of elderly men. *BMC Urol* 2016; 16: 45. doi: 10.1186/s12894-016-0165-3 (IV)

25) https://clinicaltrials.gov/ct2/show/NCT02757768?term=mirabegron&type=Intr&phase=3&rank=2

26) https://clinicaltrials.gov/ct2/show/NCT02656173?term=mirabegron&type=Intr&phase=3&rank=10

男性下部尿路症状・前立腺肥大症診療ガイドライン

CQ12 前立腺肥大症に対して，α_1遮断薬と5α還元酵素阻害薬の併用療法は推奨されるか？

要約　前立腺体積が30 mL以上の症例においては，併用療法が各々の単独療法より有効とする根拠が十分あり推奨される（レベル1）。ただし，前立腺体積が60 mL以上の症例では，5α還元酵素阻害薬単独に比べた優越性は明確でない可能性がある。

〔推奨グレードA〕

α_1-blocker（α_1遮断薬），dutasteride（デュタステリド），5α-reductase inhibitor（5α還元酵素阻害薬）をキーワードとして文献を検索し166編を得た。そのうち7編とBPHGLからの2編を引用した。

代表的な研究としてCombAT試験がある[1]。前立腺肥大症4,844例（IPSS 12点以上，前立腺体積30 mL以上，$1.5 \leq PSA \leq 10$ ng/mL，$5 \leq$最大尿流量< 15 mL/秒）をデュタステリド，タムスロシン，併用の3群に無作為に割り付け4年間投与した。投与4年目のIPSS減少の平均値は，タムスロシン群の3.8点，デュタステリド群の5.3点に比べ併用群で6.3点と有意に大きかった（ともに$p < 0.001$）。最大尿流量の増大は，タムスロシン群（0.7 mL/秒）とデュタステリド群（2.0 mL/秒）に比べ，併用群で2.4 mL/秒と有意に大きかった。臨床的進行の累積発生率は，タムスロシン群21.5%，デュタステリド群17.8%，併用群12.6%であった（進行までの期間でともに$p < 0.001$）。急性尿閉または前立腺肥大症に関連した外科治療の累積発生率は，タムスロシン群11.9%，デュタステリド群5.2%，併用群4.2%であった。発生までの期間は，併用群とタムスロシン群の間には有意差があり（$p < 0.001$），併用群とデュタステリド群との間にはなかった（$p = 0.18$）。

同様の742例を「行動療法と併用療法」か「行動療法で必要ならα_1遮断薬単独」の2群に分けたRCTでは，24カ月後に有意なIPSSの減少（-5.4対-3.6）と臨床的進行の低下（18対29%）がみられた[2]。CombAT試験のpost hoc解析で背景因子別に長期効果を評価したところ，併用療法はタムスロシン単独に比べ背景因子によらず優れており，デュタステリド単独との比較では前立腺体積が60 mL未満の症例のみで優れていた[3]。

日本人での併用療法も，CombAT試験のサブ解析で日本人を含むアジア人で全体の症例と同様の効果がみられたこと[4]，本邦のデュタステリドの第III相試験のサブ解析でタムスロシンの前投与の有無によらず（上乗せ）効果が同程度であったこと[5]から，相加的効果があると推定される。本邦の市販後研究では，α_1遮断薬単独で不十分な52例にデュタステリドを追加投与したところ，24カ月でIPSSの減少（18.4から13.8）と膀胱出口部閉塞指数の低下（55.2から42.3）が認められた[6]。また，α_1遮断薬で3カ月以上治療しても症状の残る110例にデュタステリドを併用した場合，併用効果が1年持続したのは前立腺体積が30 mL以上の症例に限られていた[7]。

費用対効果については，併用療法は単独療法より薬剤費はかかるものの，妥当な範囲であるとされる。特に症状の重い症例において効果が高い[8]。

なお，フィナステリド（保険適用外）に関しても，α_1遮断薬（ドキサゾシン）単独，フィ

28

ナステリド単独，併用で，平均 4.5 年の臨床的進行がプラセボに比べて各々 39%（$p<$ 0.001），34%（$p=0.002$），66%（$p<0.001$）低下し，併用群の減少率は単独群より有意に大きかった（ともに $p<0.001$）（MTOPS 試験）[9]。

参考文献

1）Roehrborn CG, Siami P, Barkin J, Damião R, Major-Walker K, Nandy I, Morrill BB, Gagnier RP, Montorsi F; CombAT Study Group. The effects of combination therapy with dutasteride and tamsulosin on clinical outcomes in men with symptomatic benign prostatic hyperplasia: 4-year results from the CombAT study. *Eur Urol* 2010; 57: 123–131（I）

2）Roehrborn CG, Oyarzabal Perez I, Roos EP, Calomfirescu N, Brotherton B, Wang F, Palacios JM, Vasylyev A, Manyak MJ. Efficacy and safety of a fixed-dose combination of dutasteride and tamsulosin treatment （Duodart®）compared with watchful waiting with initiation of tamsulosin therapy if symptoms do not improve, both provided with lifestyle advice, in the management of treatment-naive men with moderately symptomatic benign prostatic hyperplasia: 2-year conduct study results. *BJU Int* 2015; 116: 450–459（I）

3）Roehrborn CG, Barkin J, Tubaro A, Emberton M, Wilson TH, Brotherton BJ, Castro R. Influence of baseline variables on changes in International Prostate Symptom Score after combined therapy with dutasteride plus tamsulosin or either monotherapy in patients with benign prostatic hyperplasia and lower urinary tract symptoms: 4-year results of the CombAT study. *BJU Int* 2014; 113: 623–635（III）

4）Chung BH, Lee SH, Roehrborn CG, Siami PF, Major-Walker K, Wilson TH, Montorsi F; CombAT Study Group. Comparison of the response to treatment between Asian and Caucasian men with benign prostatic hyperplasia: long-term results from the combination of dutasteride and tamsulosin study. *Int J Urol* 2012; 19: 1031–1035（I）

5）Tsukamoto T, Endo Y, Narita M. Efficacy and safety of dutasteride in Japanese men with benign prostatic hyperplasia. *Int J Urol* 2009; 16: 745–750（I）

6）Wada N, Kita M, Hashizume K, Matsumoto S, Kakizaki H. Urodynamic effects of dutasteride add-on therapy to alpha-adrenergic antagonist for patients with benign prostatic enlargement: prospective pressure-flow study. *Neurourol Urodyn* 2013; 32: 1123–1127（IV）

7）Hashimoto M, Shimizu N, Sugimoto K, Hongoh S, Minami T, Nozawa M, Yoshimura K, Hirayama A, Tahara H, Uemura H. Efficacy of adding dutasteride to α-blocker therapy treated benign prostatic hyperplasia patients with small volume prostate（<30 mL）. *Low Urin Tract Symptoms* 2016 Mar 16. doi:10.1111/luts. 12127（IV）

8）Bjerklund Johansen TE, Baker TM, Black LK. Cost-effectiveness of combination therapy for treatment of benign prostatic hyperplasia: a model based on the findings of the Combination of Avodart and Tamsulosin trial. *BJU Int* 2012; 109: 731–738（V）

9）McConnell JD, Roehrborn CG, Bautista OM, Andriole GL Jr, Dixon CM, Kusek JW, Lepor H, McVary KT, Nyberg LM Jr, Clarke HS, Crawford ED, Diokno A, Foley JP, Foster HE, Jacobs SC, Kaplan SA, Kreder KJ, Lieber MM, Lucia MS, Miller GJ, Menon M, Milam DF, Ramsdell JW, Schenkman NS, Slawin KM, Smith JA; Medical Therapy of Prostatic Symptoms（MTOPS）Research Group. The long-term effect of doxazosin, finasteride, and combination therapy on the clinical progression of benign prostatic hyperplasia. *N Engl J Med* 2003; 349: 2387–2398（I）

男性下部尿路症状・前立腺肥大症診療ガイドライン

CQ13 一定期間のα_1遮断薬と5α還元酵素阻害薬の併用療法後，いずれかの薬剤による単独療法への変更は推奨されるか？

要約　6カ月〜1年間のα_1遮断薬と5α還元酵素阻害薬の併用治療後では，5α還元酵素阻害薬の単独療法への変更は，症状の悪化をきたさない可能性がある（レベル2）。α_1遮断薬の単独療法への変更は，前立腺体積の増大および症状の悪化を招く可能性がある（レベル4）。ただし，1年以上の長期間併用後の単独療法への変更に関しては明らかでない。

〔推奨グレードC1〕

　benign prostatic hyperplasia（前立腺肥大症），lower urinary tract symptom（下部尿路症状），α_1-blocker（α_1遮断薬），5α-reductase inhibitor（5α還元酵素阻害薬）をキーワードとして2010年以降の文献を検索し79編を得た。そのうち3編と他の2編を引用した。

　前立腺肥大症患者に対するα_1遮断薬と5α還元酵素阻害薬の併用療法におけるα_1遮断薬中止の影響が検討された[1]。対象は前立腺体積が40 mL以上，IPSSが20点以上の272例で，α_1遮断薬としてドキサゾシン2〜8 mg，5α還元酵素阻害薬としてフィナステリド5 mgが投与された。3カ月，6カ月，9カ月および12カ月でドキサゾシンを中止した結果，9カ月以降では80％以上の症例でドキサゾシンの中止による症状スコアの上昇およびドキサゾシン再開の希望がなかった。

　6カ月間のデュタステリドとタムスロシンの併用療法後にα_1遮断薬を中止するプラセボ対照RCTが行われた[2]。前立腺肥大症患者327例が，デュタステリド0.5 mgとタムスロシン0.4 mgを36週間内服する群と24週間の併用療法後デュタステリド0.5 mgとプラセボを12週間内服する群に割り付けられた。タムスロシン中止後6週において，77％の患者で下部尿路症状の悪化がみられなかったが，IPSS 20点以上の重症例に限れば42.5％で症状が悪化した。α_1遮断薬を中止したほとんどの患者で症状の改善は維持されるものの，重症の患者ではより長期の併用療法の必要性が示唆された。

　IPSS 8〜19点，前立腺体積25 mL以上の中等症前立腺肥大症患者108例がタムスロシンとデュタステリドの併用療法48週後に，無作為に併用継続群とデュタステリド単独群に割り付けられた[3]。割り付け後24週のIPSSは両群間で差がなく，タムスロシン中止の影響はみられなかった。

　以上より，6カ月〜1年間のα_1遮断薬と5α還元酵素阻害薬の併用療法後，多くの症例において症状の悪化をきたさずα_1遮断薬を中止できる可能性がある。

　α_1遮断薬と5α還元酵素阻害薬の併用療法後，5α還元酵素阻害薬中止の有用性を検討した研究は少ない。無作為化比較試験はなく，後ろ向き研究と小規模前向き観察研究があるのみである。

　1年間のデュタステリド0.5 mgとタムスロシン0.2 mgの併用療法後に，併用継続（42例）とタムスロシン単独療法（39例）とを比較した後ろ向き研究では，デュタステリドの中止により症状の悪化，前立腺体積の増大およびPSA値の上昇がみられた[4]。本邦

30

で行われた小規模な観察研究では，α_1遮断薬とデュタステリドの併用療法を 6 カ月間行った後にデュタステリドを中止し，12 カ月間観察された。20 例中 12 例（60%）が観察期間中に併用療法を再開し，デュタステリドを再開した患者では，中止後に前立腺体積と OABSS が上昇していた[5]。

　以上より，6 カ月から 1 年間のα_1遮断薬と 5α還元酵素阻害薬の併用療法後，デュタステリド中止によって前立腺体積の増大および症状の悪化がみられるため，6 カ月から 1 年間の併用療法後の 5α還元酵素阻害薬中止は推奨されない。しかし，さらに長期間にわたる併用療法後のα_1遮断薬単独療法への変更に関してはエビデンスがなく，その有用性を現時点では判断できない。

■ 参考文献

1）Baldwin KC, Ginsberg PC, Roehrborn CG, Harkaway RC. Discontinuation of alpha-blockade after initial treatment with finasteride and doxazosin in men with lower urinary tract symptoms and clinical evidence of benign prostatic hyperplasia. *Urology* 2001; 58: 203–209（**IV**）

2）Barkin J, Guimarães M, Jacobi G, Pushkar D, Taylor S, van Vierssen Trip OB. Alpha-blocker therapy can be withdrawn in the majority of men following initial combination therapy with the dual 5alpha-reductase inhibitor dutasteride. *Eur Urol* 2003; 44: 461–466（**I**）

3）Lee JY, Kang DH, Park SY, Lee SW, Kim YT, Choi HY, Moon HS. Effect of discontinuation of tamsulosin in Korean men with benign prostatic hyperplasia taking tamsulosin and dutasteride: an open-label, prospective, randomized pilot study. *Low Urin Tract Symptoms* 2012; 4: 35–40（**II**）

4）Kim W, Jung JH, Kang TW, Song JM, Chung HC. Clinical effects of discontinuing 5-alpha reductase inhibitor in patients with benign prostatic hyperplasia. *Korean J Urol* 2014; 55: 52–56（**V**）

5）Shindo T, Hashimoto K, Shimizu T, Itoh N, Masumori N. Significance of intraprostatic architecture and regrowth velocity for considering discontinuation of dutasteride after combination therapy with an alpha blocker: a prospective, pilot study. *Korean J Urol* 2015; 56: 305–309（**IV**）

CQ14　前立腺肥大症に対して，PDE5 阻害薬と 5α還元酵素阻害薬の併用療法は推奨されるか？

要約　　PDE5 阻害薬と 5α 還元酵素阻害薬の併用療法は，5α還元酵素阻害薬単独に比べ，下部尿路症状を早期に改善し，勃起機能も改善させる（レベル 2）。ただし，併用療法の長期間の有効性および安全性は明らかでない。また，本邦で承認されているタダラフィルとデュタステリドの併用に関するエビデンスはない。　　〔推奨グレード保留〕

　male lower urinary tract symptom（男性下部尿路症状），benign prostatic hyperplasia（前立腺肥大症），5α-reductase inhibitor（5α還元酵素阻害薬），phosphodiesterase type 5 inhibitor（PDE5 阻害薬）をキーワードとして 2010 年以降の文献を検索し 30 編を得た。そのうち 2 編を引用した。

　前立腺肥大症に対する PDE5 阻害薬と 5α還元酵素阻害薬併用療法の有用性を検討した RCT が 1 つ報告されている[1]。対象は 45 歳以上，IPSS 13 点以上，前立腺体積 30 mL 以上の男性であり，350 例がプラセボ＋フィナステリド 5 mg，345 例がタダラフィル 5

男性下部尿路症状・前立腺肥大症診療ガイドライン

mg＋フィナステリド5mgによる26週間の治療に割り付けられた。

　併用群におけるIPSSのベースラインから4，12，26週後の変化は，それぞれ−4.0，−5.2，−5.5であった。一方，フィナステリド単独群では同様に−2.3，−3.8，−4.5であり，併用群が有意に優れていた。併用群におけるIIEF勃起機能ドメインスコアのベースラインから4，12，26週後の変化は，各々3.7，4.7，4.7であった。一方，フィナステリド単独群では−1.1，0.6，0.0であり，併用群が有意に優れていた。また，併用療法は良好な忍容性を示し，ほとんどの有害事象は軽度〜中等度であった。タダラフィルとフィナステリド併用療法は前立腺肥大症患者におけるLUTSを早期に改善し，EDを伴っている患者においては勃起機能も改善することが示された。さらに，治療満足度に関する二次解析が行われ，併用療法はフィナステリド単独療法と比べ，患者の治療満足度が高いと報告されている[2]。

　ただし，長期成績が不明であり，本邦で承認されているタダラフィルとデュタステリドの併用に関する文献がないため，現時点での推奨グレードは保留とした。

■ 参考文献

1) Casabé A, Roehrborn CG, Da Pozzo LF, Zepeda S, Henderson RJ, Sorsaburu S, Henneges C, Wong DG, Viktrup L. Efficacy and safety of the coadministration of tadalafil once daily with finasteride for 6 months in men with lower urinary tract symptoms and prostatic enlargement secondary to benign prostatic hyperplasia. *J Urol* 2014; 191: 727–733（I）

2) Roehrborn CG, Casabé A, Glina S, Sorsaburu S, Henneges C, Viktrup L. Treatment satisfaction and clinically meaningful symptom improvement in men with lower urinary tract symptoms and prostatic enlargement secondary to benign prostatic hyperplasia: secondary results from a 6-month, randomized, double-blind study comparing finasteride plus tadalafil with finasteride plus placebo. *Int J Urol* 2015; 22: 582–587（I）

CQ15　性機能障害を危惧する患者に，どのような治療が推奨されるか？

要約　性機能障害のうち勃起障害（ED）を危惧する場合は，内服薬としてはPDE5阻害薬が推奨される。手術療法では、HoLEPやPVP以外の方法ではEDをきたす若干の可能性がある。射精障害を危惧する場合は，手術療法，α_1遮断薬，5α還元酵素阻害薬，抗アンドロゲン薬を避けることが推奨される。性欲低下を危惧する場合は5α還元酵素阻害薬や抗アンドロゲン薬を避けることが推奨される（レベル1〜2）。　〔推奨グレードA〕

　benign prostatic hyperplasia（前立腺肥大症），erectile dysfunction（勃起障害，勃起不全），surgical treatment（手術療法），combination therapy（併用療法）をキーワードとして2010年以降の文献を検索し271編を得た。そのうち5編と他の2編とBPHGL，AUAGL，EAUGLを引用した。

　前立腺肥大症の手術療法におけるEDの発現頻度は0〜21.4%である。開放手術（被膜下核出術）では11.3%[1]，TURPでは6.5〜21.4%[c, d]である。ホルミウムレーザー前立腺

核出術（HoLEP），ホルミウムレーザー前立腺蒸散術（HoLAP）や KTP レーザー光選択的前立腺蒸散術（PVP）は ED に影響しない[2]。薬物療法においては α_1 遮断薬とプラセボの RCT におけるメタアナリシスがあり，タムスロシンで 0.8〜4.4%，プラセボで 0〜3.4% の ED 発生率であった[3]。ナフトピジルは IIEF を改善させた報告がある[4]。PDE5 阻害薬は排尿症状を有する ED 患者に対して有意に LUTS と ED を改善させる[5,6]。5α 還元酵素阻害薬は性欲を低下させるが，PDE5 阻害薬を併用することで勃起機能は維持される[7]。

　手術療法による射精障害（主として逆行性射精）の発生頻度は，開放手術で 80%[b]，TURP で 65.4%[d]，HoLEP で 75〜100% と報告されている[c,d]。薬物療法における射精障害の発生頻度は，本邦での α_1 遮断薬による検討では，1.6〜22.3% である[b]。α_{1A} に選択性の高い α_1 遮断薬では特に射精障害に注意すべきである。デュタステリドは射精障害や性欲低下が有意に高頻度に認められる[b]。

参考文献

1）Soleimani M, Hosseini SY, Aliasgari M, Dadkhah F, Lashay A, Amini E. Erectile dysfunction after prostatectomy: an evaluation of the risk factors. *Scand J Urol Nephrol* 2009; 43: 277–281（**III**）

2）Elshal AM, Elmansy HM, Elkoushy MA, Elhilali MM. Male sexual function outcome after three laser prostate surgical techniques: a single center perspective. *Urology* 2012; 80: 1098–1104（**II**）

3）van Dijk MM, de la Rosette JJ, Michel MC. Effects of α_1-adrenoceptor antagonists on male sexual function. *Drugs* 2006; 66: 287–301（**Meta**）

4）Yokoyama T, Hara R, Fukumoto K, Fujii T, Jo Y, Miyaji Y, Nagai A, Sone A. Effects of three types of alpha-1 adrenoceptor blocker on lower urinary tract symptoms and sexual function in males with benign prostatic hyperplasia. *Int J Urol* 2011; 18: 225–230（**II**）

5）Giuliano F, Oelke M, Jungwirth A, Hatzimouratidis K, Watts S, Cox D, Viktrup L. Tadalafil once daily improves ejaculatory function, erectile function, and sexual satisfaction in men with lower urinary tract symptoms suggestive of benign prostatic hyperplasia and erectile dysfunction: results from a randomized, placebo- and tamsulosin-controlled, 12-week double-blind study. *J Sex Med* 2013; 10: 857–865（**I**）

6）Brock G, Broderick G, Roehrborn CG, Xu L, Wong D, Viktrup L. Tadalafil once daily in the treatment of lower urinary tract symptoms（LUTS）suggestive of benign prostatic hyperplasia（BPH）in men without erectile dysfunction. *BJU Int* 2013; 112: 990–997（**I**）

7）Glina S, Roehrborn CG, Esen A, Plekhanov A, Sorsaburu S, Henneges C, Buttner H, Viktrup L. Sexual function in men with lower urinary tract symptoms and prostatic enlargement secondary to benign prostatic hyperplasia: results of a 6-month, randomized, double-blind, placebo-controlled study of tadalafil coadministered with finasteride. *J Sex Med* 2015; 12: 129–138（**I**）

CQ16 前立腺肥大症患者が他科受診する場合に，注意すべきことは何か？

要約 前立腺肥大症患者では，他科で使用する薬剤の作用で症状が増悪する可能性がある。特に抗コリン作用を有する薬剤は要注意である。前立腺肥大症の手術歴のある患者に尿道カテーテル挿入を行う時には，尿道損傷に注意する。カテーテル抜去後の尿閉に対しては，α_1 遮断薬や間欠導尿で対処する（CQ4 参照）。α_1 遮断薬は低血圧や術中虹彩緊張低下症候群の原因となり，PDE5 阻害薬は硝酸剤や一酸化窒素供与剤との併用が禁忌であるため，他科受診の際には情報共有が必要である。

benign prostatic hyperplasia（前立腺肥大症）と postoperative urinary retention（術後尿閉）をキーワードに検索した 325 文献中の 1 編，α_1-blocker（α_1 遮断薬）と intraoperative floppy iris syndrome（術中虹彩緊張低下症候群）をキーワードに検索した 12 文献中の 1 編および他の 4 編を引用した。

前立腺肥大症患者は，様々な種類・頻度・程度の LUTS や下部尿路機能障害を有している。他科で新規に使用する薬剤の副作用によって LUTS や下部尿路機能障害が増悪する可能性があるため，他科の主治医との間で情報の共有が必要である（p.6 CQ1 参照）。特に，抗うつ薬，抗不整脈薬，鎮痙薬など抗コリン作用を有する薬剤の使用は要注意である。

他科での検査や手術のために尿道カテーテルを留置する場合は，尿道損傷に注意が必要である。前立腺の手術歴のない前立腺肥大症患者では，尿道カテーテルの挿入が困難なことは少ない。しかし，前立腺の手術歴がある患者では尿道狭窄や膀胱頸部硬化症が潜在している可能性があり，挿入が困難であったり，カテーテル先端が尿道外や前立腺内に逸脱して偽尿道を形成したりすることがある。挿入に抵抗がある，出血するなどの場合は，泌尿器科専門医に相談すべきである。

他科で腰椎麻酔や全身麻酔下の手術後に尿道カテーテルを抜去すると，自排尿が不可能な場合がある。Postoperative urinary retention（POUR）と呼ばれ，前立腺肥大症は危険因子の一つである[1,2]。α_1 遮断薬を数日間服用してから再度抜去を試み（trial without catheter: TWOC）[3]，自排尿が不十分な場合は，医療従事者あるいは患者自身による間欠導尿を自排尿が可能になるまで施行する（p.9 CQ4 参照）。

前立腺肥大症のために服用している薬剤については，情報提供が必要である。α_1 遮断薬，特に α_1 受容体サブタイプに選択性のない薬剤は血圧に影響を及ぼす可能性があるため，他の降圧薬との併用には注意が必要である[4]。一方，術中虹彩緊張低下症候群（IFIS）は，α_1 受容体サブタイプに選択性の高い薬剤で発現率が高い[4]。白内障などの手術時に虹彩が不規則に収縮するため虹彩リトラクターなどを準備しておかないと，手術の安全な遂行が困難になる。眼科医への事前の情報提供が必要である。PDE5 阻害薬タダラフィルは，不安定狭心症や NYHA 分類 III 度以上の心不全などの心血管系障害，心筋梗塞や脳梗塞の最近の既往を有する患者には使用禁忌である[5]。また，硝酸剤や一酸

化窒素供与剤（ニトログリセリン，亜硝酸アミル，硝酸イソソルビドなど）との併用により降圧作用が増強して過度に血圧を下降させることがあるので，両者の併用も禁忌となっている。

■ 参考文献

1) Kowalik U, Plante MK. Urinary retention in surgical patients. *Surg Clin North Am* 2016; 96: 453–467
2) Baldini G, Bagry H, Aprikian A. Postoperative urinary retention. *Anesthesiology* 2009; 110: 1139–1157
3) McNeill SA. The role of alpha-blockers in the management of acute urinary retention caused by benign prostatic obstruction. *Eur Urol* 2004; 45: 325–332
4) Oelke M, Gericke A, Michel MC. Cardiovascular and ocular safety of α_1-adrenoceptor antagonists in the treatment of male lower urinary tract symptoms. *Expert Opin Drug Saf* 2014; 13: 1187–1197
5) ザルティア添付文書. http://www.info.pmda.go.jp/downfiles/ph/PDF/530471_2590016F1020_1_06.pdf

CQ17 男性下部尿路症状を訴える患者は，どのような場合に専門医への紹介を考慮すべきか？

要約　次の 3 つの場合に専門医への紹介を考慮すべきである。
① 一般医診療アルゴリズムに示された問題ある症状・病歴・所見がある場合
② 適切な抗菌薬投与によっても尿路感染症が改善しない，あるいは再発する場合
③ 行動療法，α_1 遮断薬や PDE5 阻害薬などの薬物療法で十分な効果が得られない場合

① 基本評価もしくは選択評価で，以下に示す問題ある症状・病歴・所見があった場合は，専門医への紹介（専門的診療）を考慮する。
　症状：重度な下部尿路症状，膀胱・尿道・会陰部の疼痛，不快感（特に尿がたまった時に強くなる場合，間質性膀胱炎を示唆する）
　病歴：尿閉，再発性尿路感染症，肉眼的血尿，骨盤部の手術・放射線治療，神経疾患
　身体所見：下腹部膨隆（尿閉を示唆する），前立腺の異常（硬結，圧痛，著明な腫大など）
　検査所見：血尿，発熱を伴う膿尿，血清 PSA 高値（4 ng/mL 以上を目安），尿細胞診陽性，腎機能障害，多い残尿量（100 mL 以上を目安），膀胱結石，超音波検査などの画像所見異常
② 発熱を伴わない膿尿は，尿路感染症として適切な抗菌薬により治療する。ただし，男性の尿路感染症には基礎疾患があることが多く，たとえ尿路感染症が治癒したとしても基礎疾患の可能性に注意し，再発する場合には専門的診療を考慮する。
③ 愁訴が夜間頻尿のみでその他の LUTS に乏しい場合は，夜間多尿や睡眠障害がその原因の可能性が高い。夜間多尿を誘発する生活習慣や疾患（飲水過多，心不全，腎機能障害，高血圧，糖尿病，尿崩症など），睡眠障害の原因疾患（睡眠時無呼吸症候群など）に対する適切な生活指導，薬物療法などを行い，十分な効果が得られない場合には専門的診療を考慮する。夜間頻尿を含む前立腺肥大症を示唆する LUTS を有する場合は，飲水指導などの生活指導や骨盤底筋訓練，膀胱訓練などの行動療法，α_1 遮

断薬，PDE5 阻害薬などの薬物療法を行う。それで十分な効果が得られない場合に専門的診療を考慮する。

なお，OAB 治療薬あるいは 5α 還元酵素阻害薬の使用・併用は，残尿測定や前立腺体積測定および血清 PSA 値の評価を適切に行うことができれば可能であるが，排尿症状の悪化（残尿量増加を含む）などの可能性もあるので専門医に紹介することが望ましい。

CQ18 男性下部尿路症状を訴える患者は，どのような場合に専門医から一般医への紹介を考慮すべきか？

要約 一般医への紹介は，一般医が問題とすべき症状・病歴・所見に対する適切な診断と治療が行われており，一般医に推奨される治療・観察によって患者が納得できる症状の改善が安定して見込まれる場合に考慮される。紹介に当たっては，個々の患者や薬物に特有の診療上の注意点を記載するのが望ましい。

専門医の診療を受けていて病状が安定し継続的な治療・観察が必要な場合は，紹介元への逆紹介も含めた一般医への紹介が行われる。

MLUTS を訴える患者を一般医に紹介するには，一般医が問題とすべき症状・病歴・所見（下記の注を参照）に対する適切な診断と治療が行われていることが前提となる。これは，一般医から専門医に紹介された患者を逆紹介する場合であっても，専門医を直接受診した患者を紹介する場合であっても，同じである。この前提条件に加えて，一般医に推奨される治療・観察によって患者が納得できる症状の改善があり，今後も症状の改善が安定すると予想される場合に，通院の利便性なども含め一般医への紹介が考慮される。一般医であっても専門的知識や経験のある医師であれば，専門医に推奨される治療を専門医から依頼することもありうる。

紹介に当たっては診療情報提供書を使用する。一般医での診療上の注意点や，専門医に紹介・確認すべき症状・所見などに関して，一般論ではなく個々の患者に特有の内容を記載すべきである。生活指導だけの治療で紹介する場合は，その生活習慣の維持に関する問診や観察が必要となる。薬物治療の継続で紹介する場合は，薬物の特有の作用・副作用に関する注意喚起が必要かもしれない。例えば，PDE5 阻害薬（タダラフィル）を処方する場合は，診療報酬明細書に尿流測定検査，残尿検査，前立腺超音波検査等の診断に用いた主な検査について，実施年月日を摘要欄に記入することが必要である。5α 還元酵素阻害薬（デュタステリド）の場合は血清 PSA 値が約 50% に低下する（実測値のおおよそ 2 倍がその患者の真の PSA 値になる）ことに注意が必要である。抗コリン薬や β₃ 作動薬（ミラベグロン）の場合は，排尿困難や残尿量の増加（尿閉）の発生に注意が必要である。

なお，紹介を受けた一般医においては，下記の問題とすべき事項については常に留意

し，必要に応じて専門医への紹介や確認が求められよう。

注）症状：重度な症状，膀胱・尿道・会陰部の疼痛
　　病歴：尿閉，再発性尿路感染症，肉眼的血尿，前立腺・膀胱を含む骨盤部の手術・
　　　　　放射線治療，神経疾患
　　所見：下腹部膨隆（尿閉を示唆する），前立腺の異常（硬結，圧痛，著明な腫大），
　　　　　血尿，発熱を伴う膿尿，PSA 高値（4 ng/mL 以上を目安），尿細胞診陽性，多い
　　　　　残尿量（100 mL 以上を目安），膀胱結石，画像所見異常，腎機能障害
　　など

CQ19 男性下部尿路症状の保険診療上の留意点は何か？

　　関連する保険診療において基本的な留意点は以下の通りである[1,2]。なお，男性下部
尿路症状は保険適用病名とはできない。

① 尿検査と細菌顕微鏡検査

　　尿沈渣と細菌顕微鏡検査を同時に行った場合は，細菌顕微鏡検査のみを算定する。

　　〔参考〕・同一検体について D002 尿沈渣（鏡検法）27 点と D017 細菌顕微鏡検査 3 その
　　　　　　他のもの 61 点を併せて行った場合は，主たる（点数の高い）検査の点数のみ
　　　　　　算定する。
　　　　　・同一検体について D002-2 尿沈渣（フローサイトメトリー法）24 点と D017 細
　　　　　　菌顕微鏡検査 3 その他のもの 61 点を併せて行った場合は，主たる（点数の高
　　　　　　い）検査の点数のみ算定する。

② 染色加算

　　尿沈渣の染色検査は，細胞成分や円柱を染色して見やすくする必要性のある疾患（尿
路上皮癌，炎症など）のみに加算できる。

　　〔参考〕・染色標本による検査を行った場合は，9 点を加算する。

③ 200 床以上の病院での尿定性・尿沈渣

　　尿定性・尿沈渣の検査料は，200 床以上の病院の再診では外来診療料に含まれるので，
算定できない。

　　〔参考〕・尿検査 D000 尿定性検査から D002 尿沈渣（鏡検法）27 点と D002-2 尿沈渣（フ
　　　　　　ローサイトメトリー法）24 点は外来診療料 73 点（200 床以上の病院）に含ま
　　　　　　れる。

④ 尿検査の外来迅速検体検査加算

　　尿検査の結果を検査当日に文書で提供し説明して診療した場合は，外来迅速検体検査
加算が算定できる。尿定性と尿沈渣の結果説明を行えば，尿定性 10 点＋尿沈渣 10 点＝

男性下部尿路症状・前立腺肥大症診療ガイドライン **37**

20 点の外来迅速検体検査加算が可能である。

〔参考〕・外来迅速検体検査加算については，当日当該保険医療機関で行われた検体検査について，当日中に結果を説明した上で文書により情報を提供し，結果に基づく診療が行われた場合に，5 項目を限度として，検体検査実施料の所定点数にそれぞれ 10 点を加算する。

⑤ 残尿測定検査の適応傷病名

残尿測定の算定（超音波によるものは 55 点）には，前立腺肥大症，神経因性膀胱または過活動膀胱の傷病名が必要である。

〔参考〕・D216-2 残尿測定検査は，患者 1 人につき月 2 回に限り算定する。

残尿測定検査は，前立腺肥大症，神経因性膀胱または過活動膀胱の患者に対し，超音波もしくはカテーテルを用いて残尿を測定した場合に算定する。

・超音波によるものと導尿によるものを同一日に行った場合は，主たる（点数の高い）もの（超音波によるもの 55 点）のみ算定する。

⑥ 留置カテーテル設置の際の膀胱洗浄

留置カテーテル設置の際に膀胱洗浄を同時に行った場合は，膀胱洗浄のみの算定となる。

〔参考〕・J060 膀胱洗浄（1 日につき）60 点と同時に行う J063 留置カテーテル設置 40 点の費用は，膀胱洗浄の所定点数に含まれる。

⑦ 200 床以上の病院での膀胱洗浄

膀胱洗浄は，200 床以上の病院の再診では外来診療料に含まれるので，算定できない。

〔参考〕・膀胱洗浄は外来診療料 73 点（200 床以上の病院）に含まれる。

⑧ バルン用水

留置カテーテルに用いるバルン用水（注射用蒸留水，滅菌精製水など）は算定できない。

〔参考〕・留置カテーテル設置時に使用する注射用蒸留水または生理食塩水等の費用は算定できない。

⑨ カテーテル留置患者の在宅療養指導料

一定の要件を満たす指導を行えば，カテーテル留置患者に対しても在宅療養指導料が算定できる。

〔参考〕・B001 13 在宅療養指導料 170 点は留置カテーテルを装着している患者に医師の指示に基づき，看護師または保健師が在宅療養上必要な指導を個別に 30 分を超えて行った場合に，患者 1 人につき月 1 回（初回の指導を行った月にあっては，月 2 回）に限り算定する。

⑩ 排尿自立指導料

　一定の条件のもとに，入院中の尿道カテーテルを留置中の患者に包括的な排尿ケアを行った場合に，B005-9 排尿自立指導料 200 点が算定できる。詳細は排尿自立指導料に関する手引き[3]を参照のこと。

　〔参考〕・施設基準に適合し地方厚生局長等へ届け出た保険医療機関に入院中の患者で包括的ケアを行った場合に，週 1 回に限り，患者 1 人につき 6 回を限度として算定する。

⑪ 在宅自己導尿指導管理料算定時の医療材料など

　在宅自己導尿指導管理料算定時には，膀胱洗浄用の生理食塩水，滅菌グリセリン，キシロカインゼリーなどの医療材料は算定できない。院外処方もできない。

　〔参考〕・保険医療機関が在宅療養指導管理料を算定する場合には，当該医療材料は当該保険医療機関が提供する。当該医療材料の費用は別に診療報酬上の加算として評価されている場合を除き所定点数に含まれ，別に算定できない。

⑫ 入院患者の在宅自己導尿指導管理料

　入院中の患者であっても，退院日に限り在宅自己導尿指導管理料が算定できる。

　〔参考〕・入院中の患者に対して，退院時に退院後の在宅療養指導管理料を算定すべき指導管理を行った場合には，退院の日 1 回に限り，在宅療養指導管理料を算定できる。

⑬ 在宅自己導尿指導管理料と在宅療養指導料の算定

　在宅自己導尿指導管理料と在宅療養指導料は，併算定ができる。

⑭ PSA 検査の回数

　PSA 検査は，4.0 ng/mL 以上であれば，3 カ月に 1 度，3 回までは算定できる。

　〔参考〕・前立腺特異抗原（PSA）の検査結果が 4.0 ng/mL 以上であって前立腺癌の確定診断がつかない場合においては，3 カ月に 1 回に限り，3 回を上限として算定できる。なお，当該検査を 2 回以上算定するに当たっては，検査値を診療報酬明細書の摘要欄に記載する。

⑮ タダラフィル処方時の留意事項

　タダラフィルの処方時には，診断に用いた検査（尿流測定検査，残尿検査，前立腺超音波検査等）について，検査名と実施した年月日を摘要欄に記載する。他医療機関で診断が行われた場合は，実施医療機関名を記入する。

　〔参考〕・厚生労働省保険局医療課長通知（保医発 0417 第 4 号 平成 26 年 4 月 17 日）適切な検査により前立腺肥大症と診断された場合に限り算定できること。また，診療報酬明細書の記載に当たっては，尿流測定検査，残尿検査，前立腺超音波検査等の診断に用いた主な検査について，実施年月日を摘要欄に記入

男性下部尿路症状・前立腺肥大症診療ガイドライン

すること。

⑯ デュタステリド処方時の留意事項

デュタステリドは，前立腺体積が 30 mL 以上の場合に限って処方できる。

〔参考〕・添付文書

前立腺が肥大していない患者における有効性および安全性は確認されていない。〔国内臨床試験では前立腺体積 30 mL 以上の患者を対象とした（「臨床成績」の項参照）。〕

⑰ 前立腺肥大症治療薬の併用

療養担当規則では，一疾患に対する治療薬が 1 剤で足りる場合は 1 剤を投与し，必要であれば 2 剤以上を投与する。3 剤以上の併用に関しては，審査委員の医学的判断による。

〔参考〕・二．投薬[4]

イ　投薬は，必要があると認められる場合に行う。

ロ　治療上一剤で足りる場合には一剤を投与し，必要があると認められる場合に二剤以上を投与する。

ハ　同一の投薬は，みだりに反覆せず，症状の経過に応じて投薬の内容を変更する等の考慮をしなければならない。

■ 参考文献

1）医科点数表の解釈 平成 28 年 4 月版. 社会保険研究所, 2016
2）日本臨床泌尿器科医会編. 泌尿器科保険診療の手引き（平成 28 年 10 月 第 11 版）. 2016
3）日本創傷・オストミー・失禁管理学会編. 平成 28 年度診療報酬改定 排尿自立指導料に関する手引き. 照林社, 2016
4）保険医療機関及び保険医療養担当規則. 厚生労働省, 2016
　　http://law.e-gov.go.jp/htmldata/S32/S32F03601000015.html

3 定義と解説

1 下部尿路症状総論

2008年刊行の「男性下部尿路症状診療ガイドライン」，ならびに2011年刊行の「前立腺肥大症診療ガイドライン」作成の際に，male lower urinary tract symptom（男性下部尿路症状）と epidemiology（疫学）をキーワードとして文献検索した531編と同じキーワードで検出された2010年以降の56編から15編を，および他の1編とICS用語基準を引用した。

> **要約**　下部尿路症状（LUTS）は，国際禁制学会（ICS）の用語基準によれば，蓄尿症状，排尿症状，排尿後症状などに分類される。LUTSにおける性差の主な原因は前立腺の存在である。そのため，男性下部尿路症状（MLUTS）は蓄尿症状に加えて，膀胱出口部閉塞による排尿症状や排尿後症状からなることが多い。夜間頻尿はLUTSの中で最も頻度が高く，下部尿路機能障害以外の原因，すなわち夜間多尿や睡眠障害が関与する。LUTSの種類と程度を適切に把握することは，原因疾患の診断や，重症度・治療効果の判定に重要である。

中高年男性がLUTSを有する頻度は高く，加齢に伴ってさらに増加する[1-3]。男性患者の受診率は女性よりも高く，医療経済上の負担は大きく[4]，日常生活上の支障も多岐にわたる[5-7]。LUTSは自覚的な煩わしさ（bothersomeness）やQOLの低下と密接に関係しており[5-7]，疾患重症度，治療選択，治療効果判定における重要な評価項目である。一方，LUTSの疾患特異性は低く，それだけで原因疾患を診断することは困難である。また，LUTSの重症度は必ずしも客観的所見の重症度と相関しない。

1）下部尿路症状 (lower urinary tract symptom: LUTS)

LUTSとは，蓄尿と排尿（尿排出）に関連する症状を網羅する用語である。原因としては下部尿路機能障害が示唆されるが，膀胱炎，前立腺炎，尿道炎，膀胱癌，膀胱結石などの器質的疾患でも起こりうる。

2002年のICS用語基準で下部尿路機能に関する用語が改訂され，LUTSは，「蓄尿症状（storage symptoms）」，「排尿症状（voiding symptoms）」および「排尿後症状（post micturition symptoms）」などに分類された（**表2**）。

男性下部尿路症状・前立腺肥大症診療ガイドライン

表2　国際禁制学会による下部尿路症状の分類（ICS 用語基準）
（女性に特有な症状も含まれる）

---

1. Storage symptoms（蓄尿症状）

　　Increased daytime frequency（昼間頻尿）
　　Nocturia（夜間頻尿）
　　Urgency（尿意切迫感）
　　Urinary incontinence（尿失禁）
　　　　Stress urinary incontinence（腹圧性尿失禁）
　　　　Urgency urinary incontinence（切迫性尿失禁）
　　　　Mixed urinary incontinence（混合性尿失禁）
　　　　Nocturnal enuresis（夜尿症）
　　　　Continuous urinary incontinence（持続性尿失禁）
　　　　Other type of urinary incontinence（その他の尿失禁）
　　Bladder sensation（膀胱知覚）
　　Normal（正常）
　　Increased（亢進）
　　Reduced（低下）
　　Absent（欠如）
　　Non-specific（非特異的）

2. Voiding symptoms（排尿症状）

　　Slow stream（尿勢低下）
　　Splitting or spraying（尿線分割，尿線散乱）
　　Intermittent stream（Intermittency）（尿線途絶）
　　Hesitancy（排尿遅延）
　　Straining（腹圧排尿）
　　Terminal dribble（終末滴下）

3. Post micturition symptoms（排尿後症状）

　　Feeling of incomplete emptying（残尿感）
　　Post micturition dribble（排尿後尿滴下）

---

a. 蓄尿症状

　蓄尿相にみられる症状である。昼間頻尿，夜間頻尿，尿意切迫感，尿失禁のほか膀胱知覚が含まれる。

● **昼間頻尿**　日中の排尿回数が多すぎるという愁訴である。英語における pollakisuria と increased daytime frequency とは同義である。

● **夜間頻尿**　夜間に排尿のために1回以上起きなければならないという愁訴である。英語では nocturia である。その回数は夜間睡眠中の排尿回数であり，その排尿の前後には睡眠していることになる。一方，night time frequency（夜間排尿回数）は，就床から離床までの排尿回数である。すなわち，入眠するまでの排尿や早朝に覚醒した後にまだ眠りたいのにそれを妨げる排尿が含まれる。

● **尿意切迫感**　急に起こる，抑えられない強い尿意で，我慢することが困難である。徐々に強くなる通常の「強い尿意」ではなく，予測困難で「急に起こる強い尿意」を意味する。

● **尿失禁**　尿が不随意に漏れるという愁訴である。尿漏れは，汗や分泌物と鑑別が必要

42

（表 2 続き）

4. 性交に伴う症状
性交痛，腟乾燥，尿失禁
5. 骨盤臓器脱に伴う症状
異物感（何かが下りてくるような感じ），腰痛，重い感じ，引っ張られる感じ，排便や排尿のために指で脱を整復させる必要があるなど
6. 生殖器痛・下部尿路痛
Bladder pain（膀胱痛） 　Urethral pain（尿道痛） 　Vulval pain（外陰部痛） 　Vaginal pain（腟痛） 　Scrotal pain（陰囊痛） 　Perineal pain（会陰痛） 　Pelvic pain（骨盤痛）
7. 生殖器・尿路痛症候群および LUTD を示唆する症状症候群
Genito-urinary pain syndromes（生殖器・尿路痛症候群） 　　Painful bladder syndrome（膀胱痛症候群） 　　Urethral pain syndrome（尿道痛症候群） 　　Vulval pain syndrome（外陰痛症候群） 　　Vaginal pain syndrome（腟痛症候群） 　　Scrotal pain syndrome（陰囊痛症候群） 　　Perineal pain syndrome（会陰痛症候群） 　　Pelvic pain syndrome（骨盤痛症候群） 　Symptom syndromes suggestive of LUTD（LUTD を示唆する症状症候群） 　　Overactive bladder syndrome（過活動膀胱症候群），Urge syndrome（尿意切迫症候群）または Urgency-frequency syndrome（尿意切迫−頻尿症候群） 　　Lower urinary tract symptoms suggestive of bladder outlet obstruction（膀胱出口部閉塞を示唆する下部尿路症状）

LUTD: lower urinary tract dysfunction（下部尿路機能障害）

なこともある。

- 腹圧性尿失禁とは，労作・運動時，咳，くしゃみなどの腹圧が加わる動作時に，不随意に尿が漏れるという愁訴である。
- 切迫性尿失禁とは，尿意切迫感とともに不随意に尿が漏れるという愁訴である。
- 混合性尿失禁とは，尿意切迫感だけではなく，運動・労作・くしゃみ・咳にも関連して，不随意に尿が漏れるという愁訴である（腹圧性尿失禁と切迫性尿失禁の両方を認める状態をさす）。
- 夜尿症とは，睡眠中に不随意に尿が漏れるという愁訴である。
- 持続性尿失禁とは，持続的に尿が漏れるという愁訴である。
- その他の尿失禁とは，特有の状況で起こるもの，例えば性交中の尿失禁や，笑ったときに起こる尿失禁（哄笑失禁）などがある。
- **膀胱知覚**　病歴聴取により以下の 5 つに分類する。
- 正常（膀胱充満感がわかり，それが次第に増して強い尿意に至るのを感じる。）

- 亢進（早期から持続的に尿意を感じる。）
- 低下（膀胱充満感はわかるが，明らかな尿意を感じない。）
- 欠如（膀胱充満感や尿意がない。）
- 非特異的（膀胱に特有の知覚ではないが，膀胱充満を腹部膨満感，自律神経症状，痙性反応として感じる。）

b. 排尿症状

排尿相にみられる症状である。同様の意味で，「排出症状」または「尿排出症状」が使われることがある。

- **尿勢低下**　尿の勢いが弱いという愁訴であり，通常は，以前の状態あるいは他人との比較による。
- **尿線分割・尿線散乱**　尿線が排尿中に分割・散乱することがある。
- **尿線途絶**　尿線が排尿中に1回以上途切れるという愁訴である。
- **排尿遅延**　排尿開始が困難で，排尿準備ができてから排尿開始までに時間がかかるという愁訴である。
- **腹圧排尿**　排尿の開始，尿線の維持または改善のために，腹圧（いきみ）を要するという愁訴である。
- **終末滴下**　排尿の終了が延長し，尿が滴下する程度まで尿流が低下するという愁訴である。

c. 排尿後症状

排尿直後にみられる症状である。

- **残尿感**　排尿後に完全に膀胱が空になっていない感じがするという愁訴である。
- **排尿後尿滴下**　排尿直後に不随意的に尿が出てくるという愁訴である。この場合の直後とは，通常は，男性では便器から離れた後，女性では立ち上がった後のことを意味する。

d. その他の症状

その他の症状としては，性交に伴う症状や骨盤臓器脱に伴う症状があるが，これらはほとんど女性に限られる。生殖器痛・下部尿路痛は男性にもみられる。

e. 症状症候群

生殖器・尿路痛症候群および下部尿路機能障害を示唆する症状症候群があり，重要なものとして以下の3つがある。

（1）膀胱痛症候群（painful bladder syndrome）

膀胱充満時に恥骨上部の疼痛（排尿により軽快することが多い）があり，昼間頻尿・夜間頻尿などの他の症状を伴い，尿路感染症や他の明らかな病的状態（膀胱上皮内癌な

ど）が認められないものをいう。間質性膀胱炎は特異的な診断名であり，典型的な膀胱鏡的および組織学的所見による確認を要する。

(2) 過活動膀胱（overactive bladder: OAB）

尿意切迫感（urgency）を必須とする症候群であり，通常は昼間頻尿と夜間頻尿を伴い，切迫性尿失禁は必須ではない。これらの症状の組み合わせは，尿流動態検査で証明される排尿筋過活動を示唆するが，他の尿道−膀胱機能障害による場合もある。ただし，感染や他の明らかな病的状態が認められないものとする。

(3) 膀胱出口部閉塞（bladder outlet obstruction: BOO）を示唆する症状症候群

中高年男性が主として訴える排尿症状であり，前立腺肥大症による膀胱出口部閉塞以外に感染や他の明らかな病的状態が認められないものをいう。

2）男性下部尿路症状（male lower urinary tract symptom: MLUTS）

LUTS の性質に性差による違いはない。ただし，男性では蓄尿症状に加えて，膀胱出口部閉塞（前立腺肥大症）による排尿症状，排尿後症状が多い。一方女性では，骨盤底機能障害による腹圧性尿失禁が多く，蓄尿症状が主体であることが多い。しかし，加齢とともに性差は少なくなる[8,9]。なお，夜間頻尿は，下部尿路機能障害以外の原因，すなわち夜間多尿や睡眠障害が関与することが多く，症状を有する頻度は男女ともにLUTS の中で最も高い[9]。

3）下部尿路症状と類似・関連した用語

表2 に示された LUTS 以外の類似・関連した用語をあげ，その意味と用法を解説する。使用に際しては，以下の内容に沿うことが勧められる。

a. 従来から使用されている広義の排尿症状

広く蓄尿相や尿排出相にみられる症状を総称して，排尿症状（urinary symptoms）と呼ぶことがある。しかし，上述のように総称としては下部尿路症状（lower urinary tract symptoms）を用いる。狭義の排尿症状（voiding symptoms）は，排尿相にみられる症状として使用されるべきである。なお，狭義の排尿症状の意味で「排出症状」または「尿排出症状」が使われることがある。

b. 刺激症状（irritative symptoms），閉塞症状（obstructive symptoms）

LUTS を刺激症状と閉塞症状に分類することがあった。刺激症状は蓄尿症状，閉塞症状は排尿症状に概ね該当する。しかし，刺激，閉塞という用語は病因を示唆し，診断，治療の際に誤解を生じる可能性がある。そのため，これらの用語は使用すべきでない。

c. 前立腺症（prostatism）

中高年男性における LUTS は，その多くは前立腺疾患が原因と考えられてきた。そのため，中高年男性の LUTS を意味する用語として，前立腺症（prostatism）が使われることがあった。しかし，中高年男性の LUTS は前立腺肥大症に特異的な症状ではなく，女性にも同様にみられる[10-12]。1994 年に前立腺症から LUTS という名称への変更が提唱され[13]，2002 年の ICS 用語基準で前立腺症は廃止された。

d. 下部尿路機能障害（lower urinary tract dysfunction: LUTD）

下部尿路の機能障害を総称する。蓄尿（機能）障害（storage dysfunction）と排尿（機能）障害（voiding dysfunction）の 2 つに分類される。ただし，蓄尿障害が蓄尿症状の，排尿障害が排尿症状の原因となるという意味ではない。また，下部尿路機能障害の意味で排尿障害を使うことがあるが，下部尿路症状の意味で排尿症状を使うことが勧められないのと同様に推奨されない。下部尿路機能障害には，膀胱出口部閉塞，膀胱機能障害（排尿筋過活動・排尿筋低活動），尿道機能障害（過活動・不全），骨盤底機能障害が含まれる。

e. 低活動膀胱（underactive bladder）

International Consultation on Incontinence-Research Society 2014 におけるコンセンサスグループが試案としてまとめた定義によれば，「低活動膀胱とは排尿筋低活動（detrusor underactivity）を示唆する症状群であり，残尿感を伴うまたは伴わない排尿時間の延長として現れ，通常は排尿開始遅延，膀胱充満感の低下，尿勢低下を伴う」とされた[14]。すなわち，尿流動態検査により診断される排尿筋低活動とは異なる。今後明確に定義されることが待たれる。

f. 尿閉（urinary retention）

膀胱内の尿をまったく排出できないか，排出するのが極めて困難で，多量の残尿（300 mL 以上が目安）が常時ある状態をいう。ICS 用語基準によれば，「急性尿閉とは，尿をまったく排出できず，膀胱痛が強く，触診や打診で膀胱がわかる状態である。慢性尿閉は膀胱痛はなく，排尿後に触診や打診で膀胱がわかる状態である。」とされている。

g. 溢流性尿失禁（overflow incontinence）

慢性尿閉に伴い膀胱内圧が上昇し，尿道閉鎖圧を超えて尿が溢れ出てくる状態をいう。尿意切迫感を伴う，体動時（腹圧上昇時）に起こる，尿意がなく無意識に漏れる，夜尿症として起こる，持続的に漏れるなど，その出現様式は多彩である。ICS 用語基準では，混乱を生じかねないので溢流性尿失禁という用語の使用を推奨していない。しかし，慢性尿閉を示唆する症状であり，放置すると腎機能障害を招く可能性もある。

h. 過知覚膀胱（hypersensitive bladder）

ICS による慢性骨盤痛症候群の用語基準の中で，膀胱痛の原因となる状態として，膀

脱痛症候群と間質性膀胱炎に加えて過知覚膀胱があげられた[15]。過知覚膀胱とは，特有の症状（過知覚膀胱症状：膀胱の疼痛・不快感，頻尿）を有する膀胱の知覚亢進を示唆する状態である。ただし，感染や他の明らかな病的状態は証明されていないものとする[16]。

　本ガイドラインはICS用語基準に準拠している。しかし，ICS用語基準の問題点や改善すべき点も指摘されており，今後とも科学的妥当性に基づいて，より精緻で使いやすいものに変更されていくことが望まれる[17]。

参考文献

1) Peters TJ, Donovan JL, Kay HE, Abrams P, de la Rosette JJMCH, Porru D, Thüroff JW. The International Continence Society "Benign Prostatic Hyperplasia" Study: the bothersomeness of urinary symptoms. *J Urol* 1997; 157: 885–889

2) Homma Y, Kawabe K, Tsukamoto T, Yamanaka H, Okada K, Okajima E, Yoshida O, Kumazawa J, Fang-Liu G, Lee C, Hsu T-C, dela Cruz RC, Tantiwang A, Lim PHC, Sheikh MA, Bapat SD, Marshall VR, Tajima K, Aso Y. Epidemiologic survey of lower urinary tract symptoms in Asia and Australia using the International Prostate Symptom Score. *Int J Urol* 1997; 4: 40–46

3) Irwin DE, Milsom I, Hunskaar S, Reilly K, Kopp Z, Herschorn S, Coyne K, Kelleher C, Hampel C, Artibani W, Abrams P. Population-based survey of urinary incontinence, overactive bladder, and other lower urinary tract symptoms in five countries: results of the EPIC study. *Eur Urol* 2006; 50: 1306–1315

4) Hu TW, Wagner TH, Bentkover JD, LeBlanc K, Piancentini A, Stewart WF, Corey R, Zhou SZ, Hunt TL. Estimated economic costs of overactive bladder in the United States. *Urology* 2003; 61: 1123–1128

5) Welch G, Weinger K, Barry MJ. Quality-of-life impact of lower urinary tract symptom severity: results from the Health Professionals Follow-up Study. *Urology* 2002; 59: 245–250

6) Boyle P, Robertson C, Mazzetta C, Keech M, Hobbs R, Fourcade R, Kiemeney L, Lee C; UrEpik Study Group. The relationship between lower urinary tract symptoms and health status: the UREPIK study. *BJU Int* 2003; 92: 575–580

7) Engström G, Henningsohn L, Steineck G, Leppert J. Self-assessed health, sadness and happiness in relation to the total burden of symptoms from the lower urinary tract. *BJU Int* 2005; 95: 810–815

8) Schatzl G, Temml C, Waldmüller J, Thürridl T, Haidinger G, Madersbacher S. A comparative crosssectional study of lower urinary tract symptoms in both sexes. *Eur Urol* 2001; 40: 213–219

9) Homma Y, Yamaguchi O, Hayashi K; Neurogenic Bladder Society Committee. Epidemiologic survey of lower urinary tract symptoms in Japan. *Urology* 2006; 68: 560–564

10) Lepor H, Machi G. Comparison of AUA symptom index in unselected males and females between fifty-five and seventy-nine years of age. *Urology* 1993; 42: 36–41

11) Chai TC, Belville WD, McGuire EJ, Nyquist L. Specificity of the American Urological Association voiding symptom index: comparison of unselected and selected samples of both sexes. *J Urol* 1993; 150: 1710–1713

12) Chancellor MB, Rivas DA. American Urological Association symptom index for women with voiding symptoms: lack of index specificity for benign prostatic hyperplasia. *J Urol* 1993; 150: 1706–1709

13) Abrams P. New words for old: lower urinary tract symptoms for "prostatism". *BMJ* 1994; 308: 929–930

14) Chapple CR, Osman NI, Birder L, van Koeveringe GA, Oelke M, Nitti VW, Drake MJ, Yamaguchi O, Abrams P, Smith PP. The underactive bladder: a new clinical concept? *Eur Urol* 2015; 68: 351–353

15) Doggweiler R, Whitmore KE, Meijlink JM, Drake MJ, Frawley H, Nordling J, Hanno P, Fraser MO, Homma Y, Garrido G, Gomes MJ, Elneil S, van de Merwe JP, Lin AT, Tomoe H. A standard for terminology in chronic pelvic pain syndromes: a report from the chronic pelvic pain working group of the International Continence Society. *Neurourol Urodyn* 2016 Aug 26.doi:10.1002/nau.23072

16) Homma Y. Hypersensitive bladder: a solution to confused terminology and ignorance concerning interstitial cystitis. *Int J Urol* 2014; 21: 43–47

17) Homma Y. Lower urinary tract symptomatology: its definition and confusion. *Int J Urol* 2008; 15: 35–43

2 前立腺肥大症の定義（用語と疾患概念）

要約　本ガイドラインでは，前立腺肥大症を"前立腺の良性過形成による下部尿路機能障害を呈する疾患で，通常は前立腺腫大と膀胱出口部閉塞を示唆する下部尿路症状を伴う"と定める。（英語では：A disease that manifests as a lower urinary tract dysfunction due to benign hyperplasia of the prostate, usually associated with enlargement of the prostate and lower urinary tract symptoms suggestive of bladder outlet obstruction）

　"前立腺肥大症"（日本語）と"benign prostatic hyperplasia（BPH）"（英語）は広く用いられている用語である。しかし，2011 年発刊の BPHGL でも述べたように，疾患としての定義は必ずしも明確ではない。ICS 用語基準によれば，BPH は前立腺の間質・腺上皮細胞の過形成（hyperplasia）を意味する病理学的記述に限定して使用し，前立腺腫大には benign prostatic enlargement（BPE）を，腫大した前立腺による閉塞には benign prostatic obstruction（BPO）を，それぞれ用語として提唱している。その結果，前立腺肥大症の症状は「膀胱出口部閉塞を示唆する下部尿路症状」（lower urinary tract symptoms suggestive of bladder outlet obstruction）という表現となっている。しかし，診療ガイドラインは科学的な厳密さより実地臨床での応用を重視しており，診療上の定義を定める必要があろう。

　前立腺肥大症の病態には，前立腺の腫大（BPE）・前立腺による閉塞（BPO）・下部尿路症状（LUTS）の 3 要素が関与するとされる。しかし，BPE が必ずしも BPO を伴うとは限らず，BPO が必ずしも LUTS を引き起こすとは限らない。逆に，中高年男性の LUTS がすべて BPO に起因するわけでもない。また，BPO の正確な評価には内圧尿流検査が必要であるが，それは一般的な検査ではない。

　以上より，本ガイドラインでは，2011 年の BPHGL と変更なく，前立腺肥大症を疾患名と扱い，その定義を"前立腺の良性過形成による下部尿路機能障害を呈する疾患"とし，付帯事項として，"通常は，前立腺腫大と膀胱出口部閉塞を示唆する下部尿路症状を伴う"と置いた。

4 疫学と自然史

male lower urinary tract symptom（男性下部尿路症状），benign prostatic hyperplasia（前立腺肥大症），risk factor（危険因子），natural history（自然史）をキーワードとして 2010 年以降の文献を検索し 664 編を得た。そのうち 6 編と他の 12 編と BPHGL を引用した。

男性下部尿路症状（MLUTS）の疫学研究は，女性下部尿路症状の検討とともに，若年男性も含めて質問票のみを用いて検討されることが多い。一方，前立腺肥大症の疫学研究は，40〜50 歳以上の男性を対象に，LUTS の評価に加えて前立腺体積や尿流量などの他覚所見も併せて検討される。このため，本章では，MLUTS と前立腺肥大症の疫学・危険因子を別個に記載した。

一般住民を対象にした疫学的な研究方法には community-based study と population-based study がある。前者は限局した小さな地域の全住民を対象に高い受診率を得る方法で，後者は大集団から無作為に抽出したサンプルを解析する方法である。これらは，特定の一時点で検討を行う横断的研究と，経過を前向きに観察する縦断的研究に大別される。有病率，罹患率の推定は，それぞれ横断的研究，縦断的研究により可能である。後者では，自然史の検討も可能である。

1 男性下部尿路症状の疫学，自然史および危険因子

> 要約　　多数の中高年男性が下部尿路症状（LUTS）を有している。本邦の 40 歳以上の男性では，その頻度は夜間頻尿，昼間頻尿が特に高く，尿勢低下，残尿感，尿意切迫感，切迫性尿失禁がそれらに続いている。症状の危険因子としては，年齢に加えて，生活習慣病と関連する因子があげられる。LUTS，特に蓄尿症状は QOL を低下させる。

1) 男性下部尿路症状の疫学

一般住民における LUTS の有病率を示した海外における代表的な大規模疫学研究として，カナダ，ドイツ，イタリア，スウェーデン，イギリスの 5 カ国において 2005 年に行われた EPIC study がある。2002 年の ICS 用語基準に準拠して 18 歳以上の男女 19,165 人の LUTS を調査したものである[1]。蓄尿症状の有病率は女性 59.2%，男性 51.3% と女性に多く，逆に排尿症状のそれは男性 25.7%，女性 19.5%，排尿後症状では男性 16.9%，女性 14.2% と男性に多くみられた。男性では，すべての LUTS は年齢とともに有病率が上昇し，特に 60 歳以上で顕著となった。男女とも，最も頻度の高い症状は夜間頻尿

（≧1 回）で，男性で 48.6%，女性で 54.5% にみられ，次いで多いのが尿意切迫感〔過活動膀胱（OAB）〕で，男性で 10.8%，女性で 12.8% であった。OAB を有する男性では，多様な LUTS を合併する傾向があった[1]。

同じく ICS 用語基準に準拠して 2007～2008 年に行われた EpiLUTS study は，アメリカ，イギリス，スウェーデン 3 カ国の 40 歳以上の男女 30,000 人における LUTS の有病率を検討した[2]。「時々」以上の LUTS の頻度は，男性 72.3%，女性 76.3%，「しばしば」以上のそれは，男性 47.9%，女性 52.5% であった。IPSS が中等症（8～19 点）の男性は 24.1%，重症（20～35 点）は 4.2% であった。男女とも，半数以上の人が排尿症状，蓄尿症状，排尿後症状の複数を有し，これら 3 つが合併すると最も困窮度が高かった[3]。

本邦では LUTS に関する大規模な疫学調査は少ない。2002～2003 年に日本排尿機能学会によって行われた住民ベースの疫学調査では，全国の 40 歳以上の男女 10,096 人を調査対象として調査票を郵送法により回収し，最終的に 4,480 人の解析対象者を得た[4]。調査した LUTS（昼間頻尿，夜間頻尿，尿勢低下，残尿感，膀胱痛，尿意切迫感，切迫性尿失禁，腹圧性尿失禁）の中では，男性では夜間頻尿（1 回以上：71.7%），昼間頻尿（8 回以上：51.7%），尿勢低下（週 1 回以上：37.0%），残尿感（同：26.3%），尿意切迫感（同：15.8%），切迫性尿失禁（同：7.3%）の順で高かった。女性でも夜間頻尿（1 回以上：66.9%）と昼間頻尿（8 回以上：48.7%）は同じで，続いて尿勢低下（週 1 回以上：18.1%）と腹圧性尿失禁（同：12.6%）が高かった。OAB 症状（1 日の排尿回数 8 回以上，尿意切迫感が週 1 回以上）は 12.4% にみられ，男性（14.3%）が女性（10.8%）より高かった。LUTS によって生活に影響のあった人は 14.7% で，男女ともに加齢につれて頻度は上昇した。最も生活に影響のあった LUTS は，男性では主に夜間頻尿で，女性では夜間頻尿と腹圧性尿失禁がほぼ同等であった。LUTS による医療機関の受診率は，男性（27.4%）が女性（9.0%）より高率であった。

2）男性下部尿路症状の自然史

スウェーデン エーテボリ在住の 45～99 歳の男性 3,257 人の 11 年間にわたる縦断的研究によると，夜間頻尿，尿意切迫感，尿勢低下，腹圧排尿，残尿感，排尿後尿滴下，昼間頻尿の有病率は有意に増加した[5]。また，尿失禁の有病率は 4.5% から 10.5% に，OABのそれは 15.6% から 44.4% に有意に増加した。ボストン在住の 30～79 歳の 1,610 人の男性を 5 年間縦断的に観察した BACH survey では，治療介入例も含んでいるが，少なくない割合の人が LUTS の改善を示したことが報告されている[6]。

3）男性下部尿路症状の危険因子

年齢は非常に強い MLUTS の危険因子である[6]。そのほか，心疾患，糖尿病，高血圧，脂質異常症，肥満〔body mass index（BMI）の増加〕，うつ，飲酒，喫煙，運動などの生活習慣病，あるいは生活習慣にかかわる要因と LUTS との関係が指摘されている[7-9]。また，MLUTS と ED の関連を示す疫学調査が各国から報告されている。ビタミン D 受容体の rs731236 変異を除き，一塩基多型と MLUTS との関係は明らかではない[10]。

2 前立腺肥大症の疫学，危険因子および自然史

> **要約** 前立腺肥大症は中高年男性にみられる進行性の疾患である。有病率は症状・所見の定義によるが，IPSS＞7点，前立腺体積＞20 mL，最大尿流量＜10 mL/秒のすべてを満たすことを条件とすると，60歳代で6%，70歳代で12%とされる。臨床的進行の危険因子としては，加齢，前立腺腫大，PSA高値，下部尿路症状，QOL障害，尿流量低下などがある。

1）前立腺肥大症の有病率

前立腺肥大症の有病率は症状・所見の設定条件により変動する（図3）[11]。本邦におけるcommunity-based studyの結果[12, 13]をもとに，IPSSの重症度・前立腺体積・最大尿流量の3者に基づき前立腺肥大症の有病率を計算した（表3）。例えば，IPSS＞7点，前立腺体積＞20 mL，最大尿流量＜10 mL/秒のすべてを満たす人の割合は，40歳代2%，50歳代2%，60歳代6%，70歳代12%で，加齢に従って増加した。

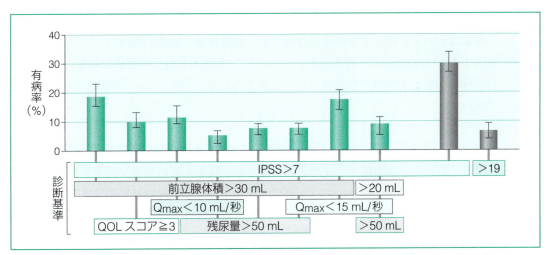

図3 55～74歳のオランダの一般住民における前立腺肥大症の様々な定義による有病率
IPSS: 国際前立腺症状スコア，Qmax: 最大尿流量　　　　　　　　　（文献[11]より引用・改変）

表3 本邦における前立腺肥大症の有病率（文献[12,13]より作成）

年齢（歳）	(1) % IPSS＞7	(2) % PV＞20	(3) % Qmax＜10	(4) (1)+(2)+(3)
40～49	47	20	4	2
50～59	44	35	6	2
60～69	52	39	19	6
70～79	63	37	42	12

IPSS: 国際前立腺症状スコア（点），PV: 前立腺体積（mL），Qmax: 最大尿流量（mL/秒）

2) 前立腺肥大症の危険因子

前立腺肥大症の明らかな危険因子は加齢である[b]。また，思春期にテストステロンを産生する機能的に正常な精巣の存在も重要な危険因子である。それ以外にもいくつかの危険因子が指摘されている。

a. 遺伝的要因

父親と兄弟に前立腺肥大症の手術既往がある場合，前立腺肥大症の年齢調整相対リスクはそれぞれ 3.5 と 6.1 と報告されている[b]。また，一卵性双生児の前立腺肥大症の相対リスクは二卵性双生児の約 3 倍とされている。前立腺肥大症の発生・進展において何らかの遺伝学的影響が推測されるが，現在のところ明らかな原因遺伝子は同定されていない。

b. 食事と嗜好品

野菜，穀物，大豆などに多く含まれるイソフラボノイド（ゲニステイン，ダイゼイン）やリグナン（エンテロラクトン，エンテロジオール）は，前立腺肥大症の抑制因子と推測されている。これらは弱エストロゲン作用を有し，生体内ではタモキシフェンと同様に抗エストロゲン作用を発揮すると考えられる。これらの物質は 5α 還元酵素抑制作用や血管新生阻害作用も有する[b]。

喫煙は LUTS に対して 2 相性に作用する。非喫煙者と極度の喫煙者は中等度に喫煙する人より LUTS 出現の可能性が低い。しかし，喫煙と手術との関係は結論が一定せず，前立腺肥大症への喫煙の関与は少ないと考えられる[b]。アルコール摂取との関連は明白ではない。

c. 肥満，高血圧，高血糖，脂質異常症，メタボリック症候群および性機能障害

肥満，高血圧，高血糖および脂質異常症と前立腺肥大症の関連が指摘されている。インスリン抵抗性により高インスリン血症が惹起されて交感神経過緊張状態となり，前立腺平滑筋の増殖や緊張が亢進し LUTS が出現する可能性がある。メタボリック症候群を有する人は，これを有さない人に比較して，前立腺体積，移行領域体積が，それぞれ，1.8 mL，3.67 mL 有意に大きいことがメタアナリシスで示されている[14]。

欧州 6 カ国と米国に在住する 50～80 歳の一般住民男性 12,815 人を解析した検討によると，年齢や合併症の有無で補正しても ED や射精障害は LUTS の重症度と関連した。LUTS と性機能障害には，インスリン抵抗性により惹起される交感神経過緊張状態などの共通の病因の関与が推測されている。

d. その他の危険因子

一般的に肝硬変患者では前立腺肥大症の有病率が低い。一方，学歴，経済状態，宗教，婚姻状況，性生活，性感染症との関係は結論が一致しないか，あるいは確定的ではない。精巣由来の何らかの因子が前立腺に影響を及ぼす可能性があるが，精管結紮術との関連

は否定的である。前立腺癌との関係は，炎症が共通の病因となっている可能性はあるものの結論が一致しない[15]。

3) 前立腺肥大症の自然史

　前立腺肥大症の進展に関する自然史の研究が必要な理由は，疾患の特性や病態を明確にできる可能性があることに加え，アウトカム分析の判断材料を提供できることにある。医療機関を受診した症例のみを検討しても疾患の本態の把握は困難で，一般住民における検討が必須である。また，前立腺肥大症と診断後の自然史を観察する方法には，無治療で経過観察した場合とプラセボを投与して経過をみた場合の2種類がある。後者は一般には薬物療法の第Ⅲ相試験の対照群が相当する。

a. 組織学的な前立腺肥大症の発生・進展

　剖検での検討によると，前立腺重量は，性的成熟後40〜50歳頃までは20g前後とほぼ一定しているが，その後は加齢に従って増加する[b]。組織学的な前立腺肥大症は30歳代より認められ，その頻度は加齢に従って増加し，80歳代では約90%になる。この傾向は人種や地域を問わず普遍的に認められることから，前立腺肥大症は生理的な加齢現象であろう。

b. 前立腺体積の自然史

　一般住民を対象に各国で施行されたいずれの横断的研究においても，経直腸的超音波断層法により推定した前立腺体積は，集団全体としては加齢に従って増大する。本邦においても，欧米での結果と比較すると各年代とも前立腺体積は小さいものの加齢による増大を認める。加齢による前立腺体積の増大は縦断的研究においても確認されており，米国オルムステッド郡での5年間にわたる研究によれば，前立腺体積は年間1.6%の増大を示した[b]。また，初診時の前立腺体積が30mL未満，30〜40mL，40mLを超える症例の年間前立腺増大率は，それぞれ1.4%，1.9%，2.3%であった。本邦の15年にわたる研究では，40〜79歳の一般住民の前立腺体積は，17.4mLから23.9mLに有意に増加した（年間前立腺増大率2.6%）[16]。

　一方，一部の人では加齢に従って前立腺が縮小する。オランダの一般住民を対象にした検討によると，観察開始時と比較して10mL以上，あるいは26%以上の前立腺体積の減少を有意な変化と定義した場合，それぞれ，1.4%，1.1%の症例が4.2年後に前立腺体積の減少を示した[b]。

　剖検での検討によると，過形成のない正常前立腺は加齢に従って萎縮するのに対し，過形成を有する前立腺は加齢とともに増大していた。このことから，前立腺には萎縮と増大の2通りの自然史があり，いずれを辿るかは40歳代半ばが分岐点と推測されている[b]。経直腸的超音波断層法を用いた検討では，前立腺体積は全体としてみれば経時的に増大するが，個々の症例では萎縮から増大までのさまざまな自然史をとり，将来的に前立腺が増大するか否かは50歳前後で決定される可能性があると報告されている[b]。

本邦における 15 年間の縦断的研究では，明瞭な境界をもつ移行領域を有する人の前立腺体積は，移行領域が不明瞭な人あるいは不明瞭な境界をもつ移行領域を有する人と比較すると，明らかに増大の程度が強いことが示されている[16]。オルムステッド郡における 10 年間の観察でも，前立腺体積倍加時間を最も予測する因子は観察開始時の移行領域体積であった。この報告では，開始時の身体計測指標，ホルモンレベル，ライフスタイルのほとんどは倍加時間の有意な予測因子ではなかった[b]。

前立腺肥大症患者に対してプラセボを投与して経過観察した 2 つの報告では，2 年間の観察で 8.9%（初診時の平均前立腺体積 39.3 mL），4 年間で 14%（初診時の平均前立腺体積 55 mL）の前立腺体積の増大を認めた[b]。先述の一般住民の結果（1～3%）に比較して，前立腺肥大症患者の観察開始時の前立腺体積は大きく，その増大率も急速である。3,047 例の前立腺肥大症患者をプラセボ，ドキサゾシン，フィナステリド，ドキサゾシンとフィナステリド併用の 4 群に無作為に割り付け，4.5 年間観察を行った Medical Therapy of Prostatic Symptoms（MTOPS）試験においても，プラセボあるいはドキサゾシン投与例の 4.5 年後の前立腺増大率は初診時の前立腺体積と血清 PSA 値に規定された[b]。

以上より，前立腺体積が大きいか血清 PSA 値が高い症例では，経過中に前立腺体積が増大する危険性が高いと推測される。

c. 下部尿路症状の自然史

各国における横断的研究により明らかなことは，一般住民においてもかなりの割合の人が中等症以上（IPSS で 8 点以上）の LUTS を有し，LUTS は加齢で増悪し，地域差や人種差が認められることである[b]。一方，一般住民における LUTS の推移を縦断的に検討した報告は限られている[b]。オルムステッド郡における検討では，42 カ月間の経過観察で年間 0.18 点の IPSS の増加を認めた。スコットランドでの検討では，5 年間の経過観察で IPSS が 2 点増加した。本邦においては，IPSS は 15 年間で 1.6 点（0.11 点/年）増加した[17]。なお，縦断的研究で有意な増悪を示した LUTS は尿意切迫感，尿勢低下，夜間頻尿の 3 つであり，これは横断的研究で示された結果[13]と一致した。

前立腺肥大症患者においても一般住民と同様に，集団全体としてみれば LUTS は進行する。前立腺肥大症患者を無治療で 3 年間経過観察したところ，平均で約 1.5 点の IPSS の増加を認めた[b]。一方，時間経過とともに LUTS が自然に軽減する人もいる[17]。このことは，一部の症例では経過観察が治療法となりうることを示唆する。

d. 尿流量の自然史

一般住民を対象とした横断的研究によると，最大尿流量は加齢によって減少する。オルムステッド郡における 6 年間の縦断的研究では，初診時年齢が 40 歳代の受診者では年間 1.3%，70 歳代では年間 6.5% の最大尿流量の減少を示した[b]。加齢に伴う最大尿流量の低下には，下部尿路閉塞だけではなく膀胱機能の変化が関与している可能性が高い。本邦の検討では，最大尿流量は 15 年間で 20.6 mL/秒から 18.1 mL/秒に有意に減少した[17]。

4) 進行の危険因子

　前立腺肥大症に関連する症状・所見は，一般住民，前立腺肥大症患者ともに時間経過に従って進行する。いくつかの危険因子が明らかとなっている。

a. 下部尿路症状進行の危険因子

　前立腺体積や PSA が経過中に急速に増大・上昇した人では LUTS の急激な増悪が認められたことが縦断的研究で示されている[b]。オランダにおける検討でも前立腺体積の増大と IPSS の増加との関連が認められている。前立腺体積の増大が前立腺肥大症に関連する症状の進展に関与すると推測される。

b. 医療機関への受診を規定する要因

　医療機関への受診行動 (health-care seeking behavior) は，国，文化，医療環境，収入，教育状態などに左右される[b]。オルムステッド郡における検討では，IPSS の重症度，困窮度，日常生活への支障度のいずれもが受診を規定する因子であったが，困窮度が最も有意な因子であった。

　Community-based study に参加した一般住民 242 人と LUTS を主訴に泌尿器科外来を受診した前立腺肥大症患者 235 例を比較した本邦の報告では，IPSS の重症度は各年代とも外来受診者で有意に高かったが，外来受診者の 63～65%，一般住民の 36～57% が中等症に分類され，両者はかなり重複していた[b]。一方，一般住民と外来受診者の間の QOL スコアの重複は軽微であった。

　以上より，LUTS を苦痛に感じ QOL の低下を自覚した人が医療機関を受診すると考えられる。

c. 尿閉や手術療法に至る危険因子

　急性尿閉は発現が明確であるため，前立腺肥大症の進行を把握する指標とされる。一般住民における尿閉の発生率に関する研究では，40～79 歳の 2,115 人を 50 カ月間 (8,344 人年) 経過観察して 57 例の急性尿閉を観察したことから，発生率は 6.8/1,000 人年と算出されている[b]。高年齢，IPSS が重症，最大尿流量が 12 mL/秒未満，前立腺体積が 30 mL より大などで発生の危険性が高い。

　一方，前立腺肥大症に対する手術適応基準は明確ではなく，国や文化的背景や医療環境などにより適応は大きく異なる。しかし，手術に至る危険因子の特定は，疾患の自然史の解明のために必須である。

　健康ボランティアを対象とした Baltimore Longitudinal Study of Aging の検討では，前立腺切除（摘除）の危険因子として，尿勢低下，残尿感，直腸診上の前立腺の腫大をあげている[b]。前立腺手術に至る率は，これらの因子がない人で 3%，1 項目を満たす人で 8.9%，2 項目で 15.7%，3 項目（全項目）で 36.6% であった。さらに，将来的に前立腺手術に至る率は年齢につれて上昇するが，直腸診上の前立腺の腫大と排尿症状を有する人では，両者ともない人に比較して各年代とも 2 倍程度高かった。オルムステッド郡にお

ける縦断的研究では，6年間の経過観察中にTURPに至る危険性は，初診時の年齢，LUTSの重症度，最大尿流量の低下と関連があり，70〜79歳の受診者は40〜49歳の受診者の約50倍のオッズ比を示した[b)]。TURPに至るハザード比は前立腺体積が30 mLを超える人は30 mL以下の人に比較して9.2倍に，血清PSA値1.4 ng/mLを超える人は1.4 ng/mL以下の人の9.3倍に上昇した。

本邦における縦断的研究によると，3年間の経過観察中のTURP施行率は，初診時のIPSSが軽症，中等症，重症で，それぞれ0%，4%，21%であった[b)]。また，TURPを受けた人の平均前立腺体積（53.9 mL）は受けなかった人（19.8 mL）と比較して有意に大きかった。観察期間を15年に延長した報告では，何らかの前立腺肥大症治療の頻度とTURPの頻度は，それぞれ15.4/1,000人年と8.2/1,000人年であった[18)]。IPSS≧8，最大尿流量＜12 mL/秒，前立腺体積≧30 mLが危険因子であった。以上から，一般住民においては，年齢，LUTSの重症度，QOLの障害の程度，前立腺腫大の程度が手術に至る危険因子といえる。

前立腺肥大症患者を対象に48カ月の経過観察を行った研究では，手術療法に移行した症例の割合は，初診時のLUTSが軽症，中等症，重症で，それぞれ10%，24%，39%であった[b)]。

d. 前立腺肥大症患者に対する経過観察

手術療法が適当と考えられた中等症のLUTSを有する症例を，即時手術群と経過観察群の2群に無作為に割り付け，その後の経過を3年間観察した報告では，治療不成功（死亡，繰り返す/難治性の尿閉，350 mLを超える残尿量，膀胱結石，新規/持続性尿失禁，高い症状スコア，血清クレアチニン値の2倍以上の上昇のいずれか）の割合は，TURP群で3/100人年，経過観察群で6.1/100人年であり，経過観察群のうち24%が3年間の経過観察中に手術療法に移行した[b)]。初診時の困窮度が低い症例では16%，高い症例では31%がそれぞれ手術療法に移行した。5年まで観察期間を延長した続報においても同様の結果が示されている。

前立腺肥大症患者にフィナステリドの対照群としてプラセボを投与して4年間観察した試験によると，初診時の前立腺体積（血清PSA値）が14〜41 mL（0〜1.3 ng/mL），42〜57 mL（1.4〜3.2 ng/mL），58〜150 mL（3.3〜12 ng/mL）の症例の，それぞれ8.9%，11.7%，22.0%が経過観察中に急性尿閉を発生したか手術療法に移行した[b)]。MTOPS試験のプラセボ群737例の検討では，初診時に31 mL以上の前立腺体積と1.6 ng/mL以上の血清PSA値は，症状の進行（4点以上のIPSSの増加），尿閉の発生，侵襲的治療への移行，臨床的進行（症状の進行，尿閉の発生，尿失禁，腎機能低下，再発性尿路感染症のいずれか）のすべてに有意に関与していた。初診時のLUTSが強く困窮度が高い症例，前立腺体積が大きく血清PSA値が高い症例では，経過観察という選択は適当でないであろう。

なお，LUTSに及ぼすプラセボ効果は短期的には明らかであるが，PSA値が低い（前立腺体積が小さい）症例では，その効果は数年の長期にわたって持続することが示されている[b)]。

参考文献

1) Irwin DE, Milsom I, Kopp Z, Abrams P, Artibani W, Herschorn S. Prevalence, severity, and symptom bother of lower urinary tract symptoms among men in the EPIC study: impact of overactive bladder. *Eur Urol* 2009; 56: 14−20

2) Coyne KS, Sexton CC, Thompson CL, Milsom I, Irwin D, Kopp ZS, Chapple CR, Kaplan S, Tubaro A, Aiyer LP, Wein AJ. The prevalence of lower urinary tract symptoms (LUTS) in the USA, the UK and Sweden: results from the epidemiology of LUTS (EpiLUTS) study. *BJU Int* 2009; 104: 352−360

3) Sexton CC, Coyne KS, Kopp ZS, Irwin DE, Milsom I, Aiyer LP, Tubaro A, Chapple CR, Wein AJ. The overlap of storage, voiding and postmicturition symptoms and implications for treatment seeking in the USA, UK and Sweden: EpiLUTS. *BJU Int* 2009; 103 (Suppl 3): 12−23

4) 本間之夫, 柿崎秀宏, 後藤百万, 武井実根雄, 山西友典, 林 邦彦; 排尿に関する疫学的研究委員会. 排尿に関する疫学的研究. 日排尿機能会誌 2003; 14: 266-277

5) Malmsten UGH, Molander U, Peeker R, Irwin DE, Milsom I. Urinary incontinence, overactive bladder, and other lower urinary tract symptoms: a longitudinal population-based survey in men aged 45−103 years. *Eur Urol* 2010; 58: 149−156

6) Maserejian NN, Chen S, Chiu GR, Araujo AB, Kupelian V, Hall SA, McKinlay JB. Treatment status and progression or regression of lower urinary tract symptoms in a general adult population sample. *J Urol* 2014; 191: 107−113

7) Coyne KS, Kaplan S, Chapple CR, Sexton CC, Kopp ZS, Bush EN, Aiyer LP. Risk factors and comorbid conditions associated with lower urinary tract symptoms: EpiLUTS. *BJU Int* 2009; 103 (Suppl 3): 24−32

8) Smith DP, Weber MF, Soga K, Korda RJ, Tikellis G, Patel MI, Clements MS, Dwyer T, Latz IK, Banks E. Relationship between lifestyle and health factors and severe lower urinary tracts symptoms (LUTS) in 106,435 middle-aged and older Australian men: population-based study. *PLoS One* 2014; 9: e109278

9) Wong SY, Woo J, Leung JC, Leung PC. Depressive symptoms and lifestyle factors as risk factors of lower urinary tract symptoms in Southern Chinese men: a prospective study. *Aging Male* 2010; 13: 113−119

10) Cartwright R, Mangera A, Tikkinen KAO, Rajan P, Pesonen J, Kirby AC, Thiagamoothy G, Ambrose C, Gonzalez-Maffe J, Bennett PR, Palmer T, Walley A, Jarvelin MR, Khullar V, Chappel C. Systematic review and meta-analysis of candidate gene association studies of lower urinary tract symptoms in men. *Eur Urol* 2014; 66: 752−768

11) Bosch JLHR, Hop WCJ, Kirkels WJ, Schröder FH. Natural history of benign prostatic hyperplasia: appropriate case definition and estimation of its prevalence in the community. *Urology* 1995; 46 (Suppl 3A): 34−40

12) Masumori N, Tsukamoto T, Kumamoto Y, Miyake H, Rhodes T, Girman CJ, Guess HA, Jacobsen SJ, Lieber MM. Japanese men have smaller prostate volumes but comparable urinary flow rates relative to American men: results of community based studies in 2 countries. *J Urol* 1996; 155: 1324−1327

13) Tsukamoto T, Kumamoto Y, Masumori N, Miyake H, Rhodes T, Girman CJ, Guess HA, Jacobsen SJ, Lieber MM. Prevalence of prostatism in Japanese men in a community-based study with comparison to a similar American study. *J Urol* 1995; 154: 391−395

14) Gacci M, Corona G, Vignozzi L, Salvi M, Serni S, De Nunzio C, Tubaro A, Oelke M, Carini M, Maggi M. Metabolic syndrome and benign prostatic enlargement: a systematic review and meta-analysis. *BJU Int* 2015; 115: 24−31

15) Ørsted DD, Bojesen SE. The link between prostatic hyperplasia and prostate cancer. *Nat Rev Urol* 2013; 10: 49−54

16) Fukuta F, Masumori N, Mori M, Tsukamoto T. Internal prostatic architecture on transrectal ultrasonography predicts future prostatic growth: natural history of prostatic hyperplasia in a 15-year longitudinal community-based study. *Prostate* 2011; 71: 597−603

17) Fukuta F, Masumori N, Mori M, Tsukamoto T. Natural history of lower urinary tract symptoms in Japanese men from a 15-year longitudinal community-based study. *BJU Int* 2012; 110: 1023−1029

18) Fukuta F, Masumori N, Mori M, Tsukamoto T. Incidence and risk of treatment for benign prostatic hyperplasia in Japanese men: a 15-year longitudinal community-based study. *Int J Urol* 2013; 20: 100−106

5 病態

　male lower urinary tract symptom（男性下部尿路症状），benign prostatic hyperplasia（前立腺肥大症），bladder outlet obstruction（膀胱出口部閉塞），benign prostatic enlargement（前立腺腫大）と pathophysiology をキーワードとして 2010 年以降の文献を検索し，これに MLGL，BPHGL 掲載文献を加えた 1,000 編の中から 77 編を引用した。

要約　　男性下部尿路症状の病態には，前立腺肥大症に伴う膀胱出口部閉塞，前立腺肥大症以外の機能性・器質性疾患，前立腺肥大症による合併症がある。膀胱出口部閉塞は尿道抵抗を増大させ排尿症状を生じる。同時に閉塞は膀胱の伸展・虚血・炎症・酸化ストレスをもたらし，膀胱支配神経や平滑筋の変化および尿路上皮由来の伝達物質の放出などを介して蓄尿症状を生じる。前立腺以外の病態としては，膀胱の炎症・虚血・加齢に伴う収縮障害や知覚障害，自律神経系の活動亢進，中枢または末梢の神経障害，薬剤や生活習慣などが症状の原因となる。
　　前立腺肥大症は尿道周囲の良性過形成（benign hyperplasia）で，平滑筋と結合織からなる間質，腺上皮，その内腔から構成される。間質と腺上皮とは増殖因子を介する相互作用があり，ホルモン環境の変化，炎症，虚血，交感神経の刺激，NO/cGMP 系の機能低下などで増殖が促進される。前立腺肥大症の重要な合併症には，尿閉，肉眼的血尿，膀胱結石，尿路感染症，腎後性腎不全がある。

1 男性下部尿路症状をきたす疾患

　男性下部尿路症状（MLUTS）をきたす疾患は多彩であり，必ずしも前立腺に起因しない（**表4**）。前立腺・下部尿路の疾患のみならず神経系の疾患，薬剤，飲水量などにも影響される。

2 前立腺・下部尿路の疾患・病態

1）前立腺肥大症[a, b]

　MLUTS をきたす疾患で重要なのは前立腺肥大症である。前立腺肥大症による LUTS の病態には，膀胱出口部閉塞が関与している。
　臨床的な前立腺肥大症は，前立腺腫大（benign prostatic enlargement: BPE），LUTS，膀

表4 男性下部尿路症状の原因となる疾患・病態

I. 前立腺・下部尿路の疾患・病態		
	前立腺肥大症	
	他の前立腺の疾患	前立腺炎，前立腺癌
	膀胱の疾患・病態	膀胱炎，間質性膀胱炎，膀胱癌，膀胱結石，膀胱憩室，過活動膀胱，低活動膀胱，その他
	尿道の疾患	尿道炎，尿道狭窄，尿道憩室
II. 神経系の疾患・病態		
	脳の疾患	脳血管障害，認知症，パーキンソン病，多系統萎縮症，正常圧水頭症，進行性核上性麻痺，大脳白質病変
	脊髄の疾患	脊髄損傷，多発性硬化症，脊髄腫瘍，脊椎変性疾患（脊柱管狭窄症，椎間板ヘルニア），脊髄血管障害，二分脊椎
	末梢神経の疾患・病態	糖尿病，骨盤内手術後
III. その他の疾患・病態		
	薬剤性	
	多尿	
	睡眠障害	
	心因性	

〔Abrams P, Wein AJ eds. *Urology* 1997; 50（Suppl 1）: 1–114〕

胱出口部閉塞の3つの要素により構成されている（**図4**）。古典的な前立腺肥大症の概念は，この3つの輪の重なる部分である。これら3つの要因については，前立腺腫大と膀胱出口部閉塞の間に相関があるとする報告がある一方で，LUTSと前立腺腫大の間，LUTSと膀胱出口部閉塞との間には明らかな相関はないとする報告も多数ある。尿流動態検査とLUTSの関係では，LUTSがあっても膀胱出口部閉塞がないことも稀ではない。これに対して，排尿筋過活動と膀胱出口部閉塞の程度とは相関があるとされている。また，蓄尿症状は排尿筋過活動の存在を示唆し，特に切迫性尿失禁と排尿筋過活動とは強

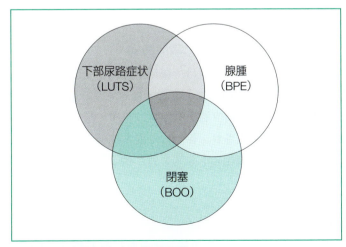

図4 前立腺肥大症の構成要素
〔Hald T. *Prostate* 1989; 15（Suppl 2）: 69–77〕

く相関する。

前立腺肥大症に伴う固有の病態や合併症などは後に詳述する（p.71 参照）。

前立腺の腫大が必ずしも膀胱出口部閉塞や LUTS と関連しない理由として，以下に述べる各種病態が関与する。

a. 前立腺腫大と相関しない膀胱出口部閉塞

前立腺による尿道抵抗（閉塞）には 2 種類の機序が想定されている。一つは前立腺腫大による機械的閉塞であり，もう一つは平滑筋の収縮による機能的閉塞である。機能的閉塞が強い場合は，閉塞の程度と腫大の程度は相関しなくなる。膀胱頸部に発生した肥大結節，尿道周囲組織由来のいわゆる「中葉肥大」では，前立腺体積より膀胱への突出度が閉塞と相関する。

b. 膀胱出口部閉塞による膀胱の排尿（排出）障害

手術などにより閉塞を解除しても 1/3 では排尿症状が持続する。特に 70 歳以上の排尿症状は膀胱収縮障害に起因することが多く（48%），尿閉の既往を有する症例ではさらに多いとされている。80 歳以上では排尿障害があっても 60% は下部尿路閉塞を証明できない。

下部尿路閉塞に対し膀胱平滑筋は肥大し，また虚血に対する抵抗性を獲得して，ミオシンのような収縮蛋白の発現を変化させて収縮能を維持する。閉塞に対し代償しきれなくなると，平滑筋細胞間 gap junction の構成蛋白である connexin 43 の発現低下などにより収縮の同期ができなくなり，収縮障害が生じる。また，膀胱壁のコラーゲンも増加し LUTS も悪化する。これらの変化は加齢によっても生じる。すなわち，膀胱出口部閉塞を解除しても排尿症状が持続する原因として，膀胱収縮力の低下やコラーゲンの増加が考えられる。

α_1 遮断薬や PDE5 阻害薬は平滑筋の弛緩により尿道抵抗を減少させるが，機械的閉塞には無効である。

c. 膀胱出口部閉塞による膀胱の蓄尿障害[b]

膀胱出口部閉塞による排尿症状は，尿流が抵抗を受けた結果で生じるとして理解しやすい。しかし，膀胱出口部閉塞による膀胱機能障害で過活動膀胱（OAB）などの蓄尿症状も生じるとされている。前立腺肥大症では蓄尿・排尿のサイクルごとに膀胱伸展・高圧・虚血・再灌流が繰り返され，徐々に上皮・神経・平滑筋に様々な変化がもたらされる。特に膀胱血流障害は酸化ストレスを引き起こし，ラジカルが上皮・神経・平滑筋の障害をもたらす。

（1）神経の変化

膀胱壁内神経（骨盤神経節後線維）は虚血に対し特に脆弱で，部分除神経（partial denervation）の状態となる。除神経に伴って膀胱平滑筋はアセチルコリンに対し過大な

反応を起こすようになる。除神経後には平滑筋細胞は電気生理学的に同期しやすくなり，排尿筋過活動が生じると考えられる。また，虚血に伴い知覚神経にはニューロキニン受容体の増加などが生じ，知覚亢進を引き起こすと考えられる。

(2) 膀胱平滑筋の変化

膀胱は自律収縮能を有し，蓄尿期での自律収縮は求心性神経伝達促進に関与している。自律収縮の本体は平滑筋細胞が有する自動能であるが，正常では隣接する平滑筋細胞が電気的にカップリングしているのみである。しかし，OAB 患者では蓄尿期の膀胱壁の微細な動き（micromotion）が尿意切迫感と関連しており，膀胱出口部閉塞では平滑筋細胞間 gap junction の構成蛋白である connexin 43 の発現亢進に伴い平滑筋細胞が同期して収縮するようになる。

これには，上皮下ならびに筋層内の間質細胞ネットワークの変化や，筋層内の神経などから放出される各種メディエーターによるアセチルコリンに対する感受性の亢進や RhoA/Rho-kinase pathway の亢進が関与すると想定されている。膀胱平滑筋からの神経成長因子（nerve growth factor: NGF）の分泌が亢進し，排尿反射の亢進や排尿筋過活動をもたらす可能性もある。

(3) 尿路上皮由来のメディエーター

尿路上皮細胞は各種の受容体やイオンチャネルを有しており，神経伝達物質を放出して膀胱機能に影響を及ぼしている。アデノシン三リン酸（ATP），一酸化窒素（NO），プロスタグランジン，アセチルコリンも尿路上皮より放出される重要なメディエーターである。これらの物質は，膀胱上皮に存在する transient receptor potential vanilloid 1（TRPV1），TRP channel A1（TRPA1），epithelial sodium channel（ENaC）や，他のプリン受容体，ムスカリン受容体，アドレナリン受容体などを介して，伸展・虚血・炎症・酸化ストレスなどに反応して放出される。膀胱上皮細胞あるいは上皮下に分布している C 線維も，これらの刺激に反応して求心性入力を増加させ蓄尿機能に影響を及ぼしている。

d. 尿道からの求心性刺激の亢進

前立腺の腫大に伴い尿道は伸展され易刺激性が亢進し，その刺激が求心性神経を介して蓄尿症状の発症に関与するとの報告もある。尿道をプロスタグランジンで刺激すると排尿反射が亢進し，それが α_1 遮断薬で低下するのは，尿道の知覚神経が蓄尿症状発生に重要な役割を果たしていることを示唆する。

2) 他の前立腺疾患[a]

a. 前立腺炎

前立腺炎はほとんどの世代の男性でみられ，高齢男性よりむしろ若年に多い。米国国立衛生研究所（National Institute of Health: NIH）による前立腺炎の分類では，前立腺炎は category I〜IV に分類される。Category I が急性細菌性前立腺炎，category II が慢性細菌

表5　NIH Prostatitis Classification System

Category I	急性細菌性前立腺炎
Category II	慢性細菌性前立腺炎
Category III	慢性前立腺炎/慢性骨盤痛症候群
IIIA	炎症性
IIIB	非炎症性
Category IV	無症候性炎症性前立腺炎

性前立腺炎で細菌が検出される（**表5**）。細菌が証明されない category III は慢性前立腺炎/慢性骨盤痛症候群（chronic prostatitis/chronic pelvic pain syndrome: CP/CPPS）とも呼ばれ，90% 以上を占める。Category III は炎症を有する IIIA と炎症を有さない IIIB に細分される。症状を有さないが前立腺生検組織標本や前立腺圧出液・精液中に炎症所見を認めるものを category IV（無症候性炎症性前立腺炎）とする。Category II と III が慢性前立腺炎と呼ばれる病態である。

　症状としては頻尿，残尿感，尿意切迫感などの蓄尿症状が主体で，排尿症状もみられる。Category III では会陰部や骨盤部の様々な部位に痛みや不快感が自覚される。Category III の患者では，その 60% が麻酔下膀胱水圧拡張により点状出血を認めたとの報告や，尿路上皮の透過性亢進の検査であるカリウムテストで 84% の症例が陽性を示したとの報告もあり，間質性膀胱炎の症状・所見との関連・重複が想定されている。慢性前立腺炎の症状を客観的に定量化する指標として前立腺炎症状スコア（NIH-Chronic Prostatitis Symptom Index: NIH-CPSI）があり，日本語版も作成された[1]。

b. 前立腺癌

　前立腺癌は尿道から離れた部分（辺縁領域）から発生するため，早期の前立腺癌には LUTS はみられない。しかし，癌が進行して尿道や膀胱を圧迫するようになると，前立腺肥大症と同様の症状が出現する。

3）膀胱の疾患・病態[a, b]

a. 膀胱炎

　蓄尿症状を中心とした LUTS を呈する。男性で細菌性膀胱炎が単独で生じることは稀で，膀胱結石や前立腺肥大症などの下部尿路閉塞性疾患に合併して発生することが多い。放射線照射後に発症する膀胱炎（放射線性膀胱炎）もある。

b. 間質性膀胱炎

　間質性膀胱炎では，頻尿，尿意亢進，尿意切迫感，膀胱痛などの LUTS がみられる。女性に多く男性には比較的稀であるといわれる。しかし，男性では前立腺が存在するため，そのような症状を訴えても慢性前立腺炎と診断されている可能性がある。慢性前立腺炎/慢性骨盤痛症候群と間質性膀胱炎とは重複する部分もあり，自覚症状や尿所見では鑑別できないことも多い。診断に当たっては排尿記録が参考となり，1 回排尿量の低

下があれば間質性膀胱炎を疑う。

c. 膀胱癌

膀胱癌では血尿以外に蓄尿症状がみられることがある。特に上皮内癌（CIS）では蓄尿症状が強い。腫瘍が膀胱頸部を閉塞すると排尿症状も出現する。

d. 膀胱結石

感染がなくても蓄尿症状を呈する。感染を合併すると排尿痛や混濁尿も伴う。結石が内尿道口に嵌頓すると尿線途絶などの排尿症状もみられる。下部尿路疾患ではないが，下部尿管結石でも，頻尿や尿意切迫感などの蓄尿症状や残尿感を伴うことがある。

e. 膀胱憩室

その成因から先天性と後天性に分けられる。先天性は男児に多く，後天性は中高年男性に多い。後者では前立腺肥大症，尿道狭窄などの下部尿路閉塞に起因する膀胱内圧の上昇が原因と推定され，通常は膀胱粘膜が筋層を貫いている。憩室内の尿は残尿となるので尿路感染症が発生しやすい。感染が合併すると排尿痛や混濁尿も伴う。基礎疾患や憩室に伴う排尿症状が主体であるが，感染合併に伴い蓄尿症状もみられる。

f. 過活動膀胱（OAB）

OABとは，尿意切迫感を必須とした症状症候群であり，通常は頻尿と夜間頻尿を伴い，切迫性尿失禁は必須ではない。局所的な病態（膀胱癌，膀胱結石，尿路感染症など）を除外する必要がある。OABの原因となる疾患・病態は多彩で，非神経因性と神経因性に分類される。後者には脳血管障害，パーキンソン病などの神経変性疾患，種々の脊髄・脊椎疾患などが含まれる。前者では前立腺肥大症などの下部尿路閉塞が代表であるが，50歳以下の男性では原因不明（特発性）のものも少なくない。OABは特定のLUTSで定義されるものであり，特徴的な客観的所見に欠ける。そのため，他のLUTSをきたす疾患・病態と誤診される可能性が高い。詳細は診療ガイドライン[2]を参照されたい。

g. 排尿筋低活動・低活動膀胱

ICS用語基準では，排尿筋低活動（detrusor underactivity）とは内圧尿流検査（pressure-flow study: PFS）上の所見で，排尿筋収縮力の低下または収縮時間の短縮と定義されている。神経障害が否定できるLUTSを有する男性では50歳未満で9〜23%，70歳以上の高齢者になると48%，女性では12〜45%にみられると報告されている[3]。一方，低活動膀胱（underactive bladder）とは尿勢低下や排尿困難などの臨床症状や非侵襲的検査によって診断されるべきsymptom complexで，明確な定義はない[4]。排尿筋低活動の原因は特発性，神経原性，筋原性，医原性に分類できる[3]（**表6**）。なかでも加齢，膀胱出口部閉塞，糖尿病が主な原因と考えられている[3]。膀胱・尿道の知覚神経は蓄尿期や排尿期の下部尿路伸展状態をモニターし，特に尿道知覚神経は排尿反射の持続に重要であると報告さ

表6 排尿筋低活動の原因（文献3)より一部改変）

	原因となる疾患・病態
特発性	加齢，原因不明（若年者）
神経原性	パーキンソン病，多系統萎縮症，糖尿病，多発性硬化症，ギランバレー症候群，腰椎椎間板ヘルニア，脊髄損傷，先天性脊髄疾患
筋原性	膀胱出口部閉塞，糖尿病
医原性	骨盤内手術後（前立腺癌，直腸癌）

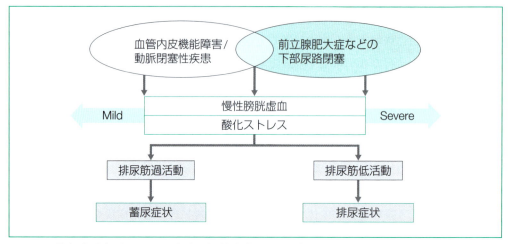

図5 前立腺腫大がなくても膀胱の慢性虚血があればLUTSが生じる（仮説）[8]
膀胱虚血が高度になると排尿筋低活動から排尿症状をきたすようになる。

れている[5]。したがって，膀胱・尿道の知覚神経障害が存在すると排尿反射の継続ができなくなり排尿筋低活動になる可能性も示唆されている[3,6]。

h. その他
(1) 膀胱血流障害
「ヒトは血管とともに老いる」といわれているが，血管老化には，酸化ストレス，インスリンシグナリング，炎症などが関与している。前立腺肥大症でTURPを施行した後も排尿筋過活動が持続する症例では，下部尿路の血流障害が存在すると報告されている[7]。血流障害が高度になると膀胱収縮障害が生じ，排尿症状を認めるようになると考えられる（図5）[8]。

LUTSと血流障害との関係はいくつかの病態モデルで検証されている。Azadzoiらは家兎に腸骨動脈の内皮障害を起こし高コレステロール食で飼育したところ，膀胱壁の血流障害とともに排尿筋過活動や平滑筋切片の収縮反応の亢進がみられ，血流障害がさらに高度になると膀胱壁の線維化から収縮障害が生じると報告した[9]。この結果は，遺伝的高脂血症ウサギ[10]，総腸骨動脈内膜の損傷後高コレステロール食で飼育して動脈閉塞性変化をきたしたラット[11]，自然発症高血圧ラット[12]で追試・確認されている。膀胱壁内神経（骨盤神経節後線維）は虚血に対し特に脆弱で，部分除神経の状態となるが，

除神経に伴って膀胱平滑筋はアセチルコリンに対し過大な反応を起こすようになる（除神経過敏）。除神経後には平滑筋細胞は電気生理学的に同期しやすくなり，排尿筋過活動が生じると考えられる[13]。

膀胱上皮は虚血に伴い酸化ストレスが亢進し，炎症性サイトカイン放出などを介して，プロスタグランジンや NGF 放出を増加させ[14]，知覚亢進から排尿筋過活動を惹起すると考えられる。血流改善が治療に繋がる可能性についても基礎的臨床的検討がなされている。ニコランジル（K_{ATP} チャネル開口薬），ファスジル（Rho キナーゼ阻害薬），α_1 遮断薬（タムスロシン，ナフトピジル，シロドシン）は膀胱血流の改善効果が報告されている[15-18]。また，オルメサルタン（アンジオテンシン II 受容体拮抗薬）は膀胱血流の改善とともに膀胱容量の増大をもたらす[19]。実際，アンジオテンシン II 受容体拮抗薬投与中の高血圧患者では排尿症状スコア，蓄尿症状スコアともに有意に低いことが報告されている[20]。また，総腸骨動脈内膜損傷モデルラットにおいて，PDE5 阻害薬は膀胱機能と組織障害の予防効果を示した[21]。

(2) 自律神経系の活動亢進

自律神経，特に交感神経の活動亢進（血圧，脈拍，尿・血清中のカテコラミンの上昇）は LUTS の重症度と相関するとされる[22]。加齢に伴い交感神経系は活性化されるが，肥満，メタボリック症候群，食塩過剰摂取が加わるとより顕著になる。交感神経系の活性化は血圧上昇や動脈硬化の進展など心血管系への影響のみならず，その程度は臓器によって異なるが，臓器を還流する微小血管を収縮させて血流障害を引き起こす。食塩感受性の高血圧をきたすラットでは膀胱血流の低下とともに排尿反射の亢進をきたし，膀胱上皮由来の ATP やプロスタグランジン E2 の放出増加が認められる[23]。また，自律神経の活動亢進は NGF 産生亢進から膀胱壁の神経密度を高めて排尿筋過活動を引き起こすと報告されている[24]。

(3) 膀胱の加齢

膀胱平滑筋を支配する骨盤神経節後神経の末端からはアセチルコリンや ATP が放出される。加齢に伴いアセチルコリン放出は減少し，ATP 放出が増加すると報告されている[25]。ATP は収縮の開始に関与するので，尿意切迫感などの OAB の原因になっている可能性もある。また，加齢とともに膀胱上皮が酸化ストレスに脆弱となる，上皮由来のアセチルコリンが減少し ATP 放出が増加する，上皮のプリン受容体（$P2X_3$）が増加する，平滑筋の反応性が亢進するなどの変化により，膀胱からの求心性入力も増加するとされている[26]。前述の膀胱血流障害や後述の膀胱の炎症も加齢変化と考えることもできる。

(4) 膀胱の炎症

OAB 患者の約 60% に膀胱上皮あるいは上皮下に慢性の炎症が存在し[27]，また，前立腺肥大症に対する薬物療法後も尿意切迫感の残存する患者[28]，あるいは女性の OAB 患者[29]では血清 C 反応性蛋白（CRP）が高値であると報告されている。疫学調査でも CRP

のレベルが上昇するほど，男女ともに OAB の頻度が上昇するとも述べられている[30]。さらに，抗コリン薬で抵抗性を示す OAB 患者の血清中では CRP や NGF のほかにアディポサイトカインである IL-1β，IL-6，IL-8，TNF-α も高値で[31]，膀胱血流障害モデルでもこれらサイトカインの膀胱壁での上昇が認められる[32]ことより，膀胱の炎症は OAB の発生に関与している可能性がある。

4）尿道の疾患[a]

a. 尿道炎

尿道炎の多くは尿道の微生物の感染により起こり，LUTS としては尿道痛が生じる。非淋菌性尿道炎では尿道分泌物は自覚するが尿道痛は不明確なことがある。淋菌性尿道炎の後遺症として尿道狭窄を生じると排尿症状をもたらす。

b. 尿道狭窄

尿道狭窄は外傷や炎症の治癒過程で起こる瘢痕化によって後天的に生じることが多い。外傷は会陰部の打撲（騎乗損傷）に伴う球部尿道狭窄や骨盤骨折に伴う後部尿道狭窄が多い。医原性としては，内視鏡手術後の尿道狭窄や尿道口狭窄，前立腺全摘除術後の膀胱尿道吻合部狭窄がある。尿道狭窄では尿勢低下や腹圧排尿がみられる。

c. 尿道憩室

女性に比べて男性では少なく，その 90% が後天性である。結石，感染，外傷（医原性を含む），尿道狭窄が原因で発生することが多い。排尿症状を訴えることが多く，再発性尿路感染症や陰茎・会陰部腫瘤を認めることもある。

3 神経系の疾患・病態

前立腺・膀胱・尿道に明らかな異常が認められないのに LUTS を呈する場合は，下部尿路機能を調節する神経系疾患を考慮しなければならない。なお，神経因性膀胱とは，神経系疾患による（膀胱だけでなく）下部尿路全体の機能障害を総称する用語である。

1）脳の疾患[a]

a. 脳血管障害

脳血管障害には，急激に片麻痺や意識障害をきたす脳卒中と緩徐に進行性の経過をとる多発性脳梗塞（多発性小窩状態）とがある。いずれも LUTS をきたす。前脳病変では蓄尿症状がよくみられ，脳幹部病変（脳幹部梗塞など）では排尿症状が多い。蓄尿障害は慢性期まで継続する傾向があるが，尿意は正常で排尿筋と外尿道括約筋の協調性も保たれていることが多い。前立腺肥大症などの合併がなければ排尿機能は比較的保たれる。

b. 認知症

アルツハイマー病は，記憶障害で発症して進行性の経過をたどり，最終的には慢性植物状態に至る経過の長い疾患である。下部尿路の神経機能が正常であっても，歩行能力・認知・意欲の低下があると，トイレに行けない，トイレの場所や排尿動作がわからない，トイレへ行く意欲がないなどの理由から尿失禁（機能性尿失禁）となる。また，切迫性尿失禁も発生してくる。この機序としては，大脳皮質からのムスカリン受容体を介した排尿反射中枢の抑制系が認知症に伴い障害されることが考えられる。

c. パーキンソン病

パーキンソン病は中高年者に発病し，安静時の手足の粗大な振戦，小刻み歩行，寡動，筋強剛などを特徴とし，緩徐進行性の代表的な錐体外路系変性疾患である。パーキンソン病では 35〜70% に下部尿路機能障害がみられる。パーキンソン病の運動障害に関与しているのがドーパミン D2 受容体の不全であり，排尿反射の亢進はドーパミン D1 受容体への入力障害が原因とされている。また，パーキンソン病の蓄尿機能障害には，前述の D1 受容体への入力障害に加えて，前頭葉の機能低下の関与も指摘されている[33]。LUTS では排尿症状より蓄尿症状が多く，両者を併せもつ症例も少なくない。パーキンソン病治療薬により排尿症状が悪化することもあるので注意が必要である。

d. 多系統萎縮症

多系統萎縮症は，自律神経系，小脳系，錐体外路系が障害される神経変性疾患である。多彩な自律神経症状を呈するのが特徴で，下部尿路機能障害は，勃起障害とともに本疾患の早期から出現する。蓄尿障害と排尿障害の両方を併せもつ。

e. 正常圧水頭症

正常圧水頭症は高齢者に多い疾患で，歩行障害，認知症，尿失禁を三徴とする。OAB 症状は 64〜81% にみられ，尿流動態検査で排尿筋過活動を 71〜95% に認める[34, 35]。シャント手術後の症状の改善率は 70〜80%，尿失禁の消失率は 62% と報告されている[36]。

f. 進行性核上性麻痺

進行性核上性麻痺は高齢者に発症し，認知機能障害，核上性眼球運動障害，パーキンソニズムを主徴候とする神経変性疾患である。OAB 症状を主体とする LUTS を高頻度に認め，尿流動態検査では，排尿筋過活動と仙髄 Onuf 核の変性によるとされる外尿道括約筋筋電図の神経原性変化を高率に認める。

g. 大脳白質病変

大脳白質病変は脳の MRI で大脳白質の高信号域としてとらえられるもので，加齢とともに進行する。その重症度と尿意切迫感の有症状率は相関し，特に前頭葉，前帯状回，海馬部などの大脳白質病変が尿失禁と関連することが示唆されている[37]。

2）脊髄の疾患・病態[a]

脊髄の疾患に起因する下部尿路機能障害は，蓄尿障害と排尿障害を同時に呈することが多い。仙髄より上位に障害がある核上型と，仙髄（核型）あるいは仙髄より下位に障害がある核下型とに分類される。仙髄より上位に障害があると，排尿筋過活動による蓄尿障害と排尿筋括約筋協調不全（detrusor sphincter dyssynergia: DSD）による排尿障害を呈する。このため，高圧蓄尿・高圧排尿による上部尿路障害をきたしやすいので注意深い尿路管理を必要とする。

仙髄あるいは仙髄以下の障害の場合には，排尿反射は減弱ないしは消失するため，排尿筋低活動となり排尿障害となる。尿道閉鎖機能は保持されている場合と，障害されてわずかな腹圧上昇で尿失禁が生じ蓄尿症状を呈する場合とがある。

a. 脊髄損傷

脊髄損傷の急性期には完全尿閉となるが，回復期から固定期になるに従い排尿筋反射が出現し排尿機能が回復してくる。完全損傷では尿意が消失するが，不全損傷では尿意が残り蓄尿症状が問題となる。仙髄より上位の脊髄の損傷（核上型損傷）でみられる排尿反射の亢進は，神経反射経路の再構築がなされるためと考えられている。すなわち，ネコ，おそらくヒトでも本来の $A\delta$ 線維に代わって C 線維が求心路を形成し易刺激性を獲得する。排尿筋括約筋協調不全を伴っていることも多く排尿症状を呈する。核・核下型損傷でも，排尿症状と蓄尿症状を呈する。

詳細は日本排尿機能学会/日本脊髄障害医学会より脊髄損傷における排尿障害の診療ガイドライン[38]が発刊されているので参照されたい。

b. 多発性硬化症

多発性硬化症（multiple sclerosis）は中枢神経白質の炎症性脱髄を特徴とし，典型的には20～30歳代で発症し，2：1で女性に多く，再発と寛解を繰り返しながら慢性的に進行する疾患である。下部尿路機能障害を初発とする症例は2～16％程度で，これ以外にも直腸障害や性機能障害などの自律神経障害を初発症状とすることもある。22論文の集計結果では，1,882症例中62％にOAB，25％に排尿筋括約筋協調不全，20％に低活動膀胱がみられた。本邦においては蓄尿症状よりも排尿症状が多いとされている。

c. 脊髄腫瘍

髄外腫瘍では，脊髄根圧迫による支配領域への放散痛，病変レベル以下の表在・深部感覚の障害や運動麻痺，直腸障害とともに，下部尿路機能障害によるLUTSが出現する。髄内腫瘍でも馬尾神経が巻き込まれると直腸障害とともに下部尿路機能障害が出現する。

d. 脊椎変性疾患
（1）脊柱管狭窄症

先天性，後天性を含めた様々な原因で脊柱管狭窄が生じ，神経圧迫症状が出現する。

主症状は馬尾の障害に伴う疼痛・運動障害であるが，蓄尿症状，排尿症状，尿閉などを伴うこともある。

(2) 椎間板ヘルニア

脱出した髄核により後縦靱帯が圧迫され疼痛を引き起こす。脱出が大きいと神経根を障害して根性神経痛を発生する。L4/L5 間のヘルニアでは片側の腰神経が圧迫されるが，時には両側の障害や中央部にヘルニアが起こって馬尾神経症状を呈するものがある。この場合，排尿筋低活動から排尿症状を呈し，時には急性尿閉をきたすこともある。

e. 脊髄血管障害

脊髄梗塞，脊髄動静脈奇形などでも種々の程度の下部尿路機能障害をきたし LUTS を示す。

f. 二分脊椎

先天的な椎弓の癒合不全である。これに脊髄閉鎖不全（spinal dysraphism）が合併し脊髄髄膜瘤（myelomeningocele）を呈するものでは高率に下部尿路機能障害を合併する。好発部位は腰仙部に多く，膀胱直腸障害がみられる。尿流動態検査では，排尿筋過活動，仙髄以下の障害では低コンプライアンス膀胱・尿道括約筋不全などがみられる。排尿筋括約筋協調不全を有するものでは膀胱の低圧が得られず，膀胱尿管逆流を合併し腎機能の低下をきたしやすい。膀胱の松かさ状変形（pine tree shape）や水腎・水尿管症もみられる。尿道内圧が低いものでは尿失禁が生じる。

詳細は日本排尿機能学会/日本泌尿器科学会による二分脊椎に伴う下部尿路機能障害の診療ガイドライン[39] を参照されたい。

3) 末梢神経の疾患・病態[a]

仙髄の排尿中枢（S2〜4）から末梢の障害（核下型神経障害）では，膀胱平滑筋の収縮障害がみられ排尿症状をきたす。

a. 糖尿病

糖尿病性自律神経症（diabetic autonomic neuropathy）では膀胱壁内や陰茎海綿体の神経軸索あるいは膀胱壁神経節の変性を伴い，下部尿路機能障害を生じる。知覚神経障害で始まり，初期の症状は尿意の減弱または消失である。膀胱過伸展とともに次第に運動神経の障害が生じ，排尿症状や残尿が認められる。残尿が多量になると尿閉から溢流性尿失禁を生じる。糖尿病による多尿が原因で蓄尿症状を呈することもある。糖尿病の初期症状として 20〜25% 程度に OAB 症状が認められるとされる[40,41]。糖尿病に起因する膀胱の細小血管障害が関与している可能性もある。

b. 骨盤内手術後

　直腸癌に対する腹会陰式直腸切除などに際し，骨盤内結合織切除，リンパ節郭清により骨盤神経の障害や膀胱への血流障害，膀胱尿道への機械的損傷が原因となり下部尿路機能障害が生じる。膀胱は手術直後から尿意・膀胱収縮ともに欠如した低活動膀胱となる。初期には膀胱コンプライアンスも低い。次第に膀胱コンプライアンスは改善し，腹圧による排尿が可能となる。しかし，膀胱収縮は不良で，排尿障害が長期化すると膀胱壁の線維化などの器質的変化をきたし，最終的には膀胱コンプライアンスは低下する。尿道機能も障害されていることが多く，ほとんどの症例で尿道閉鎖圧は低下するので尿失禁を生じやすい。随意的に尿道を弛緩できないこともあり，その場合は排尿症状の原因ともなる。

4 その他の疾患・病態[a]

1）薬剤性

　中高年男性では，下部尿路閉塞（前立腺肥大症），加齢に伴う排尿筋収縮力低下，神経因性膀胱などの基礎疾患を有することが多く，薬物の作用によって容易に下部尿路機能障害をきたす。心血管系疾患や代謝疾患，精神神経疾患，悪性腫瘍，上気道炎などの合併症も高齢者に多く，多種類の薬物の服用（polypharmacy）から，薬物の相加・相乗効果によりいっそう下部尿路機能障害を生じやすくなっている。

　特に頻度の高いものとして，OAB 治療薬による尿閉などの排尿症状，排尿障害治療薬による蓄尿症状（頻尿，尿意切迫感）がある。その他，消化性潰瘍治療薬，鎮痙薬，パーキンソン病治療薬，抗ヒスタミン薬，感冒薬，抗精神病薬など様々な薬物が中枢性・末梢性に下部尿路機能に影響をもたらす。

2）多尿

　ICS 用語基準では，夜間に睡眠を中断するような排尿が 1 回でもあればこれを夜間頻尿と定義している。夜間頻尿の原因としては一日多尿，夜間多尿，膀胱容量の減少，睡眠障害などがあり，鑑別には排尿記録を記載することが必要である。一日多尿の原因としては糖尿病，尿崩症，心因性多飲などがある。夜間多尿の原因としては，高血圧[42]，うっ血性心不全，自律神経機能失調，閉塞性睡眠時無呼吸症候群，腎不全，抗利尿ホルモン（ADH）分泌の日内変動の消失，水分・カフェイン・アルコールの夜間多量摂取などが考えられる。複数の因子が関係していることが多く病態は複雑である[43]。

3）睡眠障害

　高齢者では一般に徐波睡眠が減少し睡眠が浅くなり，中途覚醒が増える。また，脳機能の低下や社会的要因のため昼間の仮眠が多くなり，睡眠型が成人の単相性から幼小児期の多相性に逆戻りする。浅い睡眠は尿意覚醒閾値の低下（夜間膀胱容量の低下）とな

り，夜間頻尿を引き起こす．脳血管障害，パーキンソン病，アルツハイマー病などの高齢者に多い中枢神経疾患も睡眠障害を起こし，夜間頻尿の原因となる．睡眠障害は夜間多尿の原因にもなる可能性があり，睡眠障害が改善すると睡眠中の尿量も減少するとの報告もある．

4）心因性

　心因性下部尿路機能障害の明確な定義はないが，「発症や経過において，心理的・社会的因子と密接な関連が認められ，尿道や膀胱などの限定された骨盤内臓器に固定した身体症状を表す疾患」とされている．下部尿路の器質的疾患や機能障害を除外した上で，その発症が心因性障害と密接な相関を認める，あるいは心的障害の除去によりLUTSが消失，軽減する疾患とされている．心因性下部尿路機能障害では尿閉にまで至る排尿症状や，頻尿・尿意切迫感などの蓄尿症状が，それぞれ単独または合併してみられる．男性でも女性でもみられるが，女性が多い．不安神経症や情動的うつに多く（時には統合失調症などの精神疾患の部分症状のこともある），強いストレスと身体症状で発症，睡眠中は症状が消失する，などが特徴としてあげられている．また，下腹部や骨盤部の圧迫感，胃腸症状などの不定愁訴を高頻度に合併する．

5 前立腺肥大症に伴う固有の病態や合併症

1）前立腺肥大症の病態[b]

　前立腺は辺縁領域（peripheral zone: PZ），中心領域（central zone: CZ），移行領域（transition zone: TZ）および前部線維筋性間質（anterior fibromuscular stroma）からなる（図6）．前立腺

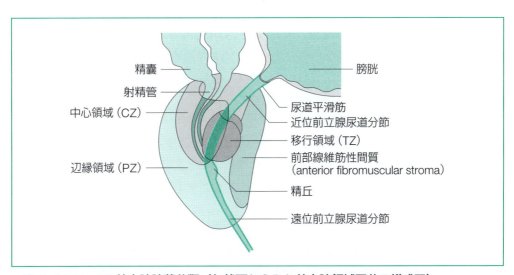

図6　McNealの前立腺腺葉分類（矢状面からみた前立腺領域区分の模式図）
（McNeal JE. Am J Surg Pathol 1988; 12: 619-633）

肥大結節（腺腫）は組織学的には細胞数の増加で，肥大（hypertrophy）より過形成あるいは増殖（hyperplasia）が適切な表現である。前立腺腺腫の発生部位は移行領域と尿道周囲組織であり，初期の結節成分は間質のみで構成されている。間質で形成された結節が腺増生を誘導し，成熟した肥大結節へと進展する。間質と腺上皮との間には各種増殖因子を介して相互作用がある。前立腺の過形成（増殖）は様々な因子により影響を受けている。

a. 内分泌環境の変化

前立腺の腺上皮細胞はテストステロンの支配を受けている。テストステロンは前立腺細胞内でジヒドロテストステロン（DHT）に変換され，DHT が受容体と結合して増殖因子の遺伝子の転写を促進しアポトーシスを抑制する[44]。加齢に伴いテストステロンが減少すると，前立腺は萎縮するはずである。その一方，加齢やメタボリック症候群に伴うアロマターゼ活性化は，テストステロン（T）からエストラジオール（E）への変換促進（T/E 比低下）をもたらす。エストラジオールの増加がテストステロンと協調して肥大結節の発生に関与していると推定される。雄性イヌにテストステロンとエストラジオールを投与すると前立腺の急激な増殖と下部尿路閉塞がみられること[45]，ヒトでもE/T 比の増加が前立腺体積の増大と相関しているとの疫学調査があること[46]，エストロゲン受容体α（ER-α）が前立腺増殖と分化に関与していること[47]などが報告されている。

T/E 比低下はヒト膀胱平滑筋細胞のエストロゲン受容体を介して RhoA/Rho-kinase（ROCK）経路を活性化し，カルシウム非依存性に膀胱平滑筋を収縮させ蓄尿症状をもたらす可能性も指摘されている[48]。メタボリック症候群でみられる高インスリン血症が前立腺の増殖を引き起こすという臨床研究や基礎研究も多数報告されている[49,50]。

b. 炎症と虚血

前立腺の炎症も過形成に重要な役割を果たしている[51,52]。5α還元酵素阻害薬の臨床研究では，前立腺の生検標本で炎症所見のある患者は前立腺体積が大きく，症状スコアが高く[52]，前立腺切除組織による検討では炎症症例に尿閉のリスクも高かったと報告されている[51]。炎症細胞由来のサイトカインは増殖因子も誘導する[53]。なかでも IL-1αは FGF（fibroblast growth factor）-7 を誘導し増殖に関与する[53]。感染症に起因する慢性炎症，免疫応答の亢進などが前立腺構造のリモデリングを引き起こし，前立腺の増大が生じると推測されている[54]。

前立腺の血流障害も前立腺組織の増殖に関連する。前立腺局所の虚血は reactive oxygen species（ROS）を増加させ，血管新生とともに各種成長因子，サイトカインを増やし前立腺増殖に働く[55]。自然発症高血圧ラットでは前立腺上皮の虚血がみられ[56]，酸化ストレスの亢進から前立腺増殖が生じるとされる[57]。高血圧ラットでは前立腺の各種炎症性サイトカインが増加し上皮や間質の増殖をもたらすが，α1遮断薬であるシロドシンは血流改善とともに炎症性サイトカインを減少させ上皮や間質の増殖を抑制すると報告されている[58]。また，PDE5 阻害薬であるタダラフィルは，腹部大動脈結紮/解除ラットやメタボリックウサギにおいて生じる血流低下，前立腺の炎症および線維化を

改善したと報告されている[59, 60]。

c. アドレナリン受容体

前立腺尿道における機能的閉塞は，交感神経系の過緊張に伴うノルアドレナリンの分泌亢進が起こり，前立腺平滑筋のα受容体活性化による平滑筋の収縮の結果で生じると理解されている。関与する受容体は主にα_1であり，遺伝子レベルではα_{1A}, α_{1B}, α_{1D}の3つのサブタイプに分類される。ヒト前立腺ではmRNAの量でα_{1a} 63%，α_{1d} 31%，α_{1b} 6%とα_{1a}が多く，肥大した前立腺ではα_{1a} 85%，α_{1d} 14%，α_{1b} 1%とさらにα_{1a}の割合が多くなる[61]。しかし，肥大前立腺の移行領域における各α_1受容体サブタイプの分布はα_{1a} 41%，α_{1d} 49%とほぼ同率であり，α_{1a}が優位な症例とα_{1d}が優位な症例がほぼ半数ずつ存在するという報告もある[62]。

α_{1a}遺伝子ノックアウトマウスを用いた研究により，α_{1a}遺伝子からはプラゾシンに高親和性のα_{1A}と低親和性のα_{1L}という異なった特性を示す2つのサブタイプが発現していること，このうち前立腺や尿道の収縮に主に関与するのはα_{1L}サブタイプであることが明らかになった[63]。一方，α_{1D}受容体ノックアウトマウスでは排尿回数の減少と膀胱容量の増大が観察されること[64]より，α_{1D}は前立腺収縮ではなく膀胱機能に関与している可能性もある。ラット尿道の刺激で誘発される排尿筋過活動がα_{1A}とα_{1L}受容体に比較的選択的なタムスロシンやより特異的なシロドシンにより抑制されるという報告[65, 66]は，前立腺肥大症の蓄尿症状がα_{1a}遺伝子由来のα_{1L}サブタイプに主に起因している可能性を示唆する。α_1遮断薬によってアポトーシスが誘導されるという報告[67]，自然発症高血圧ラットでは腺増生が亢進しているという報告[68]から，アドレナリン作動性神経系も前立腺腺腫の増殖に関与していると考えられる。

d. NO-cGMP系

正常な排尿時にはNANC（non-adrenergic non-cholinergic）神経からNOが分泌され，平滑筋細胞内に拡散することで細胞質内の可溶性グアニル酸シクラーゼ（sGC）を活性化させ，グアノシン三リン酸（GTP）から環状グアノシン一リン酸（cGMP）を産生する。このcGMPが最終的に膀胱頸部，前立腺，前立腺部尿道の平滑筋を弛緩させ，効率的な排尿が可能となる[69, 70]。cGMPはphosphodiesterase type 5（PDE5）で失活される。したがって，NOへの反応性の低下，NO産生系の活性低下，もしくはPDE5の活性化は下部尿路機能障害の原因となる。実験動物ではNOによる平滑筋弛緩の加齢に伴う減少が報告されており[71, 72]，前立腺平滑筋の弛緩反応の低下がLUTSの一因と考えられている。

NO合成系では，neuronal nitric oxide synthase（nNOS）は前立腺の間質の平滑筋から上皮下神経叢まで広範に神経線維や神経節に存在しているが[70]，肥大腺腫では減少している[73]。一方，inducible NOS（iNOS）は前立腺肥大症組織の間質で増加することが報告されている[74]。以上の機序によりPDE5阻害薬は前立腺肥大症に伴うLUTSを軽減する[75]。NOS systemは平滑筋の弛緩だけでなく，細胞増殖にも関与していると考えられている。前立腺に発現するPDE5と炎症/線維化遺伝子発現が相関し，PDE5阻害薬は炎

症/線維化遺伝子発現を抑制すると報告されている[59]。PDE5阻害薬はヒト前立腺の炎症に対しても抑制作用が報告されており[76]，前立腺間質細胞増殖を抑制しTGF-β1による線維芽細胞から筋線維芽細胞への分化転換を阻害した報告[77]もある。NO/cGMP系の機能低下に伴う炎症が，前立腺腺腫の増殖に関与していると考えられる。これらの観察結果は前立腺肥大症におけるproinflammatory conditionを説明する機序とも考えられる。

2）前立腺肥大症の合併症[b]

前立腺肥大症に伴う臨床上重要な合併症としては，以下のものがある。

a. 尿閉

前立腺体積31 mL以上，PSA 1.6 ng/mL以上の前立腺肥大症では，それ未満に比べ急性尿閉の発生率が有意に高く，また侵襲的治療への移行率も高かったとされている。急性尿閉のリスクは加齢とともに増加し，排尿筋収縮不全（低活動膀胱）が合併することも多い。また，前立腺に炎症のある症例では尿閉のリスクが高いとの報告もある[51, 52]。急性尿閉で前立腺摘除術を受けた患者の85%に前立腺梗塞がみられ，尿閉の既往がなく手術を受けた患者ではわずか3%であったことから，前立腺梗塞が尿閉の原因である可能性が示唆される。しかし，その率に差がないという報告もある。感冒薬，抗不安薬，抗不整脈薬などが契機となることもある。アルコールは排尿筋収縮力を直接低下させ前立腺部尿道の弛緩不全をもたらすことで尿閉を生じると報告されている。

b. 肉眼的血尿

手術適応となる患者の12%に肉眼的血尿が認められる。前立腺の腫大に伴い，VEGF（vascular endothelial growth factor）の発現が亢進し微細血管密度が増加することが関与する可能性がある。

c. 膀胱結石

前立腺肥大症にはしばしば膀胱結石が合併する。尿の停滞（残尿）が原因とされているが，その機序は明確ではない。膀胱結石を合併した前立腺肥大症に対しては，通常は結石摘出とともに前立腺切除を行う。しかし，結石摘出のみを行っても必ず再発するわけではなく，再発率は17.4%であったと報告されている。

d. 反復性尿路感染症

前立腺肥大症1,542例中63例（4.1%）で尿路感染症が発生しており，初診時に尿路感染症がない症例の28例（約2%）で経過中に細菌尿が発生するとされる。その頻度は高齢者ほど高かった。尿路感染症が合併する理由は，増加した残尿が侵入細菌の増殖を助長するためと考えられているが，尿閉に対する処置（導尿や尿道留置カテーテル），診断・治療に伴う尿道操作も重要であると推測される。逆行性尿道造影では抗菌薬を使用しないと7.7%，抗菌薬を予防投与しても6.5%に細菌尿が発生したと報告されている。

e. 腎後性腎不全

　前立腺肥大症による腎不全の発生は稀であるが（1% 以下），本診療ガイドラインでも選択評価として血清クレアチニン測定は推奨されている（p.87 選択評価参照）。前立腺肥大症に腎不全が合併する症例では，糖尿病や高血圧がその原因になっていることが多い。肥大前立腺による膀胱三角部の圧排や高圧排尿による膀胱壁の線維化が，下部尿管の閉塞を引き起こすと考えられている。

参考文献

1) 髙橋 聡，和田耕一郎，公文裕巳，増田 均，鈴木康之，横山 修，本間之夫，武田正之. 日本語版 National Institute of Health Chronic Prostatitis Symptom Index の作成について. 日泌尿会誌 2014; 105: 62-65

2) 日本排尿機能学会 過活動膀胱診療ガイドライン作成委員会編. 過活動膀胱診療ガイドライン［第2版］. リッチヒルメディカル, 2015

3) Osman NI, Chapple CR, Abrams P, Dmochowski R, Haab F, Nitti V, Koelbl H, van Kerrebroeck P, Wein AJ. Detrusor underactivity and underactive bladder: a new clinical entity? A review of current terminology, definition, epidemiology, aetiology, and diagnosis. *Eur Urol* 2014; 65: 389-398

4) Chapple CR, Osman NI, Birder L, van Koeveringe GA, Oelke M, Nitti VW, Drake MJ, Yamaguchi O, Abrams P, Smith PP. The underactive bladder: a new clinical concept? *Eur Urol* 2015; 68: 351-353

5) Feber JL, van Asselt, van Mastrigt R. Neurophysiological modeling of voiding in rats: urethral nerve response to urethral pressure and flow. *Am J Physiol* 1998; 274: R1473-R1481

6) Suskind AM, Smith PP. A new look at detrusor underactivity: impaired contractility versus afferent dysfunction. *Curr Urol Rep* 2009; 10: 347-351

7) Mitterberger M, Pallwein L, Gradl J, Frauscher F, Neuwirt H, Leunhartsberger N, Strasser H, Bartsch G, Pinggera GM. Persistent detrusor overactivity after transurethral resection of the prostate is associated with reduced perfusion of the urinary bladder. *BJU Int* 2007; 99: 831-835

8) Yamaguchi O, Nomiya M, Andersson KE. Functional consequences of chronic bladder ischemia. *Neurourol Urodyn* 2014; 33: 54-58

9) Azadzoi KM, Tarcan T, Kozlowski R, Krane RJ, Siroky MB. Overactivity and structural changes in the chronically ischemic bladder. *J Urol* 1999; 162: 1768-1778

10) Yoshida M, Masunaga K, Nagata T, Satoji Y, Shiomi M. The effects of chronic hyperlipidemia on bladder function in myocardial infarction-prone Watanabe heritable hyperlipidemic（WHHLMI）rabbits. *Neurouol Urodyn* 2010; 29: 1350-1354

11) Nomiya M, Yamaguchi O, Andersson KE, Sagawa K, Aikawa K, Shishido K, Yanagida T, Kushida N, Yazaki J, Takahashi N. The effect of atherosclerosis-induced chronic bladder ischemia on bladder function in the rat. *Neurourol Urodyn* 2012; 31: 195-200

12) Steers WD, Clemow DB, Persson K, Sherer TB, Andersson KE, Tuttle JB. The spontaneously hypertensive rat: insight into the pathogenesis of irritative symptoms in benign prostatic hyperplasia and young anxious males. *Exp Physiol* 1999; 84: 137-147

13) Speakman MJ, Brading AF, Gilpin CJ, Dixon JS, Gilpin SA, Gosling JA. Bladder outflow obstruction—a cause of denervation supersensitivity. *J Urol* 1987; 138: 1461-1466

14) Nomiya M, Sagawa K, Yazaki J, Takahashi N, Kushida N, Haga N, Aikawa K, Matsui T, Oka M, Fukui T, Andersson KE, Yamaguchi O. Increased bladder activity is associated with elevated oxidative stress markers and proinflammatory cytokines in a rat model of atherosclerosis-induced chronic bladder ischemia. *Neurourol Urodyn* 2012; 31: 185-198

15) Saito M, Ohmasa F, Tsounapi P, Inoue S, Dimitriadis F, Kinoshita Y, Satoh K. Nicorandil ameliorates hypertension-related bladder dysfunction in the rat. *Neurourol Urodyn* 2012; 31: 695-701

16) Okutsu H, Matsumoto S, Ohtake A, Suzuki M, Sato S, Sasamata M, Uemura H. Effect of tamsulosin on bladder blood flow and bladder function in a rat model of bladder over distention/emptying induced bladder overactivity. *J Urol* 2011; 186: 2470-2477

17) Saito M, Shimizu S, Ohmasa F, Oikawa R, Tsounapi P, Dimitriadis F, Kinoshita Y, Satoh K. Characterization of silodosin and naftopidil in the treatment of bladder dysfunction in the spontaneously hypertensive rat.

Neurourol Urodyn 2013; 32: 393–398

18) Goi Y, Tomiyama Y, Nomiya M, Sagawa K, Aikawa K, Yamaguchi O. Effects of silodosin, a selective α1A-adrenoceptor antagonist, on bladder blood flow and bladder function in a rat model of atherosclerosis induced chronic bladder ischemia without bladder outlet obstruction. *J Urol* 2013; 190: 1116–1122

19) Shimizu S, Saito M, Oiwa H, Ohmasa F, Tsounapi P, Oikawa R, Dimitriadis F, Martin DT, Satoh I, Kinoshita Y, Tomita S. Olmesartan ameliorates urinary dysfunction in the spontaneously hypertensive rat via recovering bladder blood flow and decreasing oxidative stress. *Neurourol Urodyn* 2014; 33: 350–357

20) Ito H, Taga M, Tsuchiyama K, Akino H, Yokoyama O. IPSS is lower in hypertensive patients treated with angiotensin-II receptor blocker: posthoc analyses of a lower urinary tract symptoms population. *Neurourol Urodyn* 2013; 32: 70–74

21) Nomiya M, Burmeister DM, Sawada N, Campeau L, Zarifpour M, Keys T, Peyton C, Yamaguchi O, Andersson KE. Prophylactic effect of tadalafil on bladder function in a rat model of chronic bladder ischemia. *J Urol* 2013; 189: 754–761

22) McVary KT, Rademaker A, Lloyd GL, Gann P. Autonomic nervous system overactivity in men with lower urinary tract symptoms secondary to benign prostatic hyperplasia. *J Urol* 2005; 174: 1327–1333

23) Kurokawa T, Zha X, Ito H, Aoki Y, Akino H, Kobayashi M, Yokoyama O. Underlying mechanisms of urine storage dysfunction in rats with salt-loading hypertension. *Life Sci* 2015; 141: 8–12

24) Golomb E, Rosenzweig N, Eilam R, Abramovici A. Spontaneous hyperplasia of the ventral lobe of the rat in aging genetically hypertensive rats. *J Androl* 2000; 21: 58–64

25) Yoshida M, Homma Y, Inadome A, Yono M, Seshita H, Miyamoto Y, Murakami S, Kawabe K, Ueda S. Age-related changes in cholinergic and purinergic neurotransmission in human isolated bladder smooth muscles. *Exp Gerontol* 2001; 36: 99–109

26) Daly DM, Nocchi L, Liaskos M, McKay NG, Chapple C, Grundy D. Age-related changes in afferent pathways and urothelial function in the male mouse bladder. *J Physiol* 2014; 592: 537–549

27) Apostolidis A, Jacques TS, Freeman A, Kalsi V, Popat R, Gonzales G, Datta SN, Ghazi-Noori S, Elneil S, Dasgupta P, Fowler CJ. Histological changes in the urothelium and suburothelium of human overactive bladder following intradetrusor injections of botulinum neurotoxin type A for the treatment of neurogenic or idiopathic detrusor overactivity. *Eur Urol* 2008; 53: 1245–1253

28) Liao CH, Chung SD, Kuo HC. Serum C-reactive protein levels are associated with residual urgency symptoms in patients with benign prostatic hyperplasia after medical treatment. *Urology* 2011; 78: 1373–1378

29) Chung SD, Liu HT, Lin H, Kuo HC. Elevation of serum C-reactive protein in patients with OAB and IC/BPS implies chronic inflammation in the urinary bladder. *Neurourol Urodyn* 2011; 30: 417–420

30) Kupelian V, Rosen RC, Roehrborn CG, Tyagi P, Chancellor MB, McKinlay JB. Association of overactive bladder and C-reactive protein levels. Results from the Boston Area Community Health（BACH）survey. *BJU Int* 2012; 110: 401–407

31) Liu HT, Jiang YH, Kuo HC. Increased serum adipokines implicate chronic inflammation in the pathogenesis of overactive bladder syndrome reflactory to antimuscarinic therapy. *PLoS One* 2013; 8: e76706.doi:10.1371

32) Nomiya M, Sagawa K, Yazaki J, Takahashi N, Kushida N, Haga N, Aikawa K, Matsui T, Oka M, Fukui T, Andersson KE, Yamaguchi O. Increased bladder activity is associated with elevated oxidative stress markers and proinflammatory cytokines in a rat model of atherosclerosis-induced chronic bladder ischemia. *Neurourol Urodyn* 2012; 31: 185–189

33) Herzog J, Weiss PH, Assmus A, Wefer B, Seif C, Braun PM, Pinsker MO, Herzog H, Volkmann J, Deuschl G, Fink GR. Improved sensory gating of urinary bladder afferents in Parkinson's disease following subthalamic stimulation. *Brain* 2008; 131: 132–145

34) Sakakibara R, Kanda T, Sekido T, Uchiyama T, Awa Y, Ito T, Liu Z, Yamamoto T, Yamanishi T, Yuasa T, Shirai K, Hattori T. Mechanism of bladder dysfunction in idiopathic normal pressure hydrocephalus. *Neurourol Urodyn* 2008; 27: 507–510

35) Campos-Juanatey F, Gutierrez-Banos JL, Portillo-Martin JA, Zubillaga-Guerrero S. Assessment of the urodynamic diagnosis in patients with urinary incontinence associated with normal pressure hydrocephalus. *Neurourol Urodyn* 2015; 34: 465–468

36) Kazui H, Mori E, Ohkawa S, Okada T, Kondo T, Sakakibara R, Ueki O, Nishio Y, Ishii K, Kawaguchi T, Ishikawa M, Takeda M. Predictors of the disappearance of triad symptoms in patients with idiopathic normal pressure hydrocephalus after shunt surgery. *J Neurol Sci* 2013; 328: 64–69

37) Kuchel GA, Moscufo N, Guttmann CR, Zeevi N, Wakefield D, Schmidt J, Dubeau CE, Wolfson L. Local-

ization of brain white matter hyperintensities and urinary incontinence in community-dwelling older adults. *J Gerontol A Biol Sci Med Sci* 2009; 64: 902–909

38）日本排尿機能学会/日本脊髄障害医学会 脊髄損傷における排尿障害の診療ガイドライン作成委員会編. 脊髄損傷における排尿障害の診療ガイドライン. リッチヒルメディカル, 2011

39）日本排尿機能学会/日本泌尿器科学会編. 二分脊椎に伴う下部尿路機能障害の診療ガイドライン［2017］. リッチヒルメディカル, 2017（in press）

40）Liu RT, Chung MS, Lee WC, Chang SW, Huang ST, Yang KD, Chancellor MB, Chuang YC. Prevalence of overactive bladder and associated risk factors in 1359 patients with type 2 diabetes. *Urology* 2011; 78: 1040–1045

41）Ikeda M, Nozawa K. Prevalence of overactive bladder and its related factors in Japanese patients with diabetes mellitus. *Endocr J* 2015; 62: 847–854

42）Yokoyama O, Nishizawa O, Homma Y, Takeda M, Gotoh M, Kakizaki H, Akino H, Hayashi K, Yonemoto K; OASIS Project Group. Nocturnal polyuria and hypertension in patients with lifestyle-related diseases and overactive bladder. *J Urol* 2017; 197: 423–431

43）Fujimura T, Yamada Y, Sugihara T, Azuma T, Suzuki M, Fukuhara H, Nakagawa T, Kume H, Igawa Y, Homma Y. Nocturia in men is a chaotic condition dominated by nocturnal polyuria. *Int J Urol* 2015; 22: 496–501

44）Marker PC, Donjacour AA, Dahiya R, Cunha GR. Hormonal, cellular, and molecular control of prostatic development. *Dev Biol* 2003; 253: 165–174

45）Coffey DS, Walsh PC. Clinical and experimental studies of benign prostatic hyperplasia. *Urol Clin North Am* 1990; 17: 461–475

46）Roberts RO, Jacobson DJ, Rhodes T, Klee GG, Leiber MM, Jacobsen SJ. Serum sex hormones and measures of benign prostatic hyperplasia. *Prostate* 2004; 61: 124–131

47）Nicholson TM, Ricke WA. Androgens and estrogens in benign prostatic hyperplasia: past, present and future. *Differentiation* 2011; 82: 184–199

48）Chavalmane AK, Comeglio P, Morelli A, Filippi S, Fibbi B, Vignozzi L, Sarchielli E, Marchetta M, Failli P, Sandner P, Saad F, Gacci M, Vannelli GB, Maggi M. Sex steroid receptors in male human bladder: expression and biological function. *J Sex Med* 2010; 7: 2698–2713

49）Hammarsten J, Högstedt B. Hyperinsulinaemia as a risk factor for developing benign prostatic hyperplasia. *Eur Urol* 2001; 39: 151–158

50）Vikram A, Jena GB, Ramarao P. Increased cell proliferation and contractility of prostate in insulin resistant rats: linking hyperinsulinemia with benign prostate hyperplasia. *Prostate* 2010; 70: 79–89

51）Mishra VC, Allen DJ, Nicolaou C, Sharif H, Hudd C, Karim OMA, Motiwala HG, Laniado MF. Does intraprostatic inflammation have a role in the pathogenesis and progression of benign prostatic hyperplasia? *BJU Int* 2007; 100: 327–331

52）Nickel JC, Roehrborn CG, O'Leary MP, Bostwick DG, Somerville MC, Rittmaster RS. The relationship between prostate inflammation and lower urinary tract symptoms: examination of baseline data from the REDUCE trial. *Eur Urol* 2008; 54: 1379–1384

53）Giri D, Ittmann M. Interleukin-1α is a paracrine inducer of FGF7, a key epithelial growth factor in benign prostatic hyperplasia. *Am J Pathol* 2000; 157: 249–255

54）Kramer G, Mitteregger D, Marberger M. Is benign prostatic hyperplasia（BPH）an immune inflammatory disease? *Eur Urol* 2007; 51: 1202–1216

55）De Nunzio C, Kramer G, Marberger M, Montironi R, Nelson W, Schröder F, Sciarra A, Tubaro A. The controversial relationship between benign prostatic hyperplasia and prostate cancer: the role of inflammation. *Eur Urol* 2011; 60: 106–117

56）Morelli A, Sarchielli E, Comeglio P, Filippi S, Mancina R, Gacci M, Vignozzi L, Carini M, Vannelli GB, Maggi M. Phosphodiesterase type 5 expression in human and rat lower urinary tract tissues and the effect of tadalafil on prostate gland oxygenation in spontaneously hypertensive rats. *J Sex Med* 2011; 8: 2746–2760

57）Saito M, Tsounapi P, Oikawa R, Shimizu S, Honda M, Sejima T, Kinoshita Y, Tomita S. Prostatic ischemia induces ventral prostatic hyperplasia in the SHR; possible mechanism of development of BPH. *Sci Rep* 2014; 4: 3822.doi:10.1038/srep03822.

58）Shimizu S, Shimizu T, Tsounapi P, Higashi Y, Martin DT, Nakamura K, Honda M, Inoue K, Saito M. Effect of silodosin, an alpha1A-adrenoceptor antagonist, on ventral prostatic hyperplasia in the spontaneously hypertensive rat. *PLoS One* 2015; 10: e0133798

59) Morelli A, Comeglio P, Filippi S, Sarchielli E, Vignozzi L, Maneschi E, Cellai I, Gacci M, Lenzi A, Vannelli GB, Maggi M. Mechanism of action of phosphodiesterase type 5 inhibition in metabolic syndrome-associated prostate alterations: an experimental study in the rabbit. *Prostate* 2013; 73: 428–441

60) Yoshinaga R, Kawai Y, Oka M, Fuchikami C, Oyama T. Effect of a single treatment with tadalafil on blood flow in lower urinary tract tissues in rat models of bladder overdistension/emptying and abdominal aorta clamping/release. *Eur J Pharmacol* 2015; 754: 92–97

61) Nasu K, Moriyama N, Kawabe K, Tsujimoto G, Murai M, Tanaka T, Yano J. Quantification and distribution of $\alpha 1$-adrenoceptor subtype mRNAs in human prostate: comparison of benign hypertrophied tissue and non-hypertrophied tissue. *Br J Pharmacol* 1996; 119: 797–803

62) Kojima Y, Sasaki S, Shinoura H, Hayashi Y, Tsujimoto G, Kohri K. Quantification of alpha1-adrenoceptor subtypes by real-time RT-PCR and correlation with age and prostate volume in benign prostatic hyperplasia patients. *Prostate* 2006; 66: 761–767

63) Muramatsu I, Morishima S, Suzuki F, Yoshiki H, Anisuzzaman ASM, Tanaka T, Rodrigo MC, Myagmar BE, Simpson PC. Identification of α_{1L}-adrenoceptor in mice and its abolition by α_{1A}-adrenoceptor gene knockout. *Br J Pharmacol* 2008; 155: 1224–1234

64) Chen Q, Takahashi S, Zhong S, Hosoda C, Zheng HY, Ogushi T, Fujimura T, Ohta N, Tanoue A, Tsujimoto G, Kitamura T. Function of the lower urinary tract in mice lacking α_{1d}-adrenoceptor. *J Urol* 2005; 174: 370–374

65) Yokoyama O, Yusup A, Oyama N, Aoki Y, Miwa Y, Akino H. Improvement in bladder storage function by tamsulosin depends on suppression of C-fiber urethral afferent activity in rats. *J Urol* 2007; 177: 771–775

66) Yokoyama O, Ito H, Aoki Y, Oyama N, Miwa Y, Akino H. Selective α_{1A}-blocker improves bladder storage function in rats via suppression of C-fiber afferent activity. *World J Urol* 2010; 28: 609–614

67) Anglin IE, Glassman DT, Kyprianou N. Induction of prostate apoptosis by α_1-adrenoceptor antagonists: mechanistic significance of the quinazoline component. *Prostate Cancer Prostatic Dis* 2002; 5: 88–95

68) Matityahou A, Rosenzweig N, Golomb E. Rapid proliferation of prostatic epithelial cells in spontaneously hypertensive rats: a model of spontaneous hypertension and prostate hyperplasia. *J Androl* 2003; 24: 263–269

69) Takeda M, Tang R, Shapiro E, Burnett AL, Lepor H. Effects of nitric oxide on human and canine prostates. *Urology* 1995; 45: 440–446

70) Burnett AL, Maguire MP, Chamness SL, Ricker DD, Takeda M, Lepor H, Chang TS. Characterization and localization of nitric oxide synthase in the human prostate. *Urology* 1995; 45: 435–439

71) Aikawa K, Yokota T, Okamura H, Yamaguchi O. Endogenous nitric oxide-mediated relaxation and nitrinergic innervation in the rabbit prostate: the changes with aging. *Prostate* 2001; 48: 40–46

72) Dey A, Lang RJ, Exintaris B. Nitric oxide signaling pathways involved in the inhibition of spontaneous activity in the guinea pig prostate. *J Urol* 2012; 187: 2254–2260

73) Crone JK, Burnett AL, Chamness SL, Strandberg JD, Chang TS. Neuronal nitric oxide synthase in the canine prostate: aging, sex steroid, and pathology correlations. *J Androl* 1998; 19: 358–364

74) Gradini R, Realacci M, Ginepri A, Naso G, Santangelo C, Cela O, Sale P, Berardi A, Petrangeli E, Gallucci M, Di Silverio F, Russo MA. Nitric oxide synthases in normal and benign hyperplastic human prostate: immunohistochemistry and molecular biology. *J Pathol* 1999; 189: 224–229

75) Chapple CR, Roehrborn CG, McVary K, Ilo D, Henneges C, Viktrup L. Effect of tadalafil on male lower urinary tract symptoms: an integrated analysis of storage and voiding international prostate symptom subscores from four randomised controlled trials. *Eur Urol* 2015; 67: 114–122

76) Vignozzi L, Gacci M, Cellai I, Morelli A, Comeqlio P, Santi R, Fillipi S, Sebastianelli A, Nesi G, Serni S, Carini M, Maggi M. PDE5 inhibitors blunt inflammation in human BPH: a potential mechanism of action of PDE5 inhibitors in LUTS. *Prostate* 2013; 73: 1391–1402

77) Zenzmaier C, Sampson N, Pernkopf D, Plas E, Untergasser G, Berger P. Prostatic stromal cells indicate suitability of phosphodiesterase type 5 inhibitors for prevention and treatment of benign prostatic hyperplasia. *Endocrinol* 2010; 151: 3975–3984

6 診断

要約　診断に当たっては全症例に基本評価を行い，症例を選択して選択評価を行う。一般医向けの基本評価には，症状と病歴の聴取，身体所見，尿検査，血清 PSA 測定がある。選択評価には，質問票による症状・QOL 評価，排尿記録，残尿測定，尿培養，尿細胞診，血清クレアチニン測定，前立腺超音波検査などがある。専門医向けの基本評価には，症状と病歴の聴取，質問票による症状・QOL 評価，身体所見，尿検査，血清 PSA 測定，尿流測定，残尿測定，前立腺超音波検査があり，選択評価には排尿記録，尿培養，尿細胞診，尿流動態検査，内視鏡検査，放射線検査，血清クレアチニン測定，上部尿路検査などがある。

　本章においては基本評価の項の中に主に一般医向けの基本評価と専門医向けの基本評価を記載し，選択評価には基本評価の項目以外の専門医向けの選択評価を記載した。

1 基本評価 [a, b]

1) 症状と病歴の聴取

　症状・病歴聴取は，一般医・専門医とも基本評価として全例に実施する。

a. 症状

　どのような下部尿路症状（LUTS）がいつから始まり，どのように経過してきたかを聞く。複数の症状がある場合にはどのような症状に対し最も困っているかを聞く。蓄尿症状，排尿症状，排尿後症状，および下部尿路に関連する痛みについて詳細に聴取する。自己記入式質問票による評価は，症状をもれなく把握し，症状やその QOL への影響を定性的あるいは定量的に評価するのに有用である。

b. 病歴

　神経疾患（脳・脊髄疾患），糖尿病，骨盤内手術の既往は神経因性膀胱の可能性を示唆する。前立腺手術は，尿道狭窄あるいは括約筋障害に関連することがある。骨盤部の放射線照射も LUTS の原因となる。様々な薬剤が下部尿路に作用し，LUTS の発現に関与することがあるので，下部尿路に影響を及ぼす薬剤の服用を確認することも重要である。さらに，高血圧，心疾患，腎機能障害，内分泌疾患，不眠症，睡眠時無呼吸症候群などの内科的疾患が LUTS に関与することもあるので，全身にかかわる病歴も聴取する。

男性下部尿路症状・前立腺肥大症診療ガイドライン　79

2) 質問票による症状・QOL 評価

質問票を用いた症状・QOL 評価は，一般医では選択評価，専門医では全例に実施すべき基本評価となる。診断のみならず重症度評価や治療効果判定において PRO（patient reported outcome）の評価指標として有用である。

MLUTS に対する妥当性の検証された日本語版症状質問票としては，前立腺肥大症に対する IPSS・QOL スコアのほか，疾患特異的ではなく LUTS 全般を対象とした主要下部尿路症状スコア（Core Lower Urinary Tract Symptom Score: CLSS），過活動膀胱（OAB）症状に対する過活動膀胱症状スコア（Overactive Bladder Symptom Score: OABSS）などの質問票がある。また，LUTS が QOL に及ぼす影響を評価するための妥当性の検証された前立腺肥大症影響スコア（BPH Impact Index: BII）が開発されている。自己記入式質問票により，評価すべき症状や症状が QOL に及ぼす影響について定性的，定量的な評価を行うことができる。

LUTS のスクリーニングとしては CLSS，前立腺肥大症や OAB については IPSS や OABSS を使用する。前立腺肥大症では高率に OAB を合併するので，IPSS と OABSS の両質問票の使用が有用である。その他の症状質問票や QOL 質問票については診療の目的に応じて選択して使用する。

a. 国際前立腺症状スコア（International Prostate Symptom Score: IPSS）と QOL スコア（IPSS-QOL）(p.84 表7)

前立腺肥大症に伴う LUTS に対して，重症度診断，治療選択，治療効果の評価に使用される。質問は 7 項目からなり，症状の頻度により各々 0～5 点のスコアをつけ，合計点により軽症（0～7 点），中等症（8～19 点），重症（20～35 点）に分類する。QOL スコアは現在の排尿状態に対する患者自身の満足度を示す指標で 0 点（とても満足）から 6 点（とてもいやだ）までの 7 段階で評価し，軽症（0～1 点），中等症（2～4 点），重症（5～6 点）に区分する。

b. 過活動膀胱症状スコア（Overactive Bladder Symptom Score: OABSS）(p.85 表8)

日本で開発された OAB に特異的な症状質問票で，昼間頻尿，夜間頻尿，尿意切迫感，切迫性尿失禁の 4 項目の質問票からなり，診断および重症度評価に用いる。尿意切迫感スコアが 2 点以上，かつ合計スコアが 3 点以上の場合に OAB と診断し，合計スコアが 5 点以下を軽症，6～11 点を中等症，12 点以上を重症と判定する。治療前後の合計スコア 3 点以上の低下（改善）は，臨床的に意義のある変化（minimal clinically important change: MCIC）と評価できると報告されている[1]。

c. 主要下部尿路症状スコア（Core Lower Urinary Tract Symptom Score: CLSS）(p.86 表9)

日本で開発された LUTS のスクリーニング評価に有用な質問票であり，初診時に重要

な症状を聞き落とさないための 10 項目からなる。本質問票は性別や疾患を問わずに使用できる包括的な質問票であり，臨床的な有用性が報告されている[2-4]。

d. 前立腺肥大症影響スコア（BPH Impact Index: BII）（p.87 **表 10**）

前立腺肥大症による LUTS の QOL への影響を評価する 4 項目からなる質問票である[5]。

e. キング健康質問票（King's Health Questionnaire: KHQ）

尿失禁や OAB に用いる 8 領域 19 項目からなる疾患特異的 QOL 質問票である[6]。

f. 国際失禁会議質問票短縮版（International Consultation on Incontinence Questionnaire-Short Form: ICIQ-SF）

尿失禁の疾患特異的な 4 項目の症状・QOL 質問票で[7]，病型診断の質問も含む。

g. 過活動膀胱質問票（Overactive Bladder questionnaire: OAB-q）

OAB の QOL 質問票で，煩わしさ 8 項目，QOL 4 領域 25 項目の計 33 項目からなる[8]。

h. 間質性膀胱炎症状スコア・問題スコア（Interstitial Cystitis Symptom/Problem Index: ICSI・ICPI）

各 4 項目の質問票で，詳細は間質性膀胱炎診療ガイドラインを参照されたい[9]。

i. 前立腺症状スコア（National Institute of Health Chronic Prostatitis Symptom Index: NIH-CPSI）

慢性前立腺炎や慢性骨盤痛症候群の症状評価に用いられる症状スコアである[10]。

3）身体所見

身体所見は，一般医・専門医とも基本評価として全例に実施する。

腹部，骨盤，外陰部の診察を行い，神経学的所見を確認する。特に肛門括約筋の緊張の程度，会陰部の知覚の有無などを評価し，神経因性膀胱の可能性を検討する。直腸診では，前立腺を触知し，大きさ，硬さ，硬結の有無を評価する。前立腺に圧痛を認める場合には前立腺炎を疑う。

4）尿検査

尿検査は，一般医・専門医とも基本評価として全例に実施する。

尿路感染症，膀胱癌，尿路結石などと鑑別すべき疾患の診断のために尿検査を行う。スクリーニングとしては試験紙（テステープなど）による検査を行うが，より正確には尿沈渣を行う。膿尿を認める場合には尿路感染症の治療を行う必要があり，血尿を認める場合には膀胱癌や尿路結石などの評価のために泌尿器科的検査が必要となる[11]。

5）血清前立腺特異抗原（prostate specific antigen: PSA）測定

血清 PSA 測定は，一般医・専門医とも基本評価として全例に実施する。

PSA は前立腺癌のスクリーニング検査として感度の高い検査であり，LUTS を訴えて受診した中高年男性に対してはその測定が強く推奨される[12]。血清 PSA 値は尿閉，前立腺炎，前立腺マッサージ，尿道カテーテル操作などにより高値を示すことがあるので，その影響が消失した時点で評価する。5α還元酵素阻害薬や抗アンドロゲン薬の投与により PSA 値が低下するので，評価において勘案する必要がある（p.8 CQ2 参照）。

6）尿流測定

尿流測定は，検査のための特殊機器を必要とし，一般医では評価項目とはならないが，専門医では基本評価として全例に実施する。

尿流測定は低侵襲な排尿障害のスクリーニング検査であり，排尿状態の客観的・定量的な評価に有用である。下部尿路閉塞では尿流量（単位時間あたりの排尿量）の低下，排尿時間の延長や断続的尿流などがみられる。これらは非特異的な所見であり，下部尿路閉塞の原因診断，下部尿路閉塞と排尿筋低活動（膀胱収縮障害）の鑑別は難しい。下部尿路閉塞と膀胱収縮の評価には内圧尿流検査（pressure-flow study: PFS）が必要となる。尿流測定のパラメータとしては最大尿流量（maximum urinary flow rate: Q_{max}）が最も重要であるが，排尿量が 150 mL 以上でないと正確な評価が難しいとされ，正確な評価には複数回の検査が推奨される。

7）残尿測定

残尿測定は，一般医では選択評価，専門医では全例に実施すべき基本評価となる。

残尿とは排尿直後に膀胱内に残存する尿のことをいう。残尿測定は，排尿直後の残尿量を測定することをいい，カテーテルによる導尿，あるいは超音波検査により行う。超音波検査による残尿量測定方法が推奨される（図 7）。残尿測定専用の超音波機器も数種発売されている。残尿量は排尿時の膀胱容量によって変動し，個人においても変動するので，複数回の実施が推奨される。泌尿器科専門医の診療を必要とするカットオフ値

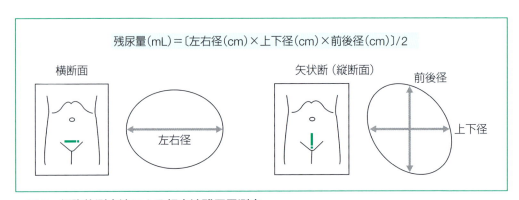

図 7　経腹的測定法による超音波残尿量測定

については，過活動膀胱診療ガイドラインでは 100 mL とされている[13]。

8）超音波検査

　下部尿路および上部尿路の超音波検査は一般医では選択評価，専門医では基本評価となる。

　超音波検査により前述の残尿量測定以外に，前立腺，膀胱，上部尿路の評価が可能である。経腹的あるいは経直腸的検査により，前立腺の形態や体積を評価することができ，経直腸的検査は前立腺の内部構造の観察に優れる。前立腺の膀胱への突出度 IPP（intravesical prostatic protrusion）は，膀胱出口部閉塞の程度との相関[14]，治療効果予測や治療選択での有用性が報告されている[15]。

　膀胱超音波検査は膀胱内に尿が貯留した状態で行う。膀胱壁の厚さ，膀胱憩室，膀胱結石，膀胱腫瘍が評価できる。腎超音波検査では，水腎症，結石に関する評価を行う。

参考文献

1) Gotoh M, Homma Y, Yokoyama O, Nishizawa O. The responsiveness and minimal clinically important change of the Overactive Bladder Symptom Score（OABSS）. *Urology* 2011; 78: 768–773

2) Homma Y, Yoshida M, Yamanishi T, Gotoh M. Core Lower Urinary Tract Symptom Score（CLSS）questionnaire: a reliable tool in the overall assessment of lower urinary tract symptoms. *Int J Urol* 2008; 15: 816–820

3) Fujimura T, Kume H, Tsurumaki Y, Yoshimura Y, Hosoda C, Suzuki M, Fukuhara H, Enomoto Y, Nishimatsu H, Homma Y. Core Lower Urinary Tract Symptom Score（CLSS）for the assessment of female lower urinary tract symptoms: a comparative study. *Int J Urol* 2011; 18: 778–784

4) Fujimura T, Kume H, Nishimatsu H, Sugihara T, Nomiya A, Tsurumaki Y, Miyazaki H, Suzuki M, Fukuhara H, Enomoto Y, Homma Y. Assessment of lower urinary tract symptoms in men by International Prostate Symptom Score and Core Lower Urinary Tract Symptom Score. *BJU Int* 2012; 109: 1512–1516

5) 本間之夫，塚本泰司，安田耕作，大園誠一郎，吉田正貴，進士恵美. International Prostate Symptom Score と BPH Impact Index の日本語訳の言語的妥当性に関する研究. 日泌尿会誌 2002; 93: 669–680

6) 本間之夫，安藤高志，吉田正貴，武井実根雄，後藤百万，大川麻子，景山慎二，福原俊一. 尿失禁QOL質問票日本語版の妥当性の検討. 日排尿機能会誌 2002; 13: 247–257

7) 後藤百万，Donovan J, Corcos J, Badia X, Kelleher J, Naughton M, Shaw C, Avery K, 本間之夫. 尿失禁の症状・QOL質問票：スコア化 ICIQ-SF（International Consultation on Incontinence-Questionnaire: Short Form）. 日神因膀会誌 2001; 12: 227–231

8) 本間之夫，後藤百万，横山 修，西澤 理，山西友典，武井実根雄，吉田正貴，武田正之，柿崎秀宏，山口 脩. Overactive bladder questionnaire（OAB-q）の日本語版の計量心理学的検討. 日排尿機能会誌 2006; 17: 250–256

9) 日本間質性膀胱炎研究会 ガイドライン作成委員会編. 間質性膀胱炎診療ガイドライン. ブラックウェルパブリッシング, 2007

10) 髙橋 聡, 和田耕一郎, 公文裕巳, 増田 均, 鈴木康之, 横山 修, 本間之夫, 武田正之. 日本語版 National Institute of Health Chronic Prostatitis Symptom Index の作成について. 日泌尿会誌 2014; 105: 62–65

11) 日本腎臓学会/日本泌尿器科学会/日本小児腎臓病学会/日本臨床検査医学会/日本臨床衛生検査技師会 血尿診断ガイドライン編集委員会編. 血尿診断ガイドライン 2013. ライフサイエンス出版, 2013

12) 日本泌尿器科学会編. 前立腺がん検診ガイドライン 2010 年増補版. 金原出版, 2010

13) 日本排尿機能学会 過活動膀胱診療ガイドライン作成委員会編. 過活動膀胱診療ガイドライン［第2版］. リッチヒルメディカル, 2015

14) Kuo TLC, Teo JSM, Foo KT. The role of intravesical prostatic protrusion（IPP）in the evaluation and treatment of bladder outlet obstruction（BOO）. *Neurourol Urodyn* 2016; 35: 535–537

15) Suzuki T, Otsuka A, Ozono S. Combination of intravesical prostatic protrusion and resistive index is useful to predict bladder outlet obstruction in patients with lower urinary tract symptoms suggestive of benign prostatic hyperplasia. *Int J Urol* 2016; 23: 929–933

男性下部尿路症状・前立腺肥大症診療ガイドライン

表7　国際前立腺症状スコア（IPSS）とQOLスコア質問票[5]

どれくらいの割合で次のような症状がありましたか	全くない	5回に1回の割合より少ない	2回に1回の割合より少ない	2回に1回の割合くらい	2回に1回の割合より多い	ほとんどいつも
この1か月の間に，尿をしたあとにまだ尿が残っている感じがありましたか	0	1	2	3	4	5
この1か月の間に，尿をしてから2時間以内にもう一度しなくてはならないことがありましたか	0	1	2	3	4	5
この1か月の間に，尿をしている間に尿が何度もとぎれることがありましたか	0	1	2	3	4	5
この1か月の間に，尿を我慢するのが難しいことがありましたか	0	1	2	3	4	5
この1か月の間に，尿の勢いが弱いことがありましたか	0	1	2	3	4	5
この1か月の間に，尿をし始めるためにお腹に力を入れることがありましたか	0	1	2	3	4	5

	0回	1回	2回	3回	4回	5回以上
この1か月の間に，夜寝てから朝起きるまでに，ふつう何回尿をするために起きましたか	0	1	2	3	4	5

IPSS＿＿＿＿＿＿点

	とても満足	満足	ほぼ満足	なんともいえない	やや不満	いやだ	とてもいやだ
現在の尿の状態がこのまま変わらずに続くとしたら，どう思いますか	0	1	2	3	4	5	6

QOLスコア＿＿＿＿＿＿点

IPSS重症度：軽症（0〜7点），中等症（8〜19点），重症（20〜35点）
QOL重症度：軽症（0，1点），中等症（2，3，4点），重症（5，6点）

6 ● 診断

表8　過活動膀胱症状スコア（OABSS）質問票[13]

以下の症状がどれくらいの頻度でありましたか。この1週間のあなたの状態に最も近いものを，ひとつだけ選んで，点数の数字を○で囲んで下さい。

質問	症状	点数	頻度
1	朝起きた時から寝る時までに，何回くらい尿をしましたか	0	7回以下
		1	8〜14回
		2	15回以上
2	夜寝てから朝起きるまでに，何回くらい尿をするために起きましたか	0	0回
		1	1回
		2	2回
		3	3回以上
3	急に尿がしたくなり，我慢が難しいことがありましたか	0	なし
		1	週に1回より少ない
		2	週に1回以上
		3	1日1回くらい
		4	1日2〜4回
		5	1日5回以上
4	急に尿がしたくなり，我慢できずに尿をもらすことがありましたか	0	なし
		1	週に1回より少ない
		2	週に1回以上
		3	1日1回くらい
		4	1日2〜4回
		5	1日5回以上
	合計点		点

過活動膀胱の診断基準　　　尿意切迫感スコア（質問3）が2点以上かつ OABSS 合計スコアが3点以上
過活動膀胱の重症度判定　　OABSS（合計点）
　　　　　　　　　　　　　軽症：　5点以下
　　　　　　　　　　　　　中等症：6〜11点
　　　　　　　　　　　　　重症：　12点以上

男性下部尿路症状・前立腺肥大症診療ガイドライン　**85**

男性下部尿路症状・前立腺肥大症診療ガイドライン

表9　主要下部尿路症状スコア（CLSS）質問票[a]

主要下部尿路症状質問票

●この1週間の状態にあてはまる回答を**1つだけ**選んで，数字に〇をつけてください。

何回くらい，尿をしましたか					
1	朝起きてから寝るまで	0	1	2	3
		7回以下	8〜9回	10〜14回	15回以上
2	夜寝ている間	0	1	2	3
		0回	1回	2〜3回	4回以上

以下の症状が，どれくらいの頻度でありましたか					
		なし	たまに	時々	いつも
3	我慢できないくらい，尿がしたくなる	0	1	2	3
4	我慢できずに，尿がもれる	0	1	2	3
5	セキ・クシャミ・運動の時に，尿がもれる	0	1	2	3
6	尿の勢いが弱い	0	1	2	3
7	尿をするときに，お腹に力を入れる	0	1	2	3
8	尿をした後に，まだ残っている感じがする	0	1	2	3
9	膀胱（下腹部）に痛みがある	0	1	2	3
10	尿道に痛みがある	0	1	2	3

●1から10の症状のうち，困る症状を**3つ以内**で選んで番号に〇をつけてください。

1	2	3	4	5	6	7	8	9	10	0 該当なし

●上で選んだ症状のうち，**もっとも困る症状**の番号に〇をつけてください（**1つだけ**）。

1	2	3	4	5	6	7	8	9	10	0 該当なし

●現在の排尿の状態がこのまま変わらずに続くとしたら，どう思いますか？

0	1	2	3	4	5	6
とても満足	満足	やや満足	どちらでもない	気が重い	いやだ	とてもいやだ

注：この主要下部尿路症状質問票は，主要下部尿路症状スコア（CLSS）質問票（10症状に関する質問）に，困る症状と全般的な満足度の質問を加えたものである。

6 ● 診断

表10　前立腺肥大症影響スコア（BII）質問票[5]

	ない	少し	多少	とても
この1か月の間に，尿の問題のために，どれくらい体に不快感がありましたか	0	1	2	3
この1か月の間に，尿の問題のために，どれくらい健康について心配しましたか	0	1	2	3
この1か月の間に，尿の問題のために，どれくらいわずらわしいと思いましたか	0	1	2	3

	ない	たまに	時々	しばしば	いつも
この1か月の間に，尿の問題のために，したいと思ったことができないことがありましたか	0	1	2	3	4

2　選択評価

1）排尿記録

　排尿記録は排尿のたびに尿を計量カップで計測し，その時刻と排尿量などを24時間記録するものである。就寝時間と起床時間を記載することで睡眠中の排尿回数や尿量（夜間尿量）も知ることができる。特に，頻尿，夜間頻尿を有する際には有用であり，その原因が1回排尿量の減少か，尿量（夜間尿量）の増加か，その両方の合併なのかを検討する際に役に立つ。多くのガイドライン等においても推奨されている[1-3]。調査期間は3日以上が望ましいとされるが[4-6]，長過ぎると信頼性が低下することが危惧される。日本排尿機能学会では最低2日間の記録が必要としている。

　排尿記録には排尿時刻のみを記録する排尿時刻記録（micturition time chart），排尿時刻と排尿量を記録する頻度・尿量記録（frequency volume chart: FVC），FVCに加え尿失禁や水分摂取量などの情報も記録する排尿日誌（bladder diary）がある（図8）。日本排尿機能学会ではこれらの様式をホームページ上（http://japanese-continence-society.kenkyuukai.jp/special/?id=15894）に掲載しており，ダウンロードが可能である。

　頻度・尿量記録および排尿日誌から以下の項目が測定できる。

- ●昼間排尿回数（daytime frequency）　起きている間に記録された排尿回数。就寝前の最後の排尿と朝に覚醒して起床した後の最初の排尿を含む。
- ●夜間睡眠中排尿回数（nocturia）　夜間睡眠中に記録された排尿回数。1回以上を夜間頻尿とするが，臨床的には2回以上を問題とすることが多い。
- ●24時間排尿回数（24-hour frequency）　24時間の昼間排尿回数と夜間排尿回数の合計。7回以下を正常とする。
- ●24時間尿量（24-hour production）　24時間の尿量をすべて合計した尿量。採尿は，通常は起床後2回目の排尿から開始し，翌朝の起床後最初の排尿までを合計する。

男性下部尿路症状・前立腺肥大症診療ガイドライン　**87**

男性下部尿路症状・前立腺肥大症診療ガイドライン

排尿時刻記録

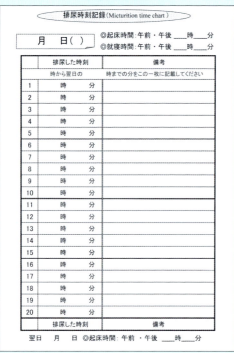

頻度・尿量記録

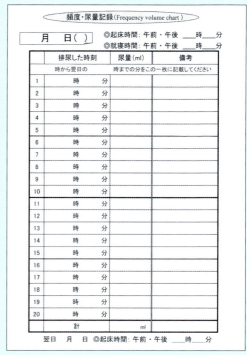

排尿日誌

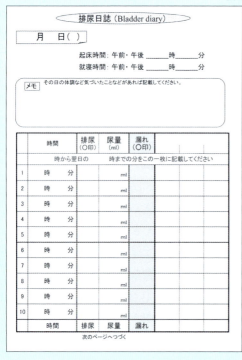

（日本排尿機能学会ホームページ
http://japanese-continence-society.kenkyuukai.jp/special/?id=15894 より）

図8　排尿記録

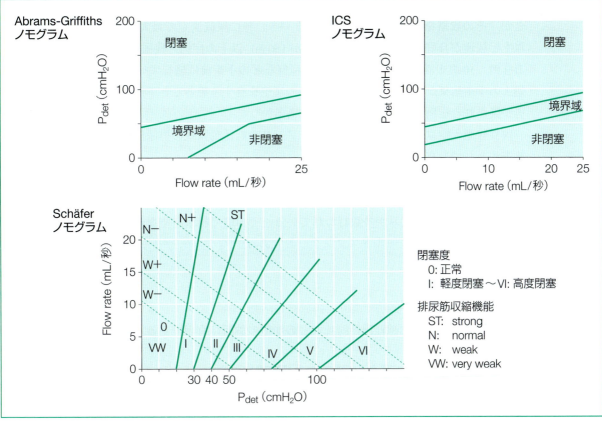

図9 内圧尿流検査のノモグラム

- 多尿（polyuria） 24時間で体重（kg）×40 mL以上の尿量の場合，多尿と定義する。
- 夜間尿量（nocturnal urine volume） 就寝してから起床するまでの尿量。したがって，就寝前の最後の尿は含まれず，朝に起床後の最初の尿は含まれる。
- 夜間多尿（nocturnal polyuria） 24時間の尿排出量のうち夜間の割合が多い場合をいう。この夜間尿量には就寝前の最後の尿は含まれず，朝に起床後の最初の尿は含まれる。なお，夜間尿量が24時間尿量の20％（若年成人）あるいは33％（65歳以上）以上の場合，夜間多尿と診断される。また，夜間尿量が10×体重（kg）mL以上を夜間多尿とする報告もある。
- 最大排尿量（maximum voided volume） 1回の排尿で排出される最も多い尿量。

2）尿流動態検査（urodynamic study：UDS）
a．内圧尿流検査（pressure-flow study：PFS）

PFSとは，膀胱内と直腸内にカテーテルを留置したまま排尿することにより，排尿筋圧と尿流を同時に測定する検査で，排尿筋収縮力と下部尿路閉塞の程度を同時に評価できる[7]。解析には，Abrams-GriffithsノモグラムICSノモグラム，Schäferノモグラムなどが用いられる（図9）。カテーテル挿入を必要とし侵襲的であるため，基本評価としては適さない。しかし，前立腺肥大症の場合，閉塞の存在を確認してから手術を行うこ

とが，その成績を改善するとされている[3, 8, 9]。特に尿流測定で最大尿流量が 10 mL/秒以上と尿流が良好な症例[3]，1 回排尿量が 150 mL 以下の症例，残尿量が 300 mL を超える症例，50 歳未満または 80 歳を越える症例などの手術前は施行すべきである[d]。また，過去の手術結果が不良な症例や，神経系の疾患を有する患者など下部尿路閉塞以外の原因が疑われる症例の原因検索にも有用である[b, d]。

前立腺肥大症以外では膀胱コンプライアンスや低活動膀胱の排尿筋低活動を診断する検査法としても有用である。

近年，超音波での前立腺肥大症の膀胱内突出や膀胱壁厚の評価，penile cuff method，near-infrared spectroscopy，いくつかの非侵襲的パラメータによるノモグラムなどにより尿路閉塞を診断する試みが多数行われている。その中で将来有望な検査はあるが，現時点ではやはり PFS がゴールドスタンダードである[d, 10]。

b. 膀胱内圧検査

蓄尿時の膀胱機能評価法であり，排尿筋過活動，膀胱コンプライアンス，膀胱容量などを評価する。OAB，神経因性膀胱などの病態の診断に有用である。

3）腎機能検査（血清クレアチニン測定）

下部尿路閉塞を原因とした腎機能障害[11, 12]や，投薬や手術の際に問題となる腎機能障害の存在を確認するために必要な検査である。既往歴や他の検査所見で腎機能障害の可能性がある場合，残尿が多い場合，手術前には施行すべきである。

4）上部尿路超音波検査

上部尿路の検査としても超音波検査は排泄性腎盂造影などと比較して低侵襲で有用とされている。水腎症，結石，腫瘍の有無などが評価できる。腎機能障害や多量の残尿を認める場合には水腎症を検索するために推奨される[13]。検尿にて血尿，膿尿を認める場合や，尿路感染症，尿路結石，尿路に対する外科手術，尿路上皮腫瘍などの既往がある場合などにも行う[14]。

■ 参考文献

1）日本排尿機能学会 夜間頻尿診療ガイドライン作成委員会編. 夜間頻尿診療ガイドライン. ブラックウェルパブリッシング, 2009

2）日本排尿機能学会 過活動膀胱診療ガイドライン作成委員会編. 過活動膀胱診療ガイドライン［第2版］. リッチヒルメディカル, 2015

3）Abrams P, Chapple C, Khoury S, Roehrborn C, de la Rosette J; International Scientific Committee and members of the committees, 6th International Consultation on New Developments in Prostate Cancer and Prostate Diseases. Evaluation and treatment of lower urinary tract symptoms in older men. *J Urol* 2013; 189: S93-S101

4）Homma Y, Ando T, Yoshida M, Kageyama S, Takei M, Kimoto K, Ishizuka O, Gotoh M, Hashimoto T. Voiding and incontinence frequencies: variability of diary data and required diary length. *Neurourol Urodyn* 2002; 21: 204−209

5）Schick E, Jolivet-Tremblay M, Dupont C, Bertrand PE, Tessier J. Frequency-volume chart: the minimum number of days required to obtain reliable results. *Neurourol Urodyn* 2003; 22: 92–96

6) Ku JH, Jeong IG, Lim DJ, Byun SS, Paick JS, Oh SJ. Voiding diary for the evaluation of urinary incontinence and lower urinary tract symptoms: prospective assessment of patient compliance and burden. *Neurourol Urodyn* 2004; 23: 331–335

7) Rosier PF, Kirschner-Hermanns R, Svihra J, Homma Y, Wein AJ. ICS teaching module: analysis of voiding, pressure flow analysis（basic module）. *Neurourol Urodyn* 2016; 35: 36–38

8) Robertson AS, Griffiths C, Neal DE. Conventional urodynamics and ambulatory monitoring in the definition and management of bladder outflow obstruction. *J Urol* 1996; 155: 506–511

9) AUA/SUFU Guideline. Adult Urodynamics.
http://www.auanet.org/common/pdf/education/clinical-guidance/Adult-Urodynamics.pdf

10) Malde S, Nambiar AK, Umbach R, Lam TB, Bach T, Bachmann A, Drake MJ, Gacci M, Gratzke C, Madersbacher S, Mamoulakis C, Tikkinen KA, Gravas S; European Association of Urology Non-neurogenic Male LUTS Guidelines Panel. Systematic review of the performance of noninvasive tests in diagnosing bladder outlet obstruction in men with lower urinary tract symptoms. *Eur Urol* 2017; 71: 391–402

11) Rule AD, Jacobson DJ, Roberts RO, Girman CJ, McGree ME, Lieber MM, Jacobsen SJ. The association between benign prostatic hyperplasia and chronic kidney disease in community-dwelling men. *Kidney Int* 2005; 67: 2376–2382

12) Rule AD, Lieber MM, Jacobsen SJ. Is benign prostatic hyperplasia a risk factor for chronic renal failure? *J Urol* 2005; 173: 691–696

13) Koch WF, Ezz el Din K, de Wildt MJ, Debruyne FM, de la Rosette JJ. The outcome of renal ultrasound in the assessment of 556 consecutive patients with benign prostatic hyperplasia. *J Urol* 1996; 155: 186–189

14) 日本腎臓学会/日本泌尿器科学会/日本小児腎臓病学会/日本臨床検査医学会/日本臨床衛生検査技師会 血尿診断ガイドライン編集委員会編. 血尿診断ガイドライン 2013. ライフサイエンス出版，2013

3 その他の検査

1) 膀胱・尿道内視鏡検査

　膀胱・尿道内視鏡検査は血尿がある症例，尿道狭窄[1]，膀胱結石，膀胱癌などが疑われる（または既往のある）症例では考慮すべきである。また，前立腺腺腫の様子，膀胱肉柱形成などの評価にも有用であり，これらの所見は，閉塞の程度や排尿筋過活動の存在に相関しているとも報告されている[2]。侵襲的な検査であるため，手術療法における治療法選択のために行われることが多い。

2) 排尿時膀胱尿道造影，逆行性尿道造影

　両検査とも侵襲的なため基本検査としては推奨されないが，排尿時膀胱尿道造影は膀胱憩室，膀胱尿管逆流，尿道病変の診断，逆行性尿道造影は尿道狭窄が疑われる場合には有用である[1]。

3) 尿細胞診，尿培養

　血尿などのため尿路腫瘍が疑われる場合は尿細胞診を行う[3]。また，膿尿を認める場合は尿培養を行う。

■ 参考文献

1）AUA Guidelin. Male Urethral Stricture.

http://www.auanet.org/common/pdf/education/clinical-guidance/Male-Urethral-Stricture.pdf
2）el Din KE, de Wildt MJ, Rosier PF, Wijkstra H, Debruyne FM, de la Rosette JJ. The correlation between urodynamic and cystoscopic findings in elderly men with voiding complaints. *J Urol* 1996; 155: 1018–1022
3）日本腎臓学会/日本泌尿器科学会/日本小児腎臓病学会/日本臨床検査医学会/日本臨床衛生検査技師会 血尿診断ガイドライン編集委員会編. 血尿診断ガイドライン 2013. ライフサイエンス出版，2013

4 検査・診断の手順 (p.2〜5 第1章 診療アルゴリズム参照)

　診療に当たっては，まず全症例に基本評価を行い，症例を選択して選択評価を行う。

　一般医向けの基本評価には，症状と病歴の聴取，身体所見，尿検査，血清 PSA 測定がある。選択評価には，質問票による症状・QOL 評価，排尿記録，残尿測定，尿培養，尿細胞診，血清クレアチニン測定，前立腺超音波検査などがある。

　専門医向けの基本評価には症状と病歴の聴取，質問票による症状・QOL 評価，身体所見，尿検査，血清 PSA 測定，尿流測定，残尿測定，前立腺超音波検査があり，選択評価には排尿記録，尿培養，尿細胞診，尿流動態検査，内視鏡検査，放射線検査，血清クレアチニン測定，上部尿路検査などがある。

　病歴聴取では，症状に膀胱痛や会陰部痛がある場合，症状が強く患者の QOL が著しく損なわれている場合などには，泌尿器科専門医への紹介が勧められる。膀胱痛は間質性膀胱炎を，会陰部痛は前立腺炎を疑わせる。既往症や合併症としては，尿閉や尿路感染症の既往は重度の前立腺肥大症，前立腺癌，尿道狭窄，排尿筋低活動などが疑われ，肉眼的血尿の既往は尿路悪性腫瘍や膀胱結石の可能性がある。頻回の尿失禁など蓄尿症状が重症の場合，骨盤部の手術・放射線治療の既往，神経疾患の合併症がある症例は神経因性膀胱などの可能性がある。いずれも，泌尿器科専門医による精査が必要である。

　身体所見では，下腹部の膨隆があれば尿閉を疑う。前立腺の直腸診で硬結があれば前立腺癌，圧痛があれば前立腺炎が疑われる。

　尿検査では，血尿を認める際には尿路悪性腫瘍や尿路結石などが疑われ，尿細胞診や尿路の画像診断を行う必要がある。膿尿を認める場合には尿路感染症が疑われる。尿培養で原因菌の同定を行えば，より適切な抗菌薬の選択が可能となる。

　血液検査では，血清 PSA の測定を行う。下部尿路症状のある中高年男性では前立腺癌を否定する必要がある。高値では前立腺癌が疑われる。

　血清クレアチニン測定は既往歴や他の検査所見で腎機能障害の可能性がある場合，尿閉や残尿が多い場合などには施行すべきである。

　以上の病歴聴取や検査で除外される症例の主な疾患・病態は，重症の前立腺肥大症，神経因性膀胱，尿路悪性腫瘍，尿路結石，尿路感染症，前立腺癌，間質性膀胱炎，前立腺炎，尿閉などで，これらは泌尿器科専門医による精査・加療が必要である。一方，除外されなかった症例の多くは，泌尿器科医以外でも管理・治療が可能と考えられる。ただし，必ずしも患者が治療を希望するとは限らないので，まずは治療の希望の有無について確認し，治療を希望する症例に対して治療を開始する。

7 治療

> **要約**　治療法は，経過観察（無治療），行動療法，薬物療法，手術療法，その他に分けられる。治療法の特性と患者の病態を考慮して適用する。行動療法とは生活指導や理学療法などで，広く適用される。薬物療法は，前立腺肥大症治療薬もしくは過活動膀胱治療薬が主体となる。一般医では前立腺肥大症に対する薬剤の単独療法が基本で，併用療法は専門医が行うことが望ましい。十分な改善が得られない前立腺肥大症に対しては手術療法が適応となる。その他にはカテーテルを用いる管理方法がある。

1 治療総論

　男性下部尿路症状（MLUTS）の病態は多岐にわたり，前立腺や膀胱など局所のみならず，骨盤内の周囲臓器，神経・内分泌・呼吸器・循環器系などの全身的要因も症状の発現に関与する。また，治療法も多様で有効性・安全性・適応性・経済性などに違いがある。MLUTS の治療においては，個々の患者の病態と治療法の特性を照合して対応することが重要である。

　MLUTS の治療は大きく経過観察，行動療法，薬物療法，手術療法，その他に分けられる（p.95, 96 **表 14-1**，**14-2**，**14-3**，**14-4** 参照）。

　経過観察とは要するに無治療のことである。MLUTS は増悪と寛解を繰り返すので無治療のままでも軽減することがある。また，重大な疾患を危惧して受診したが否定され，LUTS 自体は治療を必要としない患者もある。そのような患者に適応となる。

　行動療法とは，飲水・食事・運動などの生活指導，骨盤底筋訓練，膀胱訓練，体表からの電気・磁気刺激などの理学療法を含む。生活習慣病と MLUTS との関連は深く，生活習慣を改善する患者自身の行動そのものが治療となりうる。特定の方法だけでなく，各種の方法を統合的に実施することが望ましい。MLUTS に対してまずはじめに取り組むべき療法であり，しばしば薬物療法とも併用される。

　下部尿路機能障害に対する薬物療法の進歩はめざましい。前立腺肥大症に対する α_1 遮断薬，5α 還元酵素阻害薬，PDE5 阻害薬など，有効性と安全性に関して高いエビデンスの示された薬剤がある。また，これらの薬剤は排尿症状だけでなく，前立腺肥大症に伴う過活動膀胱（OAB）症状も改善する。OAB に対しては多数の抗コリン薬や β_3 作動薬が開発され，男性 OAB 患者に対しては単独あるいは前立腺肥大症治療薬と併用して投与される。

　一般医においては，前立腺肥大症に対する薬剤の単独療法が基本となる。単独療法で

男性下部尿路症状・前立腺肥大症診療ガイドライン　**93**

は効果不十分な症例には，種々の薬を組み合わせて併用療法を行う。併用療法については十分な科学的根拠が得られていないものもあり，専門医が行うことが望ましい。

これらの治療により十分な改善が得られない前立腺肥大症に対しては，専門医による手術療法が適応となる。手術方法は多彩で特に低侵襲治療が次々に開発されており，患者の病態と方法の特性を考慮して適用する。その他の治療法としては，カテーテルを用いる管理方法もある。

2 治療の推奨のグレード（表11, 12, 13）

治療の推奨のグレード（**表13**）は，論文のレベル（**表11**）から導かれる根拠のレベル（**表12**）に，効果の大きさ，適用性，副作用などの治療の特性を加味し，委員の議論と合意のもとに定めた。行うよう勧めるだけの根拠が明確でない場合（**C**）は，行ってもよい（**C1**）と行うよう勧められない（**C2**）に細分した。

表11　論文のレベル

レベル	内容	
I	大規模な RCT で結果が明らかな研究[注1, 注2]	RCT：無作為化比較試験
II	小規模な RCT で結果が明らかな研究[注2]	注1：「大規模」の基準は各群の症例数 100 例以上を目安とする。
III	無作為割り付けによらない比較対照研究	注2：結果が明らかでない場合はレベルを1つ繰り下げる。
IV	前向きの対照のない観察研究[注3]	
V	後ろ向きの症例研究か専門家の意見	注3：一定のプロトコールに従った介入研究など。

（p.v 表 I 再掲）

表12　根拠のレベル

レベル	内容
1	複数の大規模 RCT または Meta-analysis や Systematic review に裏付けられる
2	単独の大規模 RCT または複数の小規模 RCT に裏付けられる
3	無作為割り付けによらない比較対照研究に裏付けられる
4	前向きの対照のない観察研究に裏付けられる
5	後ろ向きの症例研究か専門家の意見に裏付けられる

（p.v 表 II 再掲）

表13　推奨のグレード

グレード	内容	
A	行うよう強く勧められる	推奨のグレードは，
B	行うよう勧められる	1）根拠のレベル，
C	行うよう勧めるだけの根拠が明確でない	2）結論の一貫性，
C1	行ってもよい	3）効果の大きさ，
C2	行うよう勧められない	4）臨床上の適用性，
D	行わないよう勧められる	5）副作用， 6）費用
保留	推奨のグレードを決められない	に関する委員の議論と合意で定めた。

（p.v 表 III 再掲）

7 ● 治療

表14-1　男性下部尿路症状に対する治療法

治療法	推奨グレード
経過観察	B
行動療法	（表14-2参照）
薬物療法	（表14-4参照）
手術療法	（表14-3参照）
その他の治療	
尿道留置カテーテル	C1
間欠導尿	B
代替療法（健康食品，サプリメント）	C2

表14-2　男性下部尿路症状に対する治療法−行動療法

治療法	推奨グレード
生活指導（体重減少，統合的行動療法，運動・食事指導・禁煙）	A〜C1
骨盤底筋訓練・膀胱訓練	A〜B
電気刺激療法，磁気刺激療法	保留

表14-3　男性下部尿路症状に対する治療法−手術療法

術式	推奨グレード
組織の切除・蒸散を主体とする術式	
被膜下前立腺腺腫核出術	
開放手術	A
腹腔鏡手術	保留
ロボット支援手術	保留
経尿道的前立腺切除術	
Monopolar TURP	A
Bipolar TURP	A
経尿道的前立腺切開術（TUIP）	A
経尿道的バイポーラ電極前立腺核出術（TUEB®）	B
ホルミウムレーザー前立腺核出術（HoLEP）	A
532 nmレーザー光選択的前立腺蒸散術（PVP）	A
半導体レーザー前立腺蒸散術	C1
ツリウムレーザー前立腺切除術（ThuLRP）	B
組織の熱凝固・変性を主体とする術式	
組織内レーザー凝固術（ILCP）	C1
高密度焦点式超音波治療（HIFU）	C1
経尿道的針焼灼術（TUNA®）	C1
経尿道的マイクロ波高温度治療術（TUMT）	B
その他の術式	
尿道ステント	C1
前立腺インプラント埋め込み尿道吊り上げ術（PUL）	保留
経尿道的水蒸気治療	保留
前立腺動脈塞栓術	保留

男性下部尿路症状・前立腺肥大症診療ガイドライン　**95**

男性下部尿路症状・前立腺肥大症診療ガイドライン

表 14-4　男性下部尿路症状に対する治療法−薬物療法

薬剤	推奨グレード
前立腺肥大症	
α_1 アドレナリン受容体遮断薬（α_1 遮断薬）	
タムスロシン	A
ナフトピジル	A
シロドシン	A
テラゾシン	A[b]
ウラピジル	A[b]
プラゾシン	C1[b]
ホスホジエステラーゼ 5 阻害薬	
タダラフィル	A
シルデナフィル	保留（保険適用外）
バルデナフィル	保留（保険適用外）
5α 還元酵素阻害薬	
デュタステリド	A
フィナステリド	保留（保険適用外）
抗アンドロゲン薬	
クロルマジノン	C1
アリルエストレノール	C1
その他の薬剤	
エビプロスタット®	C1
セルニルトン®	C1
パラプロスト®	C1
漢方薬（八味地黄丸，牛車腎気丸）	C1
過活動膀胱・その他	
抗コリン薬	
オキシブチニン	
オキシブチニン経皮吸収型製剤	前立腺肥大症を
プロピベリン	伴わない過活動膀胱
トルテロジン	B
ソリフェナシン	前立腺肥大症を
イミダフェナシン	伴う過活動膀胱
フェソテロジン	C1
β_3 アドレナリン受容体作動薬	
ミラベグロン	C1
その他の薬剤	
フラボキサート	C1
抗うつ薬	C1
コリン作動薬	C1（専門医）　C2（一般医）

併用療法は p.122〜128 を参照。

3 経過観察

male lower urinary tract symptom（男性下部尿路症状），benign prostatic hyperplasia（前立腺肥大症），watchful waiting（経過観察），no treatment（無治療），follow-up（追跡）をキーワードとして 2010 年以降の文献を検索し 124 編を得た。そのうち 1 編と他の 2 編と AUAGL，EAUGL を引用した。

> 有用性を示す根拠は十分とはいえない。しかし，症状や合併症のない症例には治療は不要であり，適切な観察を継続すれば，介入を行わないことの不利益も小さい。ただし，急性尿閉などの合併症や症状の増悪も生じるため，患者に十分説明する必要がある（レベル 4）。　　　　　　　　　　　　　〔推奨グレード B〕

LUTS があっても，症状が軽度で合併症がない場合や患者が治療を希望しない場合には，積極的な治療の対象とならない。また，困窮度が低い患者の場合，急性尿閉や合併症の可能性は低いとされる。一方で，経過観察の研究においては生活指導を同時に行っている場合も多く，単独の評価は難しい。

IPSS が 8 点未満の軽度の症状の患者を 4 年間観察したところ，症状が悪化したのは 31%，急性尿閉は 4.9% に生じ，TURP はわずか 0.6% に施行されたと報告されている[1]。症状増悪の予測因子は PSA 値，閉塞症状スコア，移行領域体積であった。同様に 50 例の IPSS 8 点未満の患者（平均前立腺体積 46 mL）に対し内圧尿流検査を行い 16 例（32%）に下部尿路閉塞を認めた。平均 17 カ月の経過観察で，そのうちの 3 例（18.8%，全体の 6%）で症状が増悪し治療を受けた。一方，残りの 13 例（81.2%，全体の 26%）では症状が安定していた。また，下部尿路閉塞を認めなかった 34 例（68%）では症状の増悪は認めなかった[2]。軽度の症状以外の報告としては，平均 IPSS 14.9 点，前立腺体積 46.7 mL の前立腺肥大症患者 153 例を 6 カ月間経過観察したところ，IPSS は増悪しなかったことが報告されている[3]。

経過観察を行っている間は，少なくとも 1 年に一度は IPSS，尿流測定，残尿測定，PSA 測定などによる評価が推奨されている[c, d]。

■ 参考文献

1) Djavan B, Fong YK, Harik M, Milani S, Reissigl A, Chaudry A, Anagnostou T, Bagheri F, Waldert M, Kreuzer S, Fajkovic H, Marberger M. Longitudinal study of men with mild symptoms of bladder outlet obstruction treated with watchful waiting for four years. *Urology* 2004; 64: 1144–1148（Ⅳ）

2) Netto NR Jr, de Lima ML, Netto MR, D'Ancona CA. Evaluation of patients with bladder outlet obstruction and mild international prostate symptom score followed up by watchful waiting. *Urology* 1999; 53: 314–316（Ⅴ）

3) Alcaraz A, Carballido-Rodríguez J, Unda-Urzaiz M, Medina-López R, Ruiz-Cerdá JL, Rodríguez-Rubio F, García-Rojo D, Brenes-Bermúdez FJ, Cózar-Olmo JM, Baena-González V, Manasanch J. Quality of life in patients with lower urinary tract symptoms associated with BPH: change over time in real-life practice according to treatment — the QUALIPROST study. *Int Urol Nephrol* 2016; 48: 645–656（Ⅳ）

4 行動療法

行動療法には，生活指導，骨盤底筋訓練，膀胱訓練，電気刺激療法，磁気刺激療法などが含まれる（**表15**）。

表15 行動療法

	治療法	推奨グレード
生活指導	体重減少	A
	統合的行動療法	B
	運動・食事指導・禁煙	C1
骨盤底筋訓練・膀胱訓練		B（過活動膀胱）
		A（前立腺全摘除術後尿失禁）
電気刺激療法，磁気刺激療法		保留

1）生活指導

male lower urinary tract symptom（男性下部尿路症状），male urinary symptom または benign prostatic hyperplasia（前立腺肥大症），diet（食事），lifestyle，advice，behavioral modification（生活指導）をキーワードとして 2010 年以降の文献を検索し 148 編を得た。そのうち 5 編と他の 2 編と MLGL を引用した。

肥満者に対する食事指導などによる体重減少は下部尿路症状を改善する（レベル 1）。 〔推奨グレード A〕

統合的な行動療法は下部尿路症状，特に蓄尿症状を改善する（レベル 2）。 〔推奨グレード B〕

適度な運動，バランスのとれた食生活，禁煙などにより LUTS の発症や増悪を改善できる可能性がある（レベル 4）。 〔推奨グレード C1〕

いずれも侵襲性は小さく，経済的負担も少ない。

生活指導は，単一の指導ではなく複数の指導を，医師や看護師が個々の方針で行うことがほとんどである。男性の LUTS に対して，標準治療前に専門の看護師が 30 分以上かけて，① 教育，② 過度な水分摂取制限，③ アルコール，カフェイン摂取制限，④ 排尿指導・膀胱訓練，⑤ 便秘改善などの指導を行い，行わなかった群との RCT を行った報告がある[1,2]。生活指導を行った群は行わなかった群と比較し 3，6，12 カ月後の IPSS および QOL スコアが有意に低く，排尿記録でも頻尿，夜間頻尿が有意に改善した。中等度の症状をもつ前立腺肥大症患者を同様の生活指導後 24 カ月間経過観察したところ，39% で症状が改善したため経過観察のみで済み，61% で症状の不変・悪化のためタムスロシン投与を開始された[3]。

メタボリック症候群，食事，運動習慣，喫煙などが LUTS に関与するとの報告は多い

が，それらと LUTS の関係を経時的，前向きに解析した研究は少ない。その中で，2 型糖尿病男性患者 1,910 例を 2 群に分け，最初の 6 カ月は毎週，その後は月 3 回行う集中的な減量指導（食事指導，運動指導），または食事指導や運動指導を含めた年 3 回の糖尿病指導のどちらかを 1 年間行ったところ，前者において有意に体重減少が認められ，尿失禁も有意に改善したが，排尿回数については差がなかった[4]。短期では，8〜12 週間の食事コントロールによる減量により肥満患者の LUTS が有意に改善したという報告がある[5,6]。また，45 歳以上の男性 547 例を 3 年間経過観察したところ，LUTS の悪化は大量喫煙，少ない運動量，高蛋白食と関連があった[7]。

他の指導としては，薬物などが原因となる排尿困難や急性尿閉に関する注意喚起，長時間の坐位や下半身の冷えの回避，適度な運動の促し，外出時のトイレ位置の確認などの生活指導などが有用とされる[a]。

■ 参考文献

1) Brown CT, Yap T, Cromwell DA, Rixon L, Steed L, Mulligan K, Mundy A, Newman SP, van der Meulen J, Emberton M. Self management for men with lower urinary tract symptoms: randomised controlled trial. *BMJ* 2007; 334: 25–28 (II)
2) Yap TL, Brown C, Cromwell DA, van der Meulen J, Emberton M. The impact of self-management of lower urinary tract symptoms on frequency-volume chart measures. *BJU Int* 2009; 104: 1104–1108 (II)
3) Roehrborn CG, Oyarzabal Perez I, Roos EP, Calomfirescu N, Brotherton B, Palacios JM, Vasylyev A, Manyak MJ. Can we use baseline characteristics to assess which men with moderately symptomatic benign prostatic hyperplasia at risk of progression will benefit from treatment? A post hoc analysis of data from the 2-year CONDUCT study. *World J Urol* 2016 Jun 22. doi:10.1007/s00345-016-1884-5 (IV)
4) Breyer BN, Phelan S, Hogan PE, Rosen RC, Kitabchi AE, Wing RR, Brown JS; Look AHEAD Research Group. Intensive lifestyle intervention reduces urinary incontinence in overweight/obese men with type 2 diabetes: results from the Look AHEAD trial. *J Urol* 2014; 192: 144–149 (I)
5) Khoo J, Piantadosi C, Duncan R, Worthley SG, Jenkins A, Noakes M, Worthley MI, Lange K, Wittert GA. Comparing effects of a low-energy diet and a high-protein low-fat diet on sexual and endothelial function, urinary tract symptoms, and inflammation in obese diabetic men. *J Sex Med* 2011; 8: 2868–2875 (II)
6) Khoo J, Ling PS, Chen RY, Ng KK, Tay TL, Tan E, Cho LW, Cheong M. Comparing the effects of meal replacements with an isocaloric reduced-fat diet on nutrient intake and lower urinary tract symptoms in obese men. *J Hum Nutr Diet* 2014; 27: 219–226 (II)
7) Choo MS, Han JH, Shin TY, Ko K, Lee WK, Cho ST, Lee SK, Lee SH. Alcohol, smoking, physical activity, protein, and lower urinary tract symptoms: prospective longitudinal cohort. *Int Neurourol J* 2015; 19: 197–206 (IV)

2) 骨盤底筋訓練・膀胱訓練

male lower urinary tract symptom（男性下部尿路症状），benign prostatic hyperplasia（前立腺肥大症），pelvic floor muscle training（骨盤底筋訓練），bladder training（膀胱訓練）をキーワードとして 2010 年以降の文献を検索し 126 編を得た。そのうち 5 編を引用した。

　過活動膀胱に対する報告で男性のみのものは少ないが，有効性を示す根拠はある（レベル 2）。　　　　　　　　　　　　　　　　　　　　　　〔推奨グレード B〕

　前立腺全摘除術後の尿失禁に対しては有効である（レベル 1）。〔推奨グレード A〕

OABや腹圧性尿失禁に対する骨盤底筋訓練や膀胱訓練の有用性を報告した論文は多いが，対象のすべてまたは大部分が女性の報告がほとんどである。

α_1遮断薬を4週間投与した後に症状が残存する男性OAB患者143例を行動療法（骨盤底筋訓練，排尿抑制訓練）群とオキシブチニン投与群に分けたRCTでは，8週間の治療の結果，両群とも有意に排尿回数が減少した。夜間排尿回数は行動療法を行った群の方が有意に減少した[1,2]。

骨盤底筋訓練については前立腺全摘除術後の尿失禁に対する報告が多数ある。術後の骨盤底筋訓練のメタアナリシスにおいては短期（12週間以内），中期（24週間），長期（48週間以上）のすべてで有用であった。1日10回を1セットとし，それを3セット行うと有効であり，理学療法士が指導する方法と家庭で自分で行う方法では差がなかった[3]。術前の骨盤底筋訓練に関しては，118例を術前に30日間行い術後も継続する群と術後のみの群で比較したRCTでは，術後1カ月と3カ月の時点の尿禁制率は術前より行った群で有意に高かった[4]。一方で，術前3週間行った後，術後も継続した群と術後のみの群とでは差がなかったという報告もある[5]。

■ 参考文献

1) Burgio KL, Goode PS, Johnson TM, Hammontree L, Ouslander JG, Markland AD, Colli J, Vaughan CP, Redden DT. Behavioral versus drug treatment for overactive bladder in men: the Male Overactive Bladder Treatment in Veterans（MOTIVE）trial. *J Am Geriatr Soc* 2011; 59: 2209–2216（II）

2) Johnson TM 2nd, Markland AD, Goode PS, Vaughan CP, Colli JL, Ouslander JG, Redden DT, McGwin G, Burgio KL. Efficacy of adding behavioural treatment or antimuscarinic drug therapy to α-blocker therapy in men with nocturia. *BJU Int* 2013; 112: 100–108（II）

3) Fernández RA, García-Hermoso A, Solera-Martínez M, Correa MT, Morales AF, Martínez-Vizcaíno V. Improvement of continence rate with pelvic floor muscle training post-prostatectomy: a meta-analysis of randomized controlled trials. *Urol Int* 2015; 94: 125–132（**Meta**）

4) Centemero A, Rigatti L, Giraudo D, Lazzeri M, Lughezzani G, Zugna D, Montorsi F, Rigatti P, Guazzoni G. Preoperative pelvic floor muscle exercise for early continence after radical prostatectomy: a randomised controlled study. *Eur Urol* 2010; 57: 1039–1043（II）

5) Geraerts I, Van Poppel H, Devoogdt N, Joniau S, Van Cleynenbreugel B, De Groef A, Van Kampen M. Influence of preoperative and postoperative pelvic floor muscle training（PFMT）compared with postoperative PFMT on urinary incontinence after radical prostatectomy: a randomized controlled trial. *Eur Urol* 2013; 64: 766–772（II）

3）電気刺激療法，磁気刺激療法（electrical stimulation, magnetic stimulation, neuromodulation）

male lower urinary tract symptom（男性下部尿路症状），neuromodulation（ニューロモデュレーション），electrical stimulation（電気刺激），magnetic stimulation（磁気刺激）をキーワードとして2010年以降の文献を検索し24編を得た。そのうち3編と他の3編とガイドライン2編を引用した。

> 男性のみの下部尿路症状に対する有効性の根拠は十分といえない。前立腺全摘除術後の尿失禁に対する有効性はある（レベル2）。本邦では男性に対しては干渉低周波療法のみが保険適用である。　　　　　　　　　　　　　　〔推奨グレード保留〕

　電気刺激療法，磁気刺激療法はともに神経・筋に対する電気的刺激を利用した治療法である。本邦では男性に対しては干渉低周波療法のみが保険適用である。陰部神経や骨盤底筋群に作用することにより，OABや腹圧性尿失禁に効果があると考えられている[1-3]。報告の大多数は女性が対象で，男性のみでどの程度有効かは明らかでないが，予測因子の検討で効果に性差はないという報告もある[4,5]。男性に対しては前立腺手術後の尿失禁に有効であると報告されている[6,7]。また，排尿筋低活動の男性患者18例に対し仙骨部ニューロモデュレーションを施行したところ，有効率が50%であったと報告されている[8]。

■ 参考文献

1）Yamanishi T, Kaga K, Fuse M, Shibata C, Uchiyama T. Neuromodulation for the treatment of lower urinary tract symptoms. *Low Urin Tract Symptoms* 2015; 7: 121–132（**総説**）
2）日本排尿機能学会 過活動膀胱診療ガイドライン作成委員会編. 過活動膀胱診療ガイドライン［第2版］. リッチヒルメディカル, 2015（**ガイドライン**）
3）日本排尿機能学会 女性下部尿路症状診療ガイドライン作成委員会編. 女性下部尿路症状診療ガイドライン. リッチヒルメディカル, 2013（**ガイドライン**）
4）Koldewijn EL, Rosier PF, Meuleman EJ, Koster AM, Debruyne FM, van Kerrebroeck PE. Predictors of success with neuromodulation in lower urinary tract dysfunction: results of trial stimulation in 100 patients. *J Urol* 1994; 152: 2071–2075（**V**）
5）Scheepens WA, Jongen MM, Nieman FH, de Bie RA, Weil EH, van Kerrebroeck PE. Predictive factors for sacral neuromodulation in chronic lower urinary tract dysfunction. *Urology* 2002; 60: 598–602（**V**）
6）Yamanishi T, Mizuno T, Tatsumiya K, Watanabe M, Honda M, Yoshida K. Randomized, placebo-controlled study of electrical stimulation with pelvic floor muscle training for severe urinary incontinence after radical prostatectomy. *J Urol* 2010; 184: 2007–2012（**II**）
7）Yokoyama T, Nishiguchi J, Watanabe T, Nose H, Nozaki K, Fujita O, Inoue M, Kumon H. Comparative study of effects of extracorporeal magnetic innervation versus electrical stimulation for urinary incontinence after radical prostatectomy. *Urology* 2004; 63: 264–267（**II**）
8）Rademakers KL, Drossaerts JM, van Kerrebroeck PE, Oelke M, van Koeveringe GA. Prediction of sacral neuromodulation treatment success in men with impaired bladder emptying-time for a new diagnostic approach. *Neurourol Urodyn* 2016 Apr 6. doi:10.1002/nau.23010（**V**）

5 薬物療法 (p.104 表16 参照)

本章で扱う薬物療法は，① 前立腺肥大症，② 過活動膀胱，③ 両者の共存，④ その他の機能障害，が対象となる。

1）α₁アドレナリン受容体遮断薬（α₁遮断薬）
〔α₁-adrenoceptor antagonists（α₁-blockers）〕

male lower urinary tract symptom（男性下部尿路症状），benign prostatic hyperplasia（前立腺肥大症），α-adrenoceptor antagonist，α-blocker（α₁遮断薬）をキーワードとして 2010 年以降の文献を検索し 586 編を得た。そのうち 19 編と他の 8 編と MLGL，BPHGL を引用した。

> **要約** 　α₁遮断薬は，前立腺と膀胱頸部の平滑筋緊張に関係するα₁アドレナリン受容体を阻害して前立腺による閉塞の機能的要素を減少させ，前立腺肥大症による下部尿路症状を軽減させる。症状の改善は比較的早期からみられる。主な副作用としては，起立性低血圧，易疲労性，射精障害，鼻づまり，頭痛，眠気などがある。眼科手術時には，術中虹彩緊張低下症候群に注意が必要である。

α₁遮断薬は，前立腺と膀胱頸部の平滑筋緊張に関係するα₁アドレナリン受容体（AR）を阻害し，膀胱出口部閉塞の機能的要素を減少させることにより作用する。症状は比較的早期に改善する。症状緩和は約 2/3 にみられるが，反応性を予測することは困難である[a, b]。

α₁-AR は，α₁A，α₁B，α₁D のサブタイプに分類される。プラゾシン，アルフゾシン，ドキサゾシン，テラゾシン，ウラピジルはα₁サブタイプ非選択性で，本邦で頻用されているタムスロシン，ナフトピジルは，α₁A/α₁D に，シロドシンはα₁A に選択性が高い。

EAUGL によると，欧米において前立腺肥大症を有する下部尿路症状（BPH/LUTS）に頻用されているα₁遮断薬（アルフゾシン，タムスロシン，ドキサゾシン，テラゾシン）の比較では，有効性はほぼ同様で，最大尿流量を 20〜25%（2〜2.5 mL/秒），IPSS を 30〜40%（平均 4〜6 点）改善させる[b, d]。本邦では，アルフゾシンは保険適用がなく，ブナゾシン，ドキサゾシンは前立腺肥大症に保険適用がない。前立腺肥大症に保険適用があるのはプラゾシン，テラゾシン，ウラピジル，タムスロシン，ナフトピジル，シロドシンである。

α₁遮断薬の主な副作用は，起立性低血圧（めまい），易疲労性，射精障害，鼻づまり，頭痛，眠気などである[a, b]。薬剤間の比較では，α₁サブタイプ選択的薬剤（タムスロシン，ナフトピジル，シロドシン）に比べて非選択的薬剤（プラゾシン，テラゾシン，ウラピジルなど）に心血管系副作用の頻度が高く，後者では少量から漸次増量することが勧められる[a, b]。射精障害の発現率は，シロドシンとタムスロシンで各々 22.3% と 1.6%（有意差検定なし）[b]，タムスロシンとナフトピジルで各々 16.7% と 7.4%（有意差なし）[1] で

あった。また，術中虹彩緊張低下症候群（IFIS）は，α_1遮断薬服用中の患者の白内障手術中に，「水流による虹彩のうねり」，「虹彩の脱出・嵌頓」，「進行性の縮瞳」を3主徴とする虹彩の異変が生じることであり[b]，一般の発症頻度1.1%，タムスロシンおよびナフトピジル投与患者で各々43.1%と19.0%という報告がある[2]。

α_1サブタイプ非選択的薬剤（プラゾシン，テラゾシン，ウラピジルなど）においては，最近の文献が見あたらない。MLGLとBPHGLでは，プラゾシンは前立腺肥大症に対する有効性を支持する根拠は十分あるが起立性低血圧などの有害事象が多いために推奨グレードはC1と評価されている[a,b]。テラゾシン，ウラピジルは，起立性低血圧などの副作用はやや高いが前立腺肥大症に対する有効性を支持する根拠は十分あるとされている（推奨グレードA）[a,b]。

a. タムスロシン（tamsulosin）

本薬に関連する文献6編を引用した。

> **前立腺肥大症に対する有効性を支持する根拠は十分ある（レベル1）。**
>
> 〔**推奨グレードA**〕

α_{1A}/α_{1D}選択的α_1遮断薬で，クローニングされたヒトα_1-ARサブタイプを用いた研究では，α_{1B}への親和性1に対し，α_{1A}は15.3，α_{1D}では4.6となる[3]。二重盲検試験により，プラセボに対する優越性が認められ，本邦では至適用量が0.2 mg[4]，欧米では0.4 mg（0.8 mgまで可能）とされた[5]。2011年以前にはプラセボとの比較（11編），他のα_1遮断薬との比較（24編），抗男性ホルモン薬（フィナステリド，デュタステリド）との比較（8編）など多数あるが[a,b]，2012年以降の文献検索では，タムスロシン単独の有効性を証明するために，プラセボと比較した大規模RCTは見あたらない。他のα_1遮断薬，5α還元酵素阻害薬，PDE5阻害薬との比較，あるいは併用についてのRCTはみられるが，それらは別項にまとめた（本章p.122参照）。5年間の長期投与の成績も報告されている[6]（p.107参照）。

b. ナフトピジル（naftopidil）

本薬に関連する文献9編を引用した。

> **前立腺肥大症に対する有効性を支持する根拠は十分ある（レベル1）。**
>
> 〔**推奨グレードA**〕

α_{1A}/α_{1D}選択的α_1遮断薬で，α_{1B}への親和性1に対し，α_{1A}は5.4，α_{1D}は16.7となる[3]。最近ではセロトニン受容体遮断による膀胱収縮抑制作用も報告されている[7,8]。2011年までの論文では，プラセボ対照のRCTが2編（治験時），タムスロシンとの小規模RCTが10編報告されていた。ナフトピジルはα_{1D}に比較的親和性が高いため，タムスロシンに比べ蓄尿症状により有効性が高いという報告も多かったが，異なる報告もあり，結論付けられなかった[b]。2012年以降の論文としては，シロドシンとナフトピジルにおけ

男性下部尿路症状・前立腺肥大症診療ガイドライン

表16 男性下部尿路症状に対する薬物療法として保険適用のある薬剤

一般名	用法・用量	適応	推奨グレード
α_1アドレナリン受容体遮断薬（α_1遮断薬）			
タムスロシン	0.2 mg を 1 日 1 回経口投与		A
ナフトピジル	25 mg を 1 日 1 回経口投与 1 日 75 mg まで増量可	前立腺肥大症	A
シロドシン	4 mg を 1 日 2 回経口投与		A
テラゾシン	0.5〜1 mg/日を 1 日 2 回経口投与		A [a,b]
ウラピジル	15〜45 mg/日を 1 日 2 回経口投与	前立腺肥大症・神経因性膀胱	A [a,b]
プラゾシン	1〜6 mg/日を 1 日 2〜3 回分割投与	前立腺肥大症	C1 [a,b]
5α還元酵素阻害薬			
デュタステリド	0.5 mg を 1 日 1 回経口投与	前立腺肥大症	A
ホスホジエステラーゼ 5（PDE5）阻害薬			
タダラフィル	5 mg を 1 日 1 回経口投与	前立腺肥大症	A
抗アンドロゲン薬			
クロルマジノン	25 mg を 1 日 2 回経口投与 50 mg（徐放錠）を 1 日 1 回経口投与	前立腺肥大症	C1
アリルエストレノール	25 mg を 1 日 2 回経口投与	前立腺肥大症	C1
抗コリン薬			
オキシブチニン	1 回 2〜3 mg を 1 日 3 回経口投与	神経因性膀胱，不安定膀胱	
オキシブチニン経皮吸収型製剤	貼付剤 1 枚を 1 日 1 回，下腹部，腰部または大腿部に貼付	過活動膀胱	
プロピベリン	20 mg を 1 日 1 回経口投与 20 mg を 1 日 2 回まで増量可	神経因性膀胱，神経性頻尿，不安定膀胱，過活動膀胱	前立腺肥大症を伴わない過活動膀胱：
トルテロジン	4 mg を 1 日 1 回経口投与		B
ソリフェナシン	5 mg を 1 日 1 回経口投与 1 日 10 mg まで増量可	過活動膀胱	前立腺肥大症を伴う過活動膀胱：
イミダフェナシン	0.1 mg を 1 日 2 回経口投与 1 日 0.4 mg まで増量可		C1
フェソテロジン	4 mg を 1 日 1 回経口投与 1 日 8 mg まで増量可		
β_3アドレナリン受容体作動薬（β_3作動薬）			
ミラベグロン	50 mg を 1 日 1 回経口投与	過活動膀胱	C1
その他の薬剤			
オオウメガサソウエキス，ハコヤナギエキス，セイヨウオキナグサエキス，スギナエキス，精製小麦胚芽油配合剤（エビプロスタット®）	1 回 2 錠（SG 錠）または 1 回 1 錠（DB 錠）を 1 日 3 回経口投与	前立腺肥大症	C1
セルニチンポーレンエキス錠（セルニルトン®）	1 回 2 錠を 1 日 2〜3 回経口投与	慢性前立腺炎，前立腺肥大症	C1
L-アラニン・L-グルタミン酸・グリシン（パラプロスト®）	6 カプセルを 1 日 3 回分割投与	前立腺肥大症	C1
八味地黄丸（漢方薬）	6.0 g, 7.5 g, 9.0 g または 18 錠を 1 日 2〜3 回分割投与	前立腺肥大症	C1
牛車腎気丸（漢方薬）	1 日 7.5 g 2〜3 回分割投与	排尿困難，頻尿	
フラボキサート	1 回 200 mg を 1 日 3 回経口投与	神経性頻尿・慢性前立腺炎・慢性膀胱炎に伴う頻尿・残尿感	C1
三環系抗うつ薬（イミプラミン，クロミプラミン，アミトリプチリン）		遺尿症，夜尿症	C1
コリン作動薬（ベタネコール，ジスチグミン）		低緊張性膀胱による排尿困難，尿閉	C1（専門医）C2（一般医）

注：常識的な禁忌事項（当該薬剤の過敏症）や慎重投与事項（肝・腎機能障害など）は記載していない。
　　詳細は添付文書を参照されたい。

禁忌	慎重投与	
	起立性低血圧，高齢者，PDE5 阻害薬投与患者	
女性，小児，肝障害		
不安定狭心症，不整脈，低血圧，高血圧，心筋梗塞，脳梗塞〔硝酸剤，一酸化窒素供与剤の投与を避ける〕	α 遮断薬・PDE5 阻害薬投与患者，高齢者，出血性疾患，網膜色素変性症	
肝障害	糖尿病患者	
肝障害	ポルフィリン症	
排尿困難，尿閉，緑内障，重篤な心疾患，授乳婦		下部尿路閉塞，心不全，不整脈，認知機能障害
		排尿困難，緑内障，不整脈，高齢者
尿閉，閉塞隅角緑内障，幽門・十二指腸・腸管閉塞，重篤な心疾患，重症筋無力症	甲状腺機能亢進症，パーキンソン症状・脳血管障害，潰瘍性大腸炎	尿閉・排尿困難のおそれのある患者，虚血性心疾患，QT 延長，認知機能障害
		下部尿路閉塞，認知機能障害，高齢者
		排尿困難，不整脈，認知機能障害，脳血管障害
		下部尿路閉塞，消化管運動低下，虚血性心疾患，認知機能障害
重篤な心疾患，妊婦，授乳婦，重度の肝障害〔生殖可能な年齢の患者への投与はできるかぎり避ける〕	QT 延長，不整脈，低カリウム血症，高齢者，緑内障	
	体力充実患者，暑がり・のぼせやすい・赤ら顔，著しく胃腸虚弱，食欲不振・悪心・嘔吐	
幽門・十二指腸・腸管閉塞，高度の下部尿路通過障害	緑内障	
緑内障，尿閉，MAO 阻害剤（セレギリン）投与中，QT 延長	排尿困難，眼圧亢進，心疾患，てんかん，躁うつ，低血圧，低カリウム血症，高度な慢性便秘，小児・高齢者	
甲状腺機能亢進症，気管支喘息，消化性潰瘍，妊婦，冠動脈閉塞，徐脈，脱分極性筋弛緩剤（スキサメトニウム）投与患者〔コリン作動性クリーゼに注意を要する〕	高齢者，コリン作動薬・コリンエステラーゼ阻害薬服用患者，気管支喘息，甲状腺機能亢進症，徐脈・心疾患，消化性潰瘍，てんかん	

男性下部尿路症状・前立腺肥大症診療ガイドライン

る大規模 RCT の結果が報告された（SNIPER study；シロドシンの項参照）[9]。

　夜間頻尿に対する有効性を検討した論文が 3 件みられた。ナフトピジル 75 mg とタムスロシン 0.2 mg の比較において，前者が後者に比べて夜間頻尿スコアを有意に減少させたという 1 編がある [10]。夜間頻尿（143 例）に対するナフトピジル 75 mg の効果を朝服用と夕方服用の 2 群に分けて IPSS，N-QOL（夜間頻尿 QOL）により比較した結果，夕方服用群の方が夜間頻尿に対する効果が高かった [11]。ナフトピジルの夜間頻尿の改善と性機能の関係では，夜間頻尿が 1 回以下に減少した症例は，2 回以上の症例に比べて有意に性機能も改善した [12]。本邦における副作用は，全体で 2.8%，心血管系障害（低血圧など）は 0.19% であった [a, b]。

c. シロドシン（silodosin）

　本薬に関連する文献 14 編を引用した。

前立腺肥大症に対する有効性を支持する根拠は十分ある（レベル 1）。

〔推奨グレード A〕

　α_{1A} サブタイプに対する選択的な遮断薬で，ヒト α_1-AR サブタイプを用いた研究では，α_{1A} への親和性は，α_{1B} の 583 倍，α_{1D} の 55.5 倍となる [13]。本邦での BPH に対するシロドシン（176 例），タムスロシン（192 例），プラセボ（89 例）を比較した大規模 RCT では，プラセボ群と比較してシロドシン群で有意な IPSS と QOL スコアの低下が認められた [14]。有害事象としては射精障害が 22.3% と高率であったが，それによる中止例は 2.9% であった。また，血圧低下（5.1%）はプラセボ（4.5%）やタムスロシン（7.3%）と同等であった。米国における 2 つの RCT を統合した結果 [15]，および欧州 11 カ国におけるプラセボ，シロドシン 8 mg/日，タムスロシン 0.4 mg/日を比較した大規模 RCT では [16]，IPSS 総スコア，蓄尿および排尿症状スコア，有効例の率（66.8%）はプラセボに比べシロドシンで有意に改善した。

　2012 年以降の RCT の報告は以下の通りである。欧州および米国におけるプラセボとの第 III 相試験の pooled 解析では，シロドシンはプラセボに比べ，IPSS 総スコア，蓄尿・排尿症状スコア，QOL スコアおよび最大尿流量を有意に改善させ，さらに夜間頻尿も有意に改善させた [17, 18]。α_1 遮断薬同士の RCT においては，シロドシン，タムスロシンを比較した小規模 RCT（同等の有効性）[19]，シロドシンとナフトピジルを比較した小規模 RCT（IPSS はシロドシンの方が有意に改善させた。性機能への影響は両剤とも有意でなかったが，射精障害はシロドシンの方が有意に多かった）などがある [20, 21]。また，シロドシン，ナフトピジル，タムスロシン 3 剤を比較した小規模 RCT では IPSS，QOL スコアの改善は同等であったが，IIEF-5 の改善はナフトピジルのみであり，射精障害はシロドシンで有意（24.4%）に多かった [22]。OAB を伴う前立腺肥大症にシロドシン（8 mg）とナフトピジル（75 mg）を 12 週間投与した大規模 RCT では，IPSS は両者とも有意に改善したが群間で有意差がみられなかった。IPSS-QOL スコア，OABSS，最大尿流量はシロドシンの方がナフトピジルに比べて有意な改善がみられた（SNIPER study)[9]。

　欧州における第 IV 相試験（1,036 例）の結果では，シロドシンは IPSS の 25% 以上の減少が 77% の症例にみられ，夜間頻尿，QOL スコアの減少と排尿日誌における排尿回数の改善がみられたが，射精障害が 17.9% にみられた（SiRE study）[23]。

　6 年間の長期投与試験では，シロドシン単独の継続を希望したのは 25% であったが，効果は 6 年を通じて安定していた[24]。長期使用（36 カ月）における製造販売後調査による副作用累積発生率は，6 カ月（10.0%），12 カ月（11.8%），36 カ月（14.1%）で，下痢 2.9%，射精障害 2.9%，浮動性めまい 1.2%，口渇 0.9% などであった[25]。

d. 長期有効性

　BPHGL では，14 編の論文を引用し，「α_1 遮断薬の効果および副作用は，1 年までは，短期でみられたような効果が継続する。3 年以上の有効性の根拠は十分でない。しかし，有効性が維持される症例も存在し，安全性は長期間継続する」とされた[b]。脱落例は 2 年で 18%，3 年で 64%，4 年で 36〜81%，5 年で 33〜79%，6 年で 82% であった。脱落の原因は，治療不成功（14〜54%），不来院・原因不明（16〜48%），症状改善または満足（1〜8%），前立腺癌の発見（4%），副作用（1〜17%），尿閉（3%）で，治療不成功症例では，他剤に変更（8%），手術に移行（8〜25%）であった。治療不成功の要因は，治療開始時での重症例（IPSS＞20 点），尿流量低下，残尿量 30〜40 mL 以上，尿閉の既往，前立腺体積 35〜40 mL 以上，過活動膀胱症状の合併，短期治療での効果不十分などがあげられた[b]。

　2012 年以降で 3 年以上長期観察した研究は 4 編みられた。前立腺体積 30 mL 以上の前立腺肥大症 4,844 例に対し，タムスロシン，デュタステリドの単剤，および併用投与を 4 年間比較した CombAT 試験の post hoc 解析では，4 年間の中止率は，それぞれ 39, 33, 31% であった。効果不十分が中止理由であったものは，タムスロシン群が最も多かった[26]。実臨床におけるタムスロシン 5 年間の長期観察試験（112 例）では，69.6% が中止したが，効果不十分は 18.8% で，投与時の前立腺体積と残尿量が予測因子であった。逆に満足による中止例は 18.8% で，比較的若く，症状が 1 年以上安定していた症例であった[6]。同様な実臨床におけるシロドシン単剤投与の 6 年間の長期観察試験では，75% が中止となったが，その理由は，不明 26%，有害事象 9%，効果不十分 29%，治療に満足 6% などであった。6 年間単独療法が継続された症例は，無効で手術に移行した症例に比べて有意に前立腺体積が小さく，QOL スコアが低かった[24]。ナフトピジル投与を 3 年間追跡した研究では，改善による中止が 23%，効果不十分が 35%，治療継続が 21%（有効状態での継続は 17%）であった。効果不十分には，年齢，前立腺体積，PSA の高値が関与していた[27]。

■ 参考文献

1) Masumori N, Tsukamoto T, Iwasawa A. Ejaculatory disorders caused by alpha-1 blockers for patients with lower urinary tract symptoms suggestive of benign prostatic hyperplasia: comparison of naftopidil and

男性下部尿路症状・前立腺肥大症診療ガイドライン

tamsulosin in a randomized multicenter study. *Urol Int* 2009; 83: 49–54（II）

2）Oshika T, Ohashi Y, Inamura M, Ohki K, Okamoto S, Koyama T, Sakabe I, Takahashi K, Fujita Y, Miyoshi T, Yasuma T. Incidence of intraoperative floppy iris syndrome in patients on either systemic or topical α_1-adrenoceptor antagonist. *Am J Ophthalmol* 2007; 143: 150–151（IV）

3）Takei R, Ikegaki I, Shibata K, Tsujimoto G, Asano T. Naftopidil, a novel α_1-adrenoceptor antagonist, displays selective inhibition of canine prostatic pressure and high affinity binding to cloned human α_1-adrenoceptors. *Jpn J Pharmacol* 1999; 79: 447–454

4）Kawabe K, Ueno A, Takimoto Y, Aso Y, Kato H; YM617 Clinical Study Group. Use of an α1-blocker, YM617, in the treatment of benign prostatic hypertrophy. *J Urol* 1990; 144: 908–912（I）

5）Wilt T, MacDonald R, Nelson D. Tamsulosin for lower urinary tract symptoms compatible with benign prostatic obstruction: a systemstic review of efficacy and adverse effects. *J Urol* 2002; 167: 177–183（Syst）

6）Masumori N, Tsukamoto T, Horita H, Sunaoshi K, Tanaka Y, Takeyama K, Sato E, Miyao N. α_1-blocker tamsulosin as initial treatment for patients with benign prostatic hyperplasia: 5-year outcome analysis of a prospective multicenter study. *Int J Urol* 2013; 20: 421–428（IV）

7）Sakai T, Kasahara K, Tomita K, Ikegaki I, Kuriyama H. Naftopidil inhibits 5-hydroxytryptamine-induced bladder contraction in rats. *Eur J Pharmacol* 2013; 700: 194–200

8）Sugaya K, Nishijima S, Kadekawa K, Ashitomi K, Ueda T, Yamamoto H, Hattori T. Action of naftopidil on spinal serotonergic neurotransmission for inhibition of the micturituin reflex in rats. *Neurourol Urodyn* 2016 Apr 29.doi:10.1002/nau.23028

9）Matsukawa Y, Funahashi Y, Takai S, Majima T, Ogawa T, Narita H, Kato M, Gotoh M. Comparison of silodosin and naftopidil for efficacy in the treatment of benign prostatic enlargement complicated by overactive bladder: a randomized, prospective study（SNIPER study）. *J Urol* 2017; 197: 452–458（I）

10）Shigemura K, Yamamichi F, Matsumoto M, Tanaka K, Yamashita M, Arakawa S, Fujisawa M. Comparison of naftopidil 75 mg with tamsulosin hydrochloride 0.2 mg in the treatment of lower urinary tract symptoms with benign prostatic hyperplasia. *Low Urin Tract Symptoms* 2012; 4: 136–139（II）

11）Tanaka T, Kuratsukuri K, Yoshimura R, Adachi T, Yamaguchi T, Ohmachi T, Yamamoto S, Nakamura T, Tamada S, Nakatani T. Efficacy of naftopidil for nocturia in male patients with lower urinary tract symptoms: comparison of morning and evening dosing. *Int J Urol* 2015; 22: 317–321（II）

12）Ishizuka O, Matsushita H, Sakai H, Matsubara A, Nagaoka A, Takahashi S, Takeda M, Ozono S, Shiroki R, Shuin T, Hara I, Kakizaki H, Tsukamoto T, Yamanishi T, Yokoyama O, Kakehi Y, Nishizawa O; KING Study Group. Nocturia potentially influences maintenance of sexual function in elderly men with benign prostatic hyperplasia. *Lower Urin Tract Symptoms* 2013; 5: 75–81（IV）

13）Shibata K, Foglar R, Horie K, Obika K, Sakamoto A, Ogawa S, Tsujimoto G. KMD-3213, a novel, potent, α_{1a}-adrenoceptor-selective antagonist: characterization using recombinant human α_1-adrenoceptors and native tissues. *Mol Pharmacol* 1995; 48: 250–258

14）Kawabe K, Yoshida M, Homma Y; Silodosin Clinical Study Group. Silodosin, a new α_{1A}-adrenoceptor-selective antagonist for treating benign prostatic hyperplasia: results of a phase III randomized, placebo-controlled, double-blind study in Japanese men. *BJU Int* 2006; 98: 1019–1024（I）

15）Marks LS, Gittelman MC, Hill LA, Volinn W, Hoel G. Rapid efficacy of the highly selective alpha1A-adrenoceptor antagonist silodosin in men with signs and symptoms of benign prostatic hyperplasia: pooled results of 2 phase 3 studies. *J Urol* 2009; 181: 2634–2640（I）

16）Chapple CR, Montorsi F, Tammela TL, Wirth M, Koldewijn E, Fernández Fernández E; European Silodosin Study Group. Silodosin therapy for lower urinary tract symptoms in men with suspected benign prostatic hyperplasia: results of an international, randomized, double-blind, placebo- and active-controlled clinical trial performed in Europe. *Eur Urol* 2011; 59: 342–352（I）

17）Novara G, Chapple CR, Montorsi F. A pooled analysis of individual patient data from registrational trials of silodosin in the treatment of non-neurogenic male lower urinary tract symptoms（LUTS）suggestive of benign prostatic hyperplasia（BPH）. *BJU Int* 2014; 114: 427–433（I）

18）Eisenhardt A, Schneider T, Cruz F, Oelke M. Consistent and significant improvement of nighttime voiding frequency（nocturia）with silodosin in men with LUTS suggestive of BPH: pooled analysis of three randomized, placebo-controlled, double-blind phase III studies. *World J Urol* 2014; 32: 1119–1125（I）

19）Yokoyama T, Hara R, Fujii T, Jo Y, Miyaji Y, Nagai A. Comparison of two different α_1-adrenoceptor antagonists, tamsulosin and silodosin, in the treatment of male lower urinary tract symptoms suggestive of benign prostatic hyperplasia: a prospective randomized crossover study. *Low Urin Tract Symptoms* 2012;

4: 14–18（**II**）

20）Yamaguchi K, Aoki Y, Yoshikawa T, Hachiya T, Saito T, Takahashi S. Silodosin versus naftopidil for the treatment of benign prostatic hyperplasia: a multicenter randomized trial. *Int J Urol* 2013; 20: 1234–1238（**II**）

21）Shirakawa T, Haraguchi T, Shigemura K, Morishita S, Minayoshi K, Miyazaki J, Yamada Y, Miyake H, Tanaka K, Fujisawa M. Silodosin versus naftopidil in Japanese patients with lower urinary tract symptoms associated with benign prostatic hyperplasia: a randomized multicenter study. *Int J Urol* 2013; 20: 903–910（**II**）

22）Yokoyama T, Hara R, Fukumoto K, Fujii T, Jo Y, Miyaji Y, Nagai A, Sone A. Effects of three types of alpha-1 adrenoceptor blocker on lower urinary tract symptoms and sexual function in males with benign prostatic hyperplasia. *Int J Urol* 2011; 18: 225–230（**II**）

23）Montorsi F, Gandaglia G, Chapple C, Cruz F, Desgrandchamps F, Llorente C. Effectiveness and safety of silodosin in the treatment of lower urinary tract symptoms in patients with benign prostatic hyperplasia: a European phase IV clinical study（SiRE study）. *Int J Urol* 2016; 23: 572–579（**IV**）

24）Yamanishi T, Kaga K, Fuse M, Shibata C, Kamai T, Uchiyama T. Six-year follow up of silodosin monotherapy for the treatment of lower urinary tract symptoms suggestive of benign prostatic hyperplasia: what are the factors for continuation or withdrawal? *Int J Urol* 2015; 22: 1143–1148（**IV**）

25）岩佐康弘，水谷英樹，遠藤宏明，畔柳肇子，種山岳彦. ユリーフ®（一般名シロドシン）の製造販売後調査―長期使用に関する特定使用調査―. 診療新薬 2013; 50: 763–775（**IV**）

26）Roehrborn CG, Barkin J, Tubaro A, Emberton M, Wilson TH, Brotherton BJ, Castro R. Influence of baseline variables on changes in International Prostate Symptom Score after combined therapy with dutasteride plus tamsulosin or either monotherapy in patients with benign prostatic hyperplasia and lower urinary tract symptoms: 4-year results of the CombAT study. *BJU Int* 2014; 113: 623–635（**I**）

27）Masumori N, Tsukamoto T, Shibuya A, Miyao N, Kunishima Y, Iwasawa A. Three-year outcome analysis of alpha 1-blocker naftopidil for patients with benign prostatic hyperplasia in a prospective multicenter study in Japan. *Patient Prefer Adherence* 2016; 10: 1309–1316（**IV**）

2）ホスホジエステラーゼ 5 阻害薬（phosphodiesterase-type 5 inhibitors: PDE5 inhibitors）

male lower urinary tract symptom（男性下部尿路症状），benign prostatic hyperplasia（前立腺肥大症），phosphodiesterase-type 5 inhibitor，PDE5 inhibitor（ホスホジエステラーゼ 5 阻害薬）をキーワードとして文献を検索し 260 編を得た。そのうち 26 編を引用した。

> **要約**　一酸化窒素（NO）は，細胞内の cGMP 産生を促進して前立腺や尿道の平滑筋弛緩を促す。PDE5 阻害薬は cGMP の分解を阻害して NO の作用を増強し，前立腺肥大症に伴う下部尿路症状を改善させる。一部の心血管系疾患合併例には投与禁忌である。

　　MLUTS と ED は，年齢や心血管疾患の合併といった因子と独立して，強く相関することが知られている[1]。

　　一酸化窒素（NO）は平滑筋細胞内の環状グアノシン一リン酸（cGMP）の産生を促進し，細胞内の Ca イオン濃度が低下して平滑筋が弛緩する。PDE5 阻害薬は，cGMP の分解を阻害するので，結果的には NO の作用を増強し，平滑筋を弛緩させる。尿道や前立腺の平滑筋は NO を介して弛緩するため[2]，PDE5 阻害薬は MLUTS/BPH に対して改善効果を示すことが報告されている。

　　PDE5 阻害薬の LUTS に対するこれまでの効果に関して，Liu らはシルデナフィル，

バルデナフィル，タダラフィルなどとプラセボを比較した 5 つの RCT のメタアナリシスにおいて，PDE5 阻害薬は IPSS 総スコア，蓄尿，排尿サブスコアをプラセボに比して有意に改善させたが，最大尿流量，残尿量は有意差がなかったと報告した[3]。また，Gacci らは 12 件の PDE5 阻害薬（シルデナフィル，バルデナフィル，タダラフィル，ウデナフィル）の RCT（7 件は PDE5 阻害薬とプラセボ対照，5 件は PDE5 阻害薬 + α_1 遮断薬併用と α_1 遮断薬単独との比較）において，PDE5 阻害薬は IPSS，IIEF をプラセボに比べて有意に改善したが最大尿流量は有意な差がなく，α_1 遮断薬併用は PDE5 阻害薬単独に比べて最大尿流量が有意に改善したと報告している[4]。

　最近では，タダラフィルのプラセボを対照とした大規模 RCT が多数報告されており，本邦でも 2014 年に前立腺肥大症に対して保険適用となった。その効果の機序は，① 下部尿路の酸化ストレスの改善，② 平滑筋弛緩，③ 下部尿路間質の増殖・分化転換の抑制，④ 膀胱知覚神経活動の減少，⑤ 前立腺炎症の抑制などと考えられている[5]。欧米では 2015 年 5 月までに 8 つのシステマティックレビューが報告されているが，これらをまとめると，PDE5 阻害薬は IPSS をプラセボに比較し 2.35〜4.21 点減少させ，IIEF を 2.25〜2.65 点改善させたが，最大尿流量は 0.01〜1.43 mL/秒と差がなかった[5]。

a. タダラフィル（tadalafil）

本薬に関連する文献 19 編を引用した。

前立腺肥大症に対する有効性を支持する根拠は十分ある（レベル 1）。

〔推奨グレード A〕

　タダラフィルは，作用時間が 30〜36 時間と長い。欧米において，ED を伴った LUTS を改善させることを証明した RCT は多数ある[6-10]。欧米における 4 つの RCT の post hoc 解析では，タダラフィルはプラセボに比べて，IPSS の夜間排尿回数スコア（Q7）を有意に改善させたがその差は少なかった（−0.5 対 −0.4，$p = 0.002$）[11]。同様な post hoc 解析において，臨床的に有意義な改善（clinically meaningful improvement: CMI），すなわち IPSS 3 点以上の改善，または 25% 以上の改善がみられた症例（responder）は，12 週後にはプラセボに比べタダラフィルで有意に多かった[12]。また，経時的には CMI の症例は 1 週後では約半数，4 週後では約 70% にみられた[13]。ED 合併例と非合併例におけるタダラフィルは同様の効果であり，ED のない BPH/LUTS 患者にも有効であるとの報告もある[14, 15]。

　尿流動態検査における効果としては，タダラフィル 20 mg とプラセボの比較（200 例，12 週間投与）において，最大尿流時排尿筋圧，最大尿流量，平均尿流量，Bladder Outlet Obstruction Index（BOOI）などの尿流動態パラメータは両者に有意差はなかったが，IPSS はプラセボに比べて有意な改善が報告された[16]。しかしながら，欧米の 4 つの RCT データの尿流についての post hoc 解析では，タダラフィル 5 mg はプラセボに比べて差は小さいが有意な最大尿流量の上昇が報告された（中央値 1.1 対 0.4 mL/秒）[17]。

　本邦における，タダラフィル（2.5 mg，5 mg）とプラセボを比較した国内第 II 相試験（用

量設定試験）とその後の 42 週のオープンラベル延長試験において，12 週時の IPSS の変化は，タダラフィル 2.5 mg はプラセボとの有意差はなく，5 mg は有意な差がみられた。また，その効果は 42 週まで継続した[18]。アジアにおける国際共同第 III 相試験では，タダラフィル（2.5 mg，5 mg），プラセボを 12 週投与した結果，IPSS の変化量，および IPSS 排尿症状スコア，QOL スコアはタダラフィル 2.5 mg，5 mg ともにプラセボに比較して有意に改善した。蓄尿症状はタダラフィル 5 mg のみプラセボと有意差がみられた。タダラフィル各群における最大尿流量の変化は，プラセボと有意差はみられなかった[19]。タダラフィル 5 mg とプラセボを比較した本邦と韓国の共同第 III 相試験では，タダラフィルでプラセボに比べて IPSS 総スコアが投与 4，8，12 週後において有意に改善し，蓄尿，排尿症状スコア，QOL スコアの有意な改善が認められたが，最大尿流量は有意差がみられなかった[20]。患者と主治医の全般的改善印象度もタダラフィルで有意な改善がみられ，臨床的に有意な副作用は両群ともみられなかった[20]。アジア人（日本，韓国，台湾 1,199 例）を対象としたタダラフィル 5 mg のプラセボ比較 RCT の pooled 解析では，タダラフィルはプラセボに比較し 4，8，12 週時において，IPSS のすべての項目を有意に改善させた。患者と主治医の全般改善度評価においても有意な改善であった。サブ解析において，タダラフィルの効果は重症度，以前の α_1 遮断薬投薬の有無別に有意な違いはなかったが，年齢が高い患者には効果が低かった[21]。これらの試験において日本人のみを対象とした pooled 解析の結果では，タダラフィル 5 mg はプラセボと比較して有意に IPSS 総スコアおよび各サブスコアを改善させたことが報告された[22]。

　タダラフィルの副作用として，心血管系の副作用が問題とされており，硝酸剤または NO 供与剤との併用により降圧作用が増強し，過度に血圧を下降させることがあるので，硝酸剤または NO 供与剤投与中の患者へのタダラフィルの投与は禁忌とされている。また，不安定狭心症のある患者，心不全（NYHA 分類 III 度以上）のある患者，コントロール不良の不整脈，低血圧（血圧＜90/50 mmHg）またはコントロール不良の高血圧（安静時血圧＞170/100 mmHg）のある患者，心筋梗塞の既往歴が最近 3 カ月以内にある患者，脳梗塞・脳出血の既往歴が最近 6 カ月以内にある患者への投与も禁忌とされている。

　4 つの RCT における，心血管系リスクの有無におけるサブ解析においては，タダラフィル 5 mg は心血管系リスクを有する症例にも有効であったが，降圧薬を 2 剤以上飲んでいる症例には効果が少ないと報告された[23]。メタアナリシスにおける有害事象発現率はタダラフィル 12.6%，プラセボ 4.8% であったが，プラセボよりも有意に多い副作用は，消化不良，ほてり，逆流性食道炎，頭痛であった[4]。アジア人を対象としたタダラフィル 5 mg のプラセボ比較 RCT の pooled 解析では，視覚，聴覚，心血管における副作用はみられなかった[21]。

　なお，タダラフィルの使用上の注意において，適切な検査により前立腺肥大症と診断された場合に限り算定できること，また診療報酬明細書の記載にあたっては，尿流測定，残尿測定，前立腺超音波検査などの診断に用いた検査について，実施年月日を摘要欄に記入することとなっている。

b. シルデナフィル（sildenafil）

本薬に関連する文献 2 編を引用した。

前立腺肥大症による下部尿路症状を改善させることは RCT で証明されているが，本邦では保険適用はない。　　　　　　　　　　〔推奨グレード保留（保険適用外）〕

シルデナフィルは，作用時間が 4〜5 時間と短い。シルデナフィルは，ED と下部尿路症状を有する中高年男性患者を対象としたプラセボ対照 RCT において，IPSS，QOL スコア，前立腺肥大症影響スコア（BII）のすべてをプラセボに比べて有意に改善させたが，最大尿流量の変化は群間で有意差を認めなかった[24]。小規模ではあるが，アルフゾシン 10 mg 単独投与，シルデナフィル 25 mg 単独投与，併用投与の 3 群の RCT では，単独群に比べて併用群で，IPSS も ED も有意に改善した[25]。本邦では前立腺肥大症に対する保険適用はない。

c. バルデナフィル（vardenafil）

本薬に関連する文献 1 編を引用した。

前立腺肥大症による下部尿路症状を改善させることは RCT で証明されているが，本邦では保険適用はない。　　　　　　　　　　〔推奨グレード保留（保険適用外）〕

バルデナフィルは，作用時間が 4〜5 時間と短い。Stief らはバルデナフィル 10 mg とプラセボの比較において，IPSS を有意に低下させ，IIEF スコアも有意に低下させたが，最大尿流量は有意な低下を認めなかったと報告した[26]。本邦では前立腺肥大症に対する保険適用はない。

■ 参考文献

1) Rosen R, Altwein J, Boyle P, Kirby RS, Lukacs B, Meuleman E, O'Leary MP, Puppo P, Robertson C, Giuliano F. Lower urinary tract symptoms and male sexual dysfunction: the Multinational Survey of the Aging Male（MSAM-7）. *Eur Urol* 2003; 44: 637–649（**Ⅴ**）

2) Burnett AL. Nitric oxide control of lower genitourinary tract functions: a review. *Urology* 1995; 45: 1071–1083（**総説**）

3) Liu L, Zheng S, Han P, Wei Q. Phosphodiesterase-5 inhibitors for lower urinary tract symptoms secondary to benign prostatic hyperplasia: a systematic review and meta-analysis. *Urology* 2011; 77: 123–129（**Syst/Meta**）

4) Gacci M, Corona G, Salvi M, Vignozzi L, McVary KT, Kaplan SA, Roehrborn CG, Serni S, Mirone V, Carini M, Maggi M. A systematic review and meta-analysis on the use of phosphodiesterase 5 inhibitors alone or in combination with α-blockers for lower urinary tract symptoms due to benign prostatic hyperplasia. *Eur Urol* 2012; 61: 994–1003（**Syst/Meta**）

5) Gacci M, Andersson KE, Chapple C, Maggi M, Mirone V, Oelke M, Porst H, Roehrborn C, Stief C, Giuliano F. Latest evidence on the use of phosphodiesterase type 5 inhibitors for the treatment of lower urinary tract symptoms secondary to benign prostatic hyperplasia. *Eur Urol* 2016; 70: 124–133（**総説**）

6) Porst H, McVary KT, Montorsi F, Sutherland P, Elion-Mboussa A, Wolka AM, Viktrup L. Effects of once-daily tadalafil on erectile function in men with erectile dysfunction and signs and symptoms of benign prostatic hyperplasia. *Eur Urol* 2009; 56: 727–736（**Ⅰ**）

7) McVary KT, Roehrborn CG, Kaminetsky JC, Auerbach SM, Wachs B, Young JM, Esler A, Sides GD, Denes BS. Tadalafil relieves lower urinary tract symptoms secondary to benign prostatic hyperplasia. *J Urol*

2007; 177: 1401–1407（I）

8）Roehrborn CG, McVary KT, Elion-Mboussa A, Viktrup L. Tadalafil administered once daily for lower urinary tract symptoms secondary to benign prostatic hyperplasia: a dose finding study. *J Urol* 2008; 180: 1228–1234（I）

9）Dong Y, Hao L, Shi Z, Wang G, Zhang Z, Han C. Efficacy and safety of tadalafil monotherapy for lower urinary tract symptoms secondary to benign prostatic hyperplasia: a meta-analysis. *Urol Int* 2013; 91: 10–18（Meta）

10）Chapple CR, Roehrborn CG, McVary K, Ilo D, Henneges C, Viktrup L. Effect of tadalafil on male lower urinary tract symptoms: an integrated analysis of storage and voiding international prostate symptom subscores from four randomised controlled trials. *Eur Urol* 2015; 67: 114–122（I）

11）Oelke M, Weiss JP, Mamoulakis C, Cox D, Ruff D, Viktrup L. Effects of tadalafil on nighttime voiding（nocturia）in men with lower urinary tract symptoms suggestive of benign prostatic hyperplasia: a post hoc analysis of pooled data from four randomized, placebo-controlled clinical studies. *World J Urol* 2014; 32: 1127–1132（I）

12）Nickel JC, Brock GB, Herschorn S, Dickson R, Henneges C, Viktrup L. Proportion of tadalafil-treated patients with clinically meaningful improvement in lower urinary tract symptoms associated with benign prostatic hyperplasia—integrated data from 1,499 study participants. *BJU Int* 2015; 115: 815–821（I）

13）Oelke M, Shinghal R, Sontag A, Baygani SK, Donatucci CF. Time to onset of clinically meaningful improvement with tadalafil 5 mg once daily for lower urinary tract symptoms secondary to benign prostatic hyperplasia: analysis of data pooled from 4 pivotal, double-blind, placebo controlled studies. *J Urol* 2015; 193: 1581–1589（I）

14）Brock G, Broderick G, Roehrborn CG, Xu L, Wong D, Viktrup L. Tadalafil once daily in the treatment of lower urinary tract symptoms（LUTS）suggestive of benign prostatic hyperplasia（BPH）in men without erectile dysfunction. *BJU Int* 2013; 112: 990–997（I）

15）Oelke M, Giuliano F, Baygani SK, Melby T, Sontag A. Treatment satisfaction with tadalafil or tamsulosin vs placebo in men with lower urinary tract symptoms（LUTS）suggestive of benign prostatic hyperplasia（BPH）: results from a randomised, placebo-controlled study. *BJU Int* 2014; 114: 568–575（I）

16）Dmochowski R, Roehrborn C, Klise S, Xu L, Kaminetsky J, Kraus S. Urodynamic effects of once daily tadalafil in men with lower urinary tract symptoms secondary to clinical benign prostatic hyperplasia: a randomized, placebo controlled 12-week clinical trial. *J Urol* 2013; 189: S135-S140（I）

17）Roehrborn CG, Chapple C, Oelke M, Cox D, Esler A, Viktrup L. Effects of tadalafil once daily on maximum urinary flow rate in men with lower urinary tract symptoms suggestive of benign prostatic hyperplasia. *J Urol* 2014; 191: 1045–1050（I）

18）Takeda M, Nishizawa O, Imaoka T, Morisaki Y, Viktrup L. Tadalafil for the treatment of lower urinary tract symptoms in Japanese men with benign prostatic hyperplasia: results from a 12-week placebo-controlled dose-finding study with a 42-week open-label extension. *Low Urin Tract Symptoms* 2012; 4: 110–119（I）

19）Yokoyama O, Yoshida M, Kim SC, Wang CJ, Imaoka T, Morisaki Y, Viktrup L. Tadalafil once daily for lower urinary tract symptoms suggestive of benign prostatic hyperplasia: a randomized placebo- and tamsulosin-controlled 12-week study in Asian men. *Int J Urol* 2013; 20: 193–201（I）

20）Takeda M, Yokoyama O, Lee SW, Murakami M, Morisaki Y, Viktrup L. Tadalafil 5 mg once-daily therapy for men with lower urinary tract symptoms suggestive of benign prostatic hyperplasia: results from a randomized, double-blind, placebo-controlled trial carried out in Japan and Korea. *Int J Urol* 2014; 21: 670–675（I）

21）Nishizawa O, Yoshida M, Takeda M, Yokoyama O, Morisaki Y, Murakami M, Viktrup L. Tadalafil 5 mg once daily for the treatment of Asian men with lower urinary tract symptoms secondary to benign prostatic hyperplasia: analyses of data pooled from three randomized, double-blind, placebo-controlled studies. *Int J Urol* 2015; 22: 378–384（I）

22）吉田正貴，武田正之，多喜田保志，村上昌弘．前立腺肥大症に伴う下部尿路症状（BPH-LUTS）を有する日本人男性患者に対してタダラフィル 5 mg を 1 日 1 回投与した際の有効性および安全性（併合解析結果）．泌尿外科 2015; 28: 1823–1831（I）

23）Vlachopoulos C, Oelke M, Maggi M, Mulhall JP, Rosenberg MT, Brock GB, Esler A, Büttner H. Impact of cardiovascular risk factors and related comorbid conditions and medical therapy reported at baseline on the treatment response to tadalafil 5 mg once-daily in men with lower urinary tract symptoms associated with benign prostatic hyperplasia: an integrated analysis of four randomised, double-blind, placebo-controlled, clinical trials. *Int J Clin Pract* 2015; 69: 1496–1507 (**I**)

24) McVary KT, Monnig W, Camps JL Jr, Young JM, Tseng LJ, van den Ende G. Sildenafil citrate improves erectile function and urinary symptoms in men with erectile dysfunction and lower urinary tract symptoms associated with benign prostatic hyperplasia: a randomized, double-blind trial. *J Urol* 2007; 177: 1071–1077 (**I**)

25) Kaplan SA, Gonzalez RR, Te AE. Combination of alfuzosin and sildenafil is superior to monotherapy in treating lower urinary tract symptoms and erectile dysfunction. *Eur Urol* 2007; 51: 1717–1723 (**II**)

26) Stief CG, Porst H, Neuser D, Beneke M, Ulbrich E. A randomised, placebo-controlled study to assess the efficacy of twice-daily vardenafil in the treatment of lower urinary tract symptoms secondary to benign prostatic hyperplasia. *Eur Urol* 2008; 53: 1236–1244 (**I**)

3) 5α還元酵素阻害薬 (5α-reductase inhibitors)

male lower urinary tract symptom (男性下部尿路症状), benign prostatic hyperplasia (前立腺肥大症), 5α-reductase inhibitor (5α還元酵素阻害薬) をキーワードとして 2010 年以降の文献を検索し 481 編を得た。そのうち 4 編と他の 7 編を引用した。

要約 テストステロンは前立腺細胞に取り込まれ，細胞質の 5α還元酵素によって活性型テストステロンである 5αジヒドロテストステロン (DHT) に変換される。DHT は前立腺肥大症の進行に関連しており，5α還元酵素阻害薬による DHT の低下は前立腺を縮小させ，前立腺肥大症に伴う症状を改善する。

a. デュタステリド (dutasteride)

前立腺腫大の明確な (30 mL 以上) 前立腺肥大症に対する有効性を支持する根拠は十分ある (レベル 1)。PSA 値に影響を及ぼし約半分に低下させるため，前立腺癌の検索には注意が必要である。　　　　　　　　　　〔推奨グレード A〕

デュタステリドは前立腺組織中に存在する 5α還元酵素 1 型および 2 型の両方を阻害する薬剤であり，0.5 mg の持続的な投与で DHT を 94.7% 抑制する効果が報告されている[1]。海外で行われた大規模な第 III 相 RCT では，IPSS 12 点以上，前立腺体積 30 mL 以上の前立腺肥大症を対象として，デュタステリド 0.5 mg あるいはプラセボが 2 年間投与された[2]。前立腺体積はデュタステリド群で 25.7% 縮小し，AUA 症状スコア (プラセボ群 −2.3 点，デュタステリド群 −4.5 点) および最大尿流量 (プラセボ群 +0.6 mL/秒，デュタステリド群 +2.2 mL/秒) はデュタステリド群で有意に改善した。さらに，デュタステリド群ではプラセボ群と比べ，急性尿閉のリスクが 57% 減少し，前立腺肥大症に関連した手術を受けるリスクが 48% 減少した。引き続き 2 年間の非盲検試験として研究が継続され，4 年間の治療はより大きな効果をもたらすことが示された[3]。また，2 つのメタアナリシスでも前立腺肥大症に対するデュタステリドの臨床的有用性が示されている[4,5]。

本邦で行われた第 III 相 RCT では，IPSS 8 点以上，前立腺体積 30 mL 以上，最大尿流量 15 mL/秒以下の前立腺肥大症患者 378 例が，1 年間のデュタステリド 0.5 mg あるい

はプラセボ投与に割り付けられた[6]。デュタステリド群では，IPSS および最大尿流量は治療前に比べそれぞれ 5.3 点および 2.2 mL/秒改善し，プラセボ群との間で有意差がみられた。前立腺体積はタムスロシン併用群で 23.7%，非併用群で 22.0% の減少を認めた。

α₁ 遮断薬タムスロシンとの併用効果を検討した研究では，併用群においてすみやかで持続的な症状の改善が得られ，その改善度はデュタステリドあるいはタムスロシン単独群よりも大きく，最大尿流量についても併用群で最も大きく改善した[7,8]。

副作用の出現率は，ED，射精障害，性欲低下，女性化乳房など性機能に関するものがプラセボに比べ有意に高く，特に治療開始から 1 年以内に発現することが多い[5]。日本人を対象とした研究では，ED が 2%，性欲低下が 1% に認められている[6]

デュタステリド内服中は前立腺組織中の DHT 濃度が下がるため，PSA の産生が抑制され，血清 PSA 値は低下する。そのため前立腺癌の診断における PSA の評価には注意を要する。海外の第 III 相試験では，内服開始 2 年後および 4 年後の PSA 値は開始時に比べ平均 52.9% および 57.2% 減少した[3]。また，国内で行われた第 III 相試験では 6 カ月後および 1 年後の PSA 値はそれぞれ平均 42.2% および 46.1% 減少した[6]。そこで，デュタステリドを 6 カ月以上服用している患者の PSA 値を評価する際には，測定値を 2 倍した値を目安として基準値と比較することが推奨され[9]，欧米および本邦の薬剤添付文書にも記載されている。

b. フィナステリド（finasteride）

前立腺肥大症に対する有効性を支持する根拠は十分ある（レベル 1）。しかし，本邦での適応は男性の脱毛症に限られる。　〔推奨グレード保留（保険適用外）〕

前立腺組織中に存在する 5α 還元酵素 2 型を特異的に阻害する薬剤である。フィナステリド 1 mg および 5 mg とプラセボを 12 カ月間投与する大規模 RCT が行われた[10]。フィナステリド 1 mg 群では症状の改善がみられなかったが，フィナステリド 5 mg 群では前立腺が 19% 縮小し，症状および最大尿流量の有意な改善がみられた。副作用として性欲低下，ED，射精障害がみられた。また，デュタステリドとフィナステリドの効果と安全性を直接比較する大規模 RCT の結果では，12 カ月間の治療で，前立腺の縮小，最大尿流量の改善，症状の改善および有害事象の出現頻度に差がなかった[11]。本邦では前立腺肥大症に対する保険適用はない。

■ 参考文献

1) Clark RV, Hermann DJ, Cunningham GR, Wilson TH, Morrill BB, Hobbs S. Marked suppression of dihydrotestosterone in men with benign prostatic hyperplasia by dutasteride, a dual 5alpha-reductase inhibitor. *J Clin Endocrinol Metab* 2004; 89: 2179–2184（II）

2) Roehrborn CG, Boyle P, Nickel JC, Hoefner K, Androle G; ARIA3001, ARIA3002, ARIA3003 Study Investigators. Efficacy and safety of a dual inhibitor of 5-alpha-reductase types 1 and 2（dutasteride）in men with benign prostatic hyperplasia. *Urology* 2002; 60: 434–441（I）

3) Debruyne F, Barkin J, van Erps P, Reis M, Tammela TLJ, Roehrborn C; ARIA3001, ARIA3002, ARIA3003 Study Investigators. Efficacy and safety of long-term treatment with the dual 5 alpha-reductase inhibitor

dutasteride in men with symptomatic benign prostatic hyperplasia. *Eur Urol* 2004; 46: 488–495（I）

4）Park T, Choi JY. Efficacy and safety of dutasteride for the treatment of symptomatic benign prostatic hyperplasia（BPH）. a systematic review and meta-analysis. *World J Urol* 2014; 32: 1093–1105（Syst/Meta）

5）Wu XJ, Zhi Y, Zheng J, He P, Zhou XZ, Li WB, Zhou ZS. Dutasteride on benign prostatic hyperplasia: a meta-analysis on randomized clinical trials in 6460 patients. *Urology* 2014; 83: 539–543（Meta）

6）Tsukamoto T, Endo Y, Narita M. Efficacy and safety of dutasteride in Japanese men with benign prostatic hyperplasia. *Int J Urol* 2009; 16: 745–750（I）

7）Roehrborn CG, Siami P, Barkin J, Damião R, Major-Walker K, Morrill B, Montorsi F; CombAT Study Group. The effects of dutasteride, tamsulosin and combination therapy on lower urinary tract symptoms in men with benign prostatic hyperplasia and prostatic enlargement: 2-year results from the CombAT study. *J Urol* 2008; 179: 616–621（I）

8）Roehrborn CG, Siami P, Barkin J, Damião R, Major-Walker K, Nandy I, Morrill BB, Gagnier RP, Montorsi F; CombAT Study Group. The effects of combination therapy with dutasteride and tamsulosin on clinical outcomes in men with symptomatic benign prostatic hyperplasia: 4-year results from the CombAT study. *Eur Urol* 2010; 57: 123–131（I）

9）Andriole GL, Marberger M, Roehrborn CG. Clinical usefulness of serum prostate specific antigen for the detection of prostate cancer is preserved in men receiving the dual 5alpha-reductase inhibitor dutasteride. *J Urol* 2006; 175: 1657–1662（I）

10）Gormley GJ, Stoner E, Bruskewitz RC, Imperato-McGinley J, Walsh PC, McConnell JD, Andriole GL, Geller J, Bracken BR, Tenover JS, Vaughan ED, Pappas F, Taylor A, Binkowitz B, Ng J; Finasteride Study Group. The effect of finasteride in men with benign prostatic hyperplasia. *N Engl J Med* 1992; 327: 1185–1191（I）

11）Nickel JC, Gilling P, Tammela TL, Morrill B, Wilson TH, Rittmaster RS. Comparison of dutasteride and finasteride for treating benign prostatic hyperplasia: the Enlarged Prostate International Comparator Study（EPICS）. *BJU Int* 2011; 108: 388–394（I）

4）抗アンドロゲン薬（anti-androgen drugs）

　male lower urinary tract symptom（男性下部尿路症状），benign prostatic hyperplasia（前立腺肥大症），chlormadinone acetate（クロルマジノン），allylestrenol（アリルエストレノール）をキーワードとして 2010 年以降の文献を検索し 8 編の文献を得た。そのうち 2 編と他の 1 編と BPHGL を引用した。

> 要約　　ステロイド性抗アンドロゲン薬であるクロルマジノンとアリルエストレノールがある。主な作用機序は，前立腺細胞へのテストステロンの取り込み阻害，アンドロゲン受容体とジヒドロテストステロンの結合阻害，および視床下部−下垂体−性腺系の抑制による血中テストステロンの低下などである。これらの作用により前立腺が縮小し，前立腺肥大症の症状が軽減される。性機能障害が高頻度でみられる。

a. クロルマジノン（chlormadinone）

> 　前立腺を縮小させ，前立腺肥大症による症状および QOL 障害を改善するが，血中テストステロンの低下に伴い性機能障害の発現頻度が高い（レベル 2）。また，長期間投与の効果および安全性を支持する根拠は十分でない。〔推奨グレード C1〕

日本人を対象として，5α 還元酵素阻害薬であるフィナステリド 5 mg とクロルマジノ

ン徐放錠 50 mg との第 III 相 RCT が行われた[1]。24 週後の評価で，クロルマジノンの前立腺縮小率は 29.7% であり，フィナステリド群の 22.2% と比べ有意に優れていた。自覚症状および最大尿流量は有意に改善し，フィナステリドとの群間差はなかった。その後の同等性の追加検討では，最大尿流量の改善はフィナステリドが劣る可能性が示されている。しかし，性機能に関する副作用の発現率はクロルマジノン群で有意に高かった（12.4 対 4.1%）。

　前立腺肥大症患者 114 例に対してクロルマジノンを 16 週間投与し，その後 32 週間観察する前向き研究が行われた[2, 3]。投与開始後 8 週で血中テストステロンおよび PSA は，それぞれ 90% および 56% 低下し，16 週で前立腺は 25% 縮小した。IPSS および QOL スコアは有意に改善し，研究期間（48 週間）を通して維持された。また，血中テストステロンはクロルマジノン中止後 8 週で投与前値まで回復し，PSA 値は 32 週後に回復した。

　以上より，クロルマジノンは比較的すみやかに前立腺体積を縮小させ，LUTS および QOL を改善するが，血中テストステロンの低下に伴い性機能障害の発現頻度が高い。また，大規模な長期投与試験がなく，長期投与の効果および安全性は確立されていない。本剤を長期内服中の PSA 検査では，測定値の 2 倍を目安にして基準値と比較する必要がある。

b. アリルエストレノール（allylestrenol）

　　前立腺肥大症に対する効果はクロルマジノンと同等とされる（レベル 2）が，単独で有効性を支持する根拠は十分でない（レベル 3）。性機能障害が起こりうる。

〔推奨グレード C1〕

　クロルマジノンとアリルエストレノールとの無作為化比較試験では，両者に効果の差はなかったが，性機能に関する副作用はアリルエストレノールが少なかった[b]。添付文書上での主な副作用としては，性欲減退・性機能障害があり，16 週間投与しても期待した効果が認められない場合は漫然と継続すべきではないとされている。

■ 参考文献

1) 阿曽佳郎，本間之夫，熊本悦明，塚本泰司，折笠精一，山中英寿，今井強一，小磯謙吉，赤座英之，島崎 淳，井坂茂夫，田崎 寛，馬場志郎，穂坂正彦，吉田 修，奥山明彦，古武敏彦，宇佐美道之，大森弘之，熊澤淨一，齊藤 泰，郡司篤晃，西垣 克. 5α-reductase 阻害剤 MK-906 の前立腺肥大症に対する臨床第 III 相試験―酢酸クロルマジノン徐放錠を対照薬とする二重盲検群間比較試験. 泌尿外科 1995; 8: 237−256（I）

2) Fujimoto K, Hirao Y, Ohashi Y, Shibata Y, Fuji K, Tsuji H, Miyazawa K, Ohtani M, Furuya R, Boku E. The effects of chlormadinone acetate on lower urinary tract symptoms and erectile functions of patients with benign prostatic hyperplasia: a prospective multicenter clinical study. *Adv Urol* 2013; 2013: 584678.doi:10.1155/2013/584678（IV）

3) 藤本清秀，平尾佳彦，大橋靖雄，柴田康博，冨士幸蔵，辻 秀憲，清水信貴，宮澤克人，永田仁夫，大谷幹伸，古屋亮兒，朴 英哲. 酢酸クロルマジノン投与による前立腺肥大症患者の血清 PSA 値およびテストステロン値の変動―多施設共同前向き臨床研究. 泌尿紀要 2011; 57: 177−183（IV）

5）抗コリン薬（anticholinergics，antimuscarinic drugs）

male lower urinary tract symptom（男性下部尿路症状），benign prostatic hyperplasia（前立腺肥大症），antimuscarinic drug（抗コリン薬）および各抗コリン薬をキーワードとして2010年以降の文献を検索し687編を得た。そのうち3編と他の7編を引用した。

　　前立腺肥大症を伴わない過活動膀胱に抗コリン薬単独投与は有効であり，初期治療として推奨される（レベル1）。　　　　　　　　　　　　　〔推奨グレードB〕

　　前立腺肥大症を伴う過活動膀胱には，抗コリン薬単独投与は有効であるが十分とはいえない（レベル1）。　　　　　　　　　　　　　　　　〔推奨グレードC1〕

　　尿閉や排尿困難の発生は稀であるものの，投与初期には注意し，排尿困難のある症例，高齢者に対しては，低用量の投与が望ましい（レベル4）。なお，抗コリン薬は前立腺肥大症に対しての保険適用はなく，尿閉の危惧から慎重投与とされている。

　抗コリン薬は膀胱平滑筋のムスカリン受容体を遮断することにより，排尿筋過活動を抑制して臨床効果を発現する。最近は知覚神経系への作用機序も示唆されている。OABの治療によく用いられており，その有効性と安全性が確立されているが，BPH/MLUTSによるOABに対するエビデンスは必ずしも十分とはいえず，男性への使用にあたっては，全身のムスカリン受容体の遮断作用による副作用，特に排尿困難や残尿増加，尿閉に注意が必要である。

　膀胱出口部閉塞（BOO）が疑われる患者を除いた男性OABに対する抗コリン薬単独投与についての研究として，745例をトルテロジン（374例）とプラセボ（371例）に割り付けた試験がある[1]。トルテロジン群で夜間頻尿，昼間頻尿，尿意切迫感の有意な改善が認められた。尿閉はトルテロジン群で3例，プラセボ群で2例にみられた。同様の患者163例を対象にトルテロジン（77例）かプラセボ（86例）に割り付けた研究では，尿失禁はトルテロジン群で有意に改善し，尿閉はトルテロジン群のみに1例発生した[2]。2つのソリフェナシンのOABに対する大規模研究から男性444例を抽出したpost hoc解析では，実薬でOAB質問票（OAB-q）やQOL関連指標の改善が有意に改善し，急性尿閉の発生もなかった[3]。フェソテロジンのOABに対する2試験を解析した研究でも，男性患者358例がプラセボ（124例），フェソテロジン4mg（120例）または8mg（114例）に割り付けられ，実薬群で頻尿，尿意切迫感，切迫性尿失禁が有意に改善し，尿閉はプラセボ群1例（0.8%），4mg群1例（0.8%），8mg群6例（5.3%）にみられた[4]。

　前立腺肥大症を有するOAB（BPH/OAB）を対象とする試験としては，ナフトピジル単独（20例），プロピベリン（20mg）単独（23例），両者の併用（23例）に無作為に割り付け4週間治療した検討がある。頻尿と尿意切迫感は併用群で最も改善し，プロピベリン単独群の2例（10%）で尿閉または中止に至る排尿困難を呈した[5]。同様の患者をプラセボ（222例），トルテロジン単独（217例），タムスロシン単独（215例），両剤の併用（225例）に割り付け，12週間治療したところ，切迫性尿失禁の頻度は実薬群すべてで

プラセボ群に比べて有意に低下したが，尿意切迫感，頻尿は併用投与群のみで有意に改善し，トルテロジン単独投与では有意な改善はなかった。残尿量や尿流量の変化には群間差はなく，尿閉の発現も差はなかった[6]。369 例の BPH/OAB（平均 70 歳）にオキシブチニン貼付剤を 6 カ月間使用した研究では，症状や QOL の指標が改善し，2 例が排尿困難を訴えるも導尿の必要はなかった[7]。

　尿流動態検査で膀胱出口部閉塞と排尿筋過活動が確認された BPH/OAB 患者を，トルテロジン 4 mg（150 例）またはプラセボ（72 例）に無作為に割り付け，12 週間投与した研究もある[8]。トルテロジン群で膀胱容量の増大，残尿の増大，膀胱の収縮能の減弱，閉塞の解除がみられるも，最大尿流時排尿筋圧と最大尿流量には差はなかった。尿閉はトルテロジン群で 5 例，プラセボ群で 2 例にみられた。OAB 症状を有し，尿流動態検査で非神経因性の排尿筋低活動とされた 49 例の男性患者にソリフェナシン 5 mg を 120 日間投与したところ，尿流量や排尿筋収縮力は有意に低下したが軽度であり，症状の悪化はなく，尿閉は 1 例のみであった[9]。

　システマティックレビューでは，男性 OAB 患者に対する抗コリン薬単独投与は，排尿症状が強くない場合に処方量を調整して行うべきとされ，膀胱出口部閉塞，前立腺肥大症，尿閉の既往，多い残尿量，低い尿流量の場合には推奨されていない[10]。

　本邦で OAB に対する保険適用を取得している抗コリン薬には以下のものがある。

a. オキシブチニン（oxybutynin）/オキシブチニン経皮吸収型製剤（oxybutynin patch）

　オキシブチニンは抗ムスカリン作用に加え，平滑筋の直接弛緩作用と麻痺作用を有している。経口薬は中枢神経系への影響の可能性が指摘されている。オキシブチニン経皮吸収型製剤は本邦で唯一の経皮吸収型の OAB 治療薬である。オキシブチニン経口薬に比べて副作用が少ないことが報告されているが，貼付部位の皮膚反応に注意が必要である。経皮吸収型製剤については，前立腺肥大症のある男性 OAB を対象とした研究がある（レベル 4）。

b. プロピベリン（propiverine）

　プロピベリンは抗ムスカリン作用とカルシウム拮抗作用を有する薬剤である。本邦でも OAB 患者を対象とした試験が行われ，OAB 治療薬としての保険適用を取得している。前立腺肥大症のある男性 OAB を対象とした小規模比較研究がある（レベル 4）。

c. トルテロジン（tolterodine）

　トルテロジンは，世界初の OAB 治療薬として承認された薬剤である。ムスカリン受容体サブタイプへの選択性はなく，膀胱組織への移行性と結合親和性が高く，唾液腺に比較して膀胱選択性が高いことが確認されている。前立腺肥大症がない男性 OAB および前立腺肥大症のある男性 OAB を対象とした大規模比較研究がある（レベル 1）。

d. ソリフェナシン（solifenacin）

　ソリフェナシンは本邦で創製・開発された抗コリン薬であり，OAB 治療薬としてはじめて承認された薬剤である。ムスカリン受容体 M_3 に対して比較的親和性が高く，唾液腺に比べて膀胱に選択性が高いことが確認されている。OAB に対する大規模研究から前立腺肥大症のない男性を抽出した比較解析がある（レベル 1）。

e. イミダフェナシン（imidafenacin）

　イミダフェナシンは本邦で創製・開発された抗コリン薬である。ムスカリン受容体 M_3 と M_1 への選択性が高い薬剤であり，唾液腺に比較して膀胱選択性が高い。最近承認された抗コリン薬の中では半減期が短い（2.9 時間）。α_1 遮断薬との併用療法の研究はあるが，男性 OAB を対象とした単独療法に関する研究は報告されていない。

f. フェソテロジン（fesoterodine）

　フェソテロジンはムスカリン受容体サブタイプへの選択性はみられず，その活性代謝物（5-ヒドロキシメチルトルテロジン）はトルテロジンのそれと同様であり，膀胱選択性が高いなどトルテロジンの薬剤プロファイルを引き継いでいる。OAB に対する大規模研究から前立腺肥大症のない男性を抽出した比較解析がある（レベル 1）。

参考文献

1) Kaplan SA, Roehrborn CG, Dmochowski R, Rovner ES, Wang JT, Guan Z. Tolterodine extended release improves overactive bladder symptoms in men with overactive bladder and nocturia. *Urology* 2006; 68: 328–332（I）

2) Roehrborn CG, Abrams P, Rovner ES, Kaplan SA, Herschorn S, Guan Z. Efficacy and tolerability of tolterodine extended-release in men with overactive bladder and urgency urinary incontinence. *BJU Int* 2006; 97: 1003–1006（II）

3) Kaplan SA, Goldfischer ER, Steers WD, Gittelman M, Andoh M, Forero-Schwanhaeuser S. Solifenacin treatment in men with overactive bladder: effects on symptoms and patient-reported outcomes. *Aging Male* 2010; 13: 100–107（I）

4) Herschorn S, Jones JS, Oelke M, MacDiarmid S, Wang JT, Guan Z. Efficacy and tolerability of fesoterodine

in men with overactive bladder: a pooled analysis of 2 phase III studies. *Urology* 2010; 75: 1149–1155（I）

5) Yokoyama T, Uematsu K, Watanabe T, Sasaki K, Kumon H, Nagai A; Okayama Urological Research Group. Naftopidil and propiverine hydrochloride for treatment of male lower urinary tract symptoms suggestive of benign prostatic hyperplasia and concomitant overactive bladder: a prospective randomized controlled study. *Scand J Urol Nephrol* 2009; 43: 307–314（IV）

6) Kaplan SA, Roehrborn CG, Rovner ES, Carlsson M, Bavendam T, Guan Z. Tolterodine and tamsulosin for treatment of men with lower urinary tract symptoms and overactive bladder: a randomized controlled trial. *JAMA* 2006; 296: 2319–2328（I）

7) Staskin DR, Rosenberg MT, Dahl NV, Polishuk PV, Zinner NR. Effects of oxybutynin transdermal system on health-related quality of life and safety in men with overactive bladder and prostate conditions. *Int J Clin Pract* 2008; 62: 27–38（IV）

8) Abrams P, Kaplan S, De Koning Gans HJ, Millard R. Safety and tolerability of tolterodine for the treatment of overactive bladder in men with bladder outlet obstruction. *J Urol* 2006; 175: 999–1004（IV）

9) Ronchi P, Gravina GL, Galatioto GP, Costa AM, Martella O, Vicentini C. Urodynamic parameters after solifenacin treatment in men with overactive bladder symptoms and detrusor underactivity. *Neurourol Urodyn* 2009; 28: 52–57（IV）

10) Kaplan SA, Roehrborn CG, Abrams P, Chapple CR, Bavendam T, Guan Z. Antimuscarinics for treatment of storage lower urinary tract symptoms in men: a systematic review. *Int J Clin Pract* 2011; 65: 487–507 （Syst）

6) β_3アドレナリン受容体作動薬（β_3作動薬，β_3 adrenergic agonist）（ミラベグロン mirabegron）

benign prostatic hyperplasia（前立腺肥大症），male lower urinary tract symptom（男性下部尿路症状），β_3 adrenergic agonist（β_3作動薬），mirabegron（ミラベグロン）をキーワードとして2010年以降の文献を検索し220編を得た。そのうち9編を引用した。

> 前立腺肥大症を有するまたは有さない過活動膀胱の男性患者に対して，β_3作動薬の単独療法の有効性と安全性はあると推察される（レベル3）が，根拠は十分といえない。　　　　　　　　　　　　　　　　　　　　　〔推奨グレードC1〕

　ミラベグロンは本邦で開発され，世界に先駆けて発売された新規作用機序のOAB治療薬であり，β_3アドレナリン受容体に選択的に作用することにより，膀胱の蓄尿機能を高め，OABの諸症状を改善する。本剤の特徴は，症状改善効果に加えて，抗コリン薬と異なりムスカリン受容体の遮断作用に起因する副作用（口内乾燥や便秘など）がほとんど認められない点である。

　前立腺肥大症を有するOAB患者を対象としてβ_3作動薬の有用性や安全性を示した大規模RCTはこれまでないが，β_3作動薬のOABに対する有用性を検討した日欧米の大規模RCTの中で，男性患者は15.7～32.5%含まれており[1-5]，また本邦の使用成績調査でも約半数が男性である[6]（ただしα_1遮断薬の併用症例も含む）。また，本邦における前立腺肥大症に対するβ_3作動薬の有用性を示す前向き研究はある[7]。

　Nittiらは，LUTSと膀胱出口部閉塞を有する45歳以上の男性患者200例におけるRCTで，ミラベグロンの有効性と安全性について報告している[8]。ミラベグロン50 mg，100

男性下部尿路症状・前立腺肥大症診療ガイドライン

mg 投与により，1 日排尿回数や尿意切迫感回数はプラセボ群に比較して有意に改善していた。ミラベグロン 50 mg，100 mg 投与前後で尿流動態検査を行い，最大尿流量も最大尿流時排尿筋圧もプラセボ群に比較して，ミラベグロン投与群では悪影響を及ぼしていなかったと報告している。しかしながら，頻度は少ないものの，本邦の使用成績調査で排尿困難や尿閉をきたしたとの報告がある[6]。また，生殖可能な年齢の患者への投与はできる限り避けるとされている。高血圧にも注意すべきとされており，作用機序から心血管系への影響も懸念されている[9]。

■ 参考文献

1) Yamaguchi O, Marui E, Kakizaki H, Homma Y, Igawa Y, Takeda M, Nishizawa O, Gotoh M, Yoshida M, Yokoyama O, Seki N, Ikeda Y, Ohkawa S. Phase III, randomised, double-blind, placebo-controlled study of the β_3-adrenoceptor agonist mirabegron, 50 mg once daily, in Japanese patients with overactive bladder. *BJU Int* 2014; 113: 951–960（Ⅰ）

2) Nitti VW, Auerbach S, Martin N, Calhoun A, Lee M, Herschorn S. Results of a randomized phase III trial of mirabegron in patients with overactive bladder. *J Urol* 2013; 189: 1388–1395（Ⅰ）

3) Khullar V, Amarenco G, Angulo JC, Cambronero J, Høye K, Milsom I, Radziszewski P, Rechberger T, Boerrigter P, Drogendijk T, Wooning M, Chapple C. Efficacy and tolerability of mirabegron, a β_3-adrenoceptor agonist, in patients with overactive bladder: results from a randomised European-Australian phase 3 trial. *Eur Urol* 2013; 63: 283–295（Ⅰ）

4) Chapple CR, Kaplan SA, Mitcheson D, Klecka J, Cummings J, Drogendijk T, Dorrepaal C, Martin N. Randomized double-blind, active-controlled phase 3 study to assess 12-month safety and efficacy of mirabegron, a β_3-adrenoceptor agonist, in overactive bladder. *Eur Urol* 2013; 63: 296–305（Ⅰ）

5) Kuo HC, Lee KS, Na Y, Sood R, Nakaji S, Kubota Y, Kuroishi K. Results of a randomized, double-blind, parallel-group, placebo- and active-controlled, multicenter study of mirabegron, a β_3-adrenoceptor agonist, in patients with overactive bladder in Asia. *Neurourol Urodyn* 2015; 34: 685–692（Ⅰ）

6) Nozawa Y, Kato D, Tabuchi H, Kuroishi K. Safety and effectiveness of mirabegron in patients with overactive bladder in a real-world clinical setting: a Japanese post-marketing study. *Low Urin Tract Symptoms* 2016 Nov 17. doi: 10.1111/luts.12148（Ⅳ）

7) Otsuki H, Kosaka T, Nakamura K, Mishima J, Kuwahara Y, Tsukamoto T. β_3-Adrenoceptor agonist mirabegron is effective for overactive bladder that is unresponsive to antimuscarinic treatment or is related to benign prostatic hyperplasia in men. *Int Urol Nephrol* 2013; 45: 53–60（Ⅳ）

8) Nitti VW, Rosenberg S, Mitcheson DH, He W, Fakhoury A, Martin NE. Urodynamics and safety of the β_3-adrenoceptor agonist mirabegron in males with lower urinary tract symptoms and bladder outlet obstruction. *J Urol* 2013; 190: 1320–1327（Ⅱ）

9) Katoh T, Kuwamoto K, Kato D, Kuroishi K. Real-world cardiovascular assessment of mirabegron treatment in patients with overactive bladder and concomitant cardiovascular disease: results of a Japanese post-marketing study. *Int J Urol* 2016; 23: 1009-1015（Ⅳ）

7) 併用療法

前立腺肥大症を伴う OAB 患者に対する併用療法について記載する。なお，同じ疾患に対する作用機序の異なる薬剤は併用で効果が高まると推定される。p.19 CQ9，p.25 CQ11，p.28 CQ12，p.31 CQ14 も参照されたい。

a. α_1 遮断薬と抗コリン薬の併用療法

male lower urinary tract symptom（男性下部尿路症状），benign prostatic hyperplasia（前立

腺肥大症），α_1-blocker（α_1遮断薬），antimuscarinic drug（抗コリン薬）をキーワードとして2010年以降の文献を検索し96編を得た。そのうち11編と他の11編を引用した。

> 　　前立腺肥大症を伴う過活動膀胱患者に対して，α_1遮断薬と抗コリン薬の併用療法は推奨される（レベル1）。α_1遮断薬を先行投与し，過活動膀胱症状が残存する場合に抗コリン薬の追加を行うことが望ましい。ただし，排尿症状の程度が強い場合，前立腺体積が大きい場合，高齢者などには，排尿困難・尿閉などの有害事象に十分に注意し，抗コリン薬を低用量から開始するなどの慎重な投与が推奨される。
> 　　　　　　　　　　　　　　　　　　　　　　　　　　　　　　　〔推奨グレードA〕

　前立腺肥大症を伴うOABに対するα_1遮断薬と抗コリン薬の併用投与の有用性については，多くの大規模RCTおよびpost hoc解析，メタアナリシスがなされ[1-19]，プラセボ群もしくはα_1遮断薬単独投与群，抗コリン薬単独投与群に比較して有効であることが報告されている。安全性に関しては，カテーテル留置が必要な尿閉の頻度はほとんどの報告で0〜1%である[1,2,6,7,13-18]。また，最大尿流量に関しては，いずれの報告においてもプラセボ群もしくはα_1遮断薬単独投与群，抗コリン薬単独投与群に比較して有意差を認めていない[1,2,12-14,16-18]。残尿については，有意に増加したという報告が多い[2,12-16]。また，尿流動態検査で膀胱出口部閉塞を有する患者においても，最大尿流時排尿筋圧，Bladder Contractility Index，bladder voiding efficiencyのいずれもプラセボ群に比較し併用投与群は有意な変化を認めず，併用投与は安全との報告がある[11]。

　大規模RCT 7編のメタアナリシスでは，α_1遮断薬と抗コリン薬併用とα_1遮断薬単独投与後の変化の加重平均差が，IPSS蓄尿症状スコアと24時間排尿回数で，それぞれ−0.73，−0.69と併用により大きく低下し，蓄尿症状の改善における併用投与の優位性が報告されている[19]。同様に残尿量，最大尿流量の加重平均差が11.60 mL，−0.59 mL/秒，カテーテル操作の必要となった急性尿閉のオッズ比が2.44であったことも併せて報告されている。

　長期（52週間）の併用投与（タムスロシンとソリフェナシンの合剤：タムスロシン0.4 mg＋ソリフェナシン6 mgまたはタムスロシン0.4 mg＋ソリフェナシン9 mgへ増量）の有効性と安全性を検討した報告がある。IPSS総スコアの有意の減少は52週間維持され，尿意切迫感・頻尿スコア〔Total Urgency and Frequency Score（TUFS）〕の改善も維持された。尿閉は1,208例中13例（1.1%）に認め，このうち8例（0.7%）でカテーテル留置となったが，長期投与によっても安全性には変化がなかった[20]。

　これまで本邦における抗コリン薬追加投与に関する検討は，ASSIST study，TAABO study，ADDITION study，Good-night studyがある。

　プラセボとの比較試験であるASSIST studyは，タムスロシン単独投与施行後に残存するOAB症状に対しソリフェナシン追加投与について検討したものである[12]。タムスロシン0.2 mg＋ソリフェナシン5.0 mg群ではタムスロシン0.2 mg＋プラセボ群に比較して尿意切迫感回数を有意に減少した。さらに，排尿回数，IPSS蓄尿症状スコア，OABSSはタムスロシン0.2 mg＋ソリフェナシン2.5 mg群・5.0 mg群両群とも，タムス

ロシン 0.2 mg＋プラセボ群に比較して有意に改善し，尿閉はタムスロシン 0.2 mg＋ソリフェナシン 5.0 mg 群の 1.9% に認めた。

　TAABO study は，タムスロシン単独投与を 8 週間施行後に残存する OAB 症状に対しプロピベリン追加投与を検討したものである[15]。タムスロシン 0.2 mg＋プロピベリン 10 mg 群は，タムスロシン 0.2 mg 単独投与継続群に比較して，排尿回数，尿意切迫感回数，IPSS 蓄尿症状スコア，IPSS 尿意切迫感スコアを有意に改善した。タムスロシン 0.2 mg＋プロピベリン 10 mg 群では，排尿障害や尿閉をきたした症例は認めず，プロピベリン 10 mg の追加投与が有用であった。

　ADDITION study では，タムスロシン単独投与後に残存する OAB 症状に対するイミダフェナシン追加投与を検討した[17]。投与後 12 週間の OABSS は，タムスロシン単独投与継続群に比較して，イミダフェナシン追加投与群において有意に改善し，OAB の各症状，IPSS，就寝から排尿により最初に覚醒するまでの時間（HUS），QOL スコア，前立腺肥大症影響スコア（BII）もイミダフェナシン追加投与群で有意に改善した。両群間で残尿量に有意差を認めず，尿閉例も認めなかった。

　Good-night study は，1 カ月以上の α_1 遮断薬単独投与後に残存する OAB 症状，夜間頻尿にイミダフェナシン（0.1 mg）2 錠分 2 あるいは 1 錠眠前の追加投与を検討したものである[21]。8 週間の投与後の夜間排尿回数は，α_1 遮断薬単独投与群に比較して，イミダフェナシン（0.1 mg）2 錠分 2 投与群，1 錠眠前投与群ともに有意な減少が認められ，HUS，N-QOL（夜間頻尿 QOL）スコアも 2 錠分 2 投与群で有意な改善が認められた。

　システマティックレビューでは，α_1 遮断薬＋抗コリン薬併用投与は，膀胱出口部閉塞および OAB を有する患者で，α_1 遮断薬単独投与もしくは 5α 還元酵素阻害薬単独投与が無効の場合に対して行うべきで，強い膀胱出口部閉塞のある患者に対しては推奨しないとしている[22]。

参考文献

1) Kaplan SA, Roehrborn CG, Rovner ES, Carlsson M, Bavendam T, Guan Z. Tolterodine and tamsulosin for treatment of men with lower urinary tract symptoms and overactive bladder: a randomized controlled trial. *JAMA* 2006; 296: 2319–2328（I）

2) Chapple C, Herschorn S, Abrams P, Sun F, Brodsky M, Guan Z. Tolterodine treatment improves storage symptoms suggestive of overactive bladder in men treated with α-blockers. *Eur Urol* 2009; 56: 534–543（I）

3) Chapple CR, Herschorn S, Abrams P, Wang JT, Brodsky M, Guan Z. Efficacy and safety of tolterodine extended-release in men with overactive bladder symptoms treated with an α-blocker: effect of baseline prostate-specific antigen concentration. *BJU Int* 2010; 106: 1332–1338（I）

4) Höfner K, Burkart M, Jacob G, Jonas U. Safety and efficacy of tolterodine extended release in men with overactive bladder symptoms and presumed non-obstructive benign prostatic hyperplasia. *World J Urol* 2007; 25: 627–633（I）

5) Kaplan SA, Roehrborn CG, Chancellor M, Carlsson M, Bavendam T, Guan Z. Extended-release tolterodine with or without tamsulosin in men with lower urinary tract symptoms and overactive bladder: effects on urinary symptoms assessed by the International Prostate Symptom Score. *BJU Int* 2008; 102: 1133–1139（I）

6) Roehrborn CG, Kaplan SA, Jones JS, Wang JT, Bavendam T, Guan Z. Tolterodine extended release with or without tamsulosin in men with lower urinary tract symptoms including overactive bladder symptoms: effects of prostate size. *Eur Urol* 2009; 55: 472–481（I）

7) Roehrborn CG, Kaplan SA, Kraus SR, Wang JT, Bavendam T, Guan Z. Effects of serum PSA on efficacy of tolterodine extended release with or without tamsulosin in men with LUTS, including OAB. *Urology* 2008; 72: 1061–1067（I）

8) Rovner ES, Kreder K, Sussman DO, Kaplan SA, Carlsson M, Bavendam T, Guan Z. Effect of tolterodine extended release with or without tamsulosin on measures of urgency and patient reported outcomes in men with lower urinary tract symptoms. *J Urol* 2008; 180: 1034–1041（I）

9) Kaplan SA, Roehrborn CG, Gong J, Sun F, Guan Z. Add-on fesoterodine for residual storage symptoms suggestive of overactive bladder in men receiving α-blocker treatment for lower urinary tract symptoms. *BJU Int* 2012; 109: 1831–1840（I）

10) Kaplan SA, McCammon K, Fincher R, Fakhoury A, He W. Safety and tolerability of solifenacin add-on therapy to α-blocker treated men with residual urgency and frequency. *J Urol* 2009; 182: 2825–2830（I）

11) Kaplan SA, He W, Koltun WD, Cummings J, Schneider T, Fakhoury A. Solifenacin plus tamsulosin combination treatment in men with lower urinary tract symptoms and bladder outlet obstruction: a randomized controlled trial. *Eur Urol* 2013; 63: 158–165（II）

12) Yamaguchi O, Kakizaki H, Homma Y, Takeda M, Nishizawa O, Gotoh M, Yokoyama O, Seki N, Yoshida M; ASSIST Study Group. Solifenacin as add-on therapy for overactive bladder symptoms in men treated for lower urinary tract symptoms—ASSIST, randomized controlled study. *Urology* 2011; 78: 126–133（I）

13) Lee KS, Choo MS, Kim DY, Kim JC, Kim HJ, Min KS, Lee JB, Jeong HJ, Lee T, Park WH. Combination treatment with propiverine hydrochloride plus doxazosin controlled release gastrointestinal therapeutic system formulation for overactive bladder and coexisting benign prostatic obstruction: a prospective, randomized, controlled multicenter study. *J Urol* 2005; 174: 1334–1338（I）

14) Yokoyama T, Uematsu K, Watanabe T, Sasaki K, Kumon H, Nagai A; Okayama Urological Research Group. Naftopidil and propiverine hydrochloride for treatment of male lower urinary tract symptoms suggestive of benign prostatic hyperplasia and concomitant overactive bladder: a prospective randomized controlled study. *Scand J Urol Nephrol* 2009; 43: 307–314（II）

15) Nishizawa O, Yamaguchi O, Takeda M, Yokoyama O; TAABO Study Group. Randomized controlled trial to treat benign prostatic hyperplasia with overactive bladder using an alpha-blocker combined with anticholinergics. *Low Urin Tract Symptoms* 2011; 3: 29–35（II）

16) MacDiarmid SA, Peters KM, Chen A, Armstrong RB, Orman C, Aquilina JW, Nitti VW. Efficacy and safety of extended-release oxybutynin in combination with tamsulosin for treatment of lower urinary tract symptoms in men: randomized, double-blind, placebo-controlled study. *Mayo Clin Proc* 2008; 83: 1002–1010（I）

17) Takeda M, Nishizawa O, Gotoh M, Yoshida M, Takahashi S, Masumori N. Clinical efficacy and safety of imidafenacin as add-on treatment for persistent overactive bladder symptoms despite α-blocker treatment in patients with BPH: the ADDITION study. *Urology* 2013; 82: 887–893（I）

18) Gong M, Dong W, Huang G, Gong Z, Deng D, Qiu S, Yuan R. Tamsulosin combined with solifenacin versus tamsulosin monotherapy for male lower urinary tract symptoms: a meta-analysis. *Curr Med Res Opin* 2015; 31: 1781–1792（**Meta**）

19) Filson CP, Hollingsworth JM, Clemens JQ, Wei JT. The efficacy and safety of combined therapy with α-blockers and anticholinergics for men with benign prostatic hyperplasia: a meta-analysis. *J Urol* 2013; 190: 2153–2160（**Meta**）

20) Drake MJ, Chapple C, Sokol R, Oelke M, Traudtner K, Klaver M, Drogendijk T, Van Kerrebroeck P; NEPTUNE Study Group. Long-term safety and efficacy of single-tablet combinations of solifenacin and tamsulosin oral controlled absorption system in men with storage and voiding lower urinary tract symptoms: results from the NEPTUNE study and NEPTUNE II open-label extension. *Eur Urol* 2015; 67: 262–270（II）

21) Yokoyama O, Tsujimura A, Akino H, Segawa N, Tamada S, Oguchi N, Kitagawa Y, Tsuji H, Watanabe A, Inamoto T, Shimizu N, Fujiuchi Y, Katsuoka Y, Azuma H, Matsuda T, Namiki M, Uemura H, Okuyama A, Nonomura N, Fuse H, Nakatani T. Add-on anticholinergic therapy for residual nocturia in patients with lower urinary tract symptoms receiving α1-blocker treatment: a multi-centre, prospective, randomised study. *World J Urol* 2015; 33: 659–667（II）

22) Kaplan SA, Roehrborn CG, Abrams P, Chapple CR, Bavendam T, Guan Z. Antimuscarinics for treatment of storage lower urinary tract symptoms in men: a systematic review. *Int J Clin Pract* 2011; 65: 487–507（**Syst**）

b. α_1遮断薬とβ_3作動薬の併用療法

male lower urinary tract symptom（男性下部尿路症状），benign prostatic hyperplasia（前立腺肥大症），α_1-blocker（α_1遮断薬），β_3 adrenergic agonist（β_3作動薬）をキーワードとして2010年以降の文献を検索し12編を得た。そのうち4編を引用した。

前立腺肥大症を伴う過活動膀胱症状に対して，α_1遮断薬とβ_3作動薬の併用療法の有効性と安全性はあると推察される（レベル3）が，根拠は十分といえない。α_1遮断薬と抗コリン薬の併用療法と同様にα_1遮断薬を先行投与し，過活動膀胱症状が残存する場合に追加投与を行う。排尿症状の程度が強い場合，前立腺体積が大きい場合，高齢者に投与する場合などには，排尿困難・尿閉などの有害事象に十分に注意する。　　　　　　　　　　　　　　　　　　　　　〔推奨グレードC1〕

健康成人を対象としたタムスロシンとβ_3作動薬の薬物相互作用の検討試験において，併用によって臨床的な安全性に変化はなかったと報告されている[1]。

8週間以上のタムスロシン単独療法を受けた後もOAB症状が残存した前立腺肥大症患者94例に対し，タムスロシン0.2 mg単独療法群とタムスロシン0.2 mgにミラベグロン50 mgを追加した追加療法群を比較した小規模RCTがある。追加療法群は単独療法群と比較して，OABSSの合計スコアおよび尿意切迫感スコア，IPSSの蓄尿症状スコア，頻尿スコアおよびQOLスコアの有意な改善を認めた[2]。しかし，残尿の変化量は＋37.3 mLと単独療法群（＋3.9 mL）と比較して有意な増加を認め，尿閉1例を含めた副作用が13.9%（単独療法群0%）に認められた。

また，8週間以上タムスロシンを服用している男性OAB患者にミラベグロンを追加投与し，尿流動態検査を用いて評価したところ，ミラベグロンは膀胱容量を有意に増加させ，排尿筋過活動も改善したと報告されている[3]。残尿量に有意の変化は認められず，排尿機能に影響を与えなかった。

12週間α_1遮断薬を先行投与させた後でOABが残存する患者（50例）に対してミラベグロン50 mgを12週間投与した試験では，OABSS，IPSS，IPSS-QOLともに治療前に比較して有意の改善が認められ，1回排尿量，最大尿流量は有意に改善し，残尿量には変化はみられなかった。また，高齢者と若年者の比較では排尿量の増加は若年者群（65歳未満）でのみ有意であり，有意な残尿量の増加は両年齢群ともに観察されなかったと報告されている[4]。（p.25 CQ11 参照）

■ 参考文献

1) van Gelderen M, Tretter R, Meijer J, Dorrepaal C, Gangaram-Panday S, Brooks A, Krauwinkel W, Dickinson J. Absence of clinically relevant cardiovascular interaction upon add-on of mirabegron or tamsulosin to an established tamsulosin or mirabegron treatment in healthy middle-aged to elderly men. *Int J Clin Pharmacol Ther* 2014; 52: 693–701

2) Ichihara K, Masumori N, Fukuta F, Tsukamoto T, Iwasawa A, Tanaka Y. A randomized controlled study to evaluate the efficacy of tamsulosin monotherapy and its combination with mirabegron on patients with overactive bladder induced by benign prostatic obstruction. *J Urol* 2015; 193: 921–926（II）

3) Wada N, Iuchi H, Kita M, Hashizume K, Matsumoto S, Kakizaki H. Urodynamic efficacy and safety of

mirabegron add-on treatment with tamsulosin for Japanese male patients with overactive bladder. *Low Urin Tract Symptoms* 2016; 8: 171–176 (**IV**)

4）Matsuo T, Miyata Y, Kakoki K, Yuzuriha M, Asai A, Ohba K, Sakai H. The efficacy of mirabegron additional therapy for lower urinary tract symptoms after treatment with α1-adrenergic receptor blocker monotherapy: prospective analysis of elderly men. *BMC Urol* 2016; 16: 45. doi:10.1186/s12894–016–0165–3 (**IV**)

c. 5α還元酵素阻害薬と抗コリン薬の併用療法

male lower urinary tract symptom（男性下部尿路症状），benign prostatic hyperplasia（前立腺肥大症），5α-reductase inhibitor（5α還元酵素阻害薬），antimuscarinic drug（抗コリン薬）をキーワードとして2010年以降の文献を検索し39編を得た。そのうち1編を引用した。

> 前立腺肥大症を伴う過活動膀胱患者に対して，有効性を支持する根拠は十分とはいえない（レベル4）が，今後選択肢の一つとなる可能性はある。
>
> 〔推奨グレードC1〕

デュタステリドを6カ月以上投与され，α_1遮断薬が無効で30 g以上の推定前立腺重量をもつ前立腺肥大症を伴うOAB患者51例に対して，デュタステリド0.5 mgとトルテロジン徐放剤4 mgの併用療法の報告がある，頻尿，尿意切迫感，1日排尿回数，OAB症状のエピソード，夜間排尿回数を改善したとしている[1]。残尿量を4.2 mL増加，最大尿流量を0.2 mL/秒減少させたが，尿閉例はなかった。

■ 参考文献

1）Chung DE, Te AE, Staskin DR, Kaplan SA. Efficacy and safety of tolterodine extended release and dutasteride in male overactive bladder patients with prostates >30 grams. *Urology* 2010; 75: 1144–1148 (**IV**)

d. 5α還元酵素阻害薬とβ_3作動薬の併用療法

male lower urinary tract symptom（男性下部尿路症状），benign prostatic hyperplasia（前立腺肥大症），5α-reductase inhibitor（5α還元酵素阻害薬），β_3 agonist（β_3作動薬）をキーワードとして2010年以降の文献を検索し12編を得た。そのうち1編を引用した。

> 前立腺肥大症を伴う過活動膀胱患者に対して，有効性を支持する根拠は十分とはいえない（レベル4）が，今後選択肢の一つとなる可能性はある。
>
> 〔推奨グレードC1〕

5α還元酵素阻害薬を6カ月以上投与されるもOAB症状が残存する前立腺肥大症患者に対して，ソリフェナシン（5 mg）あるいはミラベグロン（50 mg）を12週間追加投与した報告がある[1]。ソリフェナシン群ではIPSS総スコア，OABSS合計スコアおよび尿意切迫感スコアが有意に改善した。4例で副作用のために治療の継続ができなかった。一方，ミラベグロンはすべての患者で12週間治療を継続でき，IPSS総スコア，OABSS合計スコアおよび尿意切迫感スコアを有意に改善した。残尿量が100 mL以上増加した

症例はソリフェナシン群で2例みられたが，ミラベグロン群ではみられなかった。

■ **参考文献** ■

1) Maeda T, Kikuchi E, Hasegawa M, Ishioka K, Hagiwara M, Miyazaki Y, Shinojima T, Miyajima A, Oya M. Solifenacin or mirabegron could improve persistent overactive bladder symptoms after dutasteride treatment in patients with benign prostatic hyperplasia. *Urology* 2015; 85: 1151–1155（**IV**）

8）その他の薬剤[b)]

male lower urinary tract symptom（男性下部尿路症状），benign prostatic hyperplasia（前立腺肥大症），Eviprostat（エビプロスタット），cernitine pollen extract，Cernilton（セルニルトン），Paraprost（パラプロスト）をキーワードとして2010年以降の文献を検索し10編が抽出されたが，新たに引用すべき文献を得なかった。

a. エビプロスタット® （Eviprostat®）

　前立腺肥大症に対して保険適用があり，有効性を支持する根拠はあるが，古い研究であり，α_1遮断薬に比べて効果は劣る（レベル2）。ただし，α_1遮断薬との併用にて有用との報告を認める（レベル2）。副作用はほとんどない。

〔推奨グレード C1〕

　1975年の報告であるが，二重盲検試験による有効性を支持する根拠や後ろ向き検討での前立腺肥大症への有効性を示唆する研究がある。しかし，タムスロシン，ナフトピジルなどのα_1遮断薬とのRCTにおいては効果が劣る。ただし，タムスロシンを使用しても骨盤部不快感がある症例やナフトピジルに抵抗性症状を示す症例に本剤を追加すると，症状が改善したとされる。前立腺肥大症に対して保険適用がある。

b. セルニルトン® （cernitine pollen extract，Cernilton®）

　前立腺肥大症に対して保険適用があり，夜間頻尿などの症状に対する有効性は示唆されているが，他覚的所見の改善効果は認められない（レベル1）。副作用は少ない。

〔推奨グレード C1〕

　プラセボやパラプロストと比較し夜間頻尿への効果が示唆されているが，尿流量，残尿量への改善効果はない。前立腺肥大症のほか慢性前立腺炎に対しても保険適用があり，慢性骨盤痛症候群に対する有用性を示す報告もある。

c. パラプロスト® （Paraprost®）

　前立腺肥大症に対して保険適用があり，有効性を支持する根拠はあるが，十分でない（レベル2）。副作用は少ない。

〔推奨グレード C1〕

前立腺肥大症におけるプラゾシンとの RCT では，症状と残尿量の改善に有意差を認めないが，尿流量の改善ではプラゾシンに劣ったとされる。前立腺肥大症に対して保険適用がある。

d. 漢方薬（八味地黄丸，牛車腎気丸）

検索で 21 編の文献を得，そのうち 4 編を引用した。

> 前立腺肥大症に対して有効性を支持する根拠は十分でない。牛車腎気丸は他剤との併用にて過活動膀胱症状に有用とする非盲検 RCT がある（レベル 2）。
>
> 〔推奨グレード C1〕

八味地黄丸は前立腺肥大症に保険適用があるが，これまでその有効性に関する RCT は日本語論文を含めて報告がない[1]。牛車腎気丸は八味地黄丸に牛膝と車前子を加え，附子を増量した漢方製剤で，頻尿に保険適用がある。タムスロシン使用後も OAB 症状が続く前立腺肥大症に対して牛車腎気丸を追加投与するクロスオーバー非盲検 RCT では，追加投与群で有意な QOL の改善があった[2]。α_1 遮断薬などで頻尿の改善が不十分な前立腺肥大症患者 25 例に牛車腎気丸を投与すると，IPSS，QOL スコア，尿流量の有意な改善を認めた[3]。また，前立腺肥大症に伴う OAB 患者 30 例に牛車腎気丸を 6 週間投与したところ，OABSS，IPSS，QOL スコアの有意な改善を認めたが，尿流量，残尿量に有意な変化を認めなかった[4]。

e. フラボキサート（flavoxate）

本薬に関連する文献 3 編を引用した。

> 神経性頻尿，慢性前立腺炎，慢性膀胱炎に伴う頻尿，残尿感には保険適用があるが，前立腺肥大症に対する有効性を支持する根拠は十分でない（レベル 2）。過活動膀胱に対しては抗コリン薬と同等の効果があるとされる（レベル 2）。
>
> 〔推奨グレード C1〕

抗コリン作用は弱いが，カルシウム拮抗作用や中枢性の排尿反射抑制作用，局所麻酔作用，PDE 阻害による平滑筋弛緩作用を有するとされる。70 例の前立腺肥大症患者に対するプラセボとの RCT では有意な効果の差はなかった[5]。本邦の研究では，α_1 遮断薬で夜間頻尿の改善のなかった前立腺肥大症において夜間排尿回数を有意に減少させたという報告がある[6]。なお，OAB に対するフラボキサートと抗コリン薬の効果を比較した 10 論文の Cochrane のシステマティックレビューによると，治癒率は同等で，副作用は抗コリン薬で多かった（相対リスク 2.28）[7]。

f. 抗うつ薬

本薬に関連する文献 1 編と夜間頻尿診療ガイドライン[8] を引用した。

夜尿症（遺尿症）には保険適用があるが，前立腺肥大症や過活動膀胱に対して有効性を検討した研究は乏しい。　　　　　　　　　　　　　　　〔推奨グレード C1〕

　イミプラミンをはじめとした三環系抗うつ薬は，夜尿症（遺尿症）には保険適用がある。セロトニン，ノルアドレナリンの取り込み阻害作用のほかに，弱い抗ムスカリン作用，抗ヒスタミン作用，カルシウム拮抗作用，平滑筋弛緩作用，弱い抗利尿作用を有する[8]。類似薬である四環系抗うつ薬，SNRI（選択的セロトニン・ノルアドレナリン再取り込み阻害薬）や SSRI（選択的セロトニン再取り込み阻害薬）なども，中枢作用により OAB や腹圧性尿失禁での有効性が示唆されている。しかし，いずれも前立腺肥大症や OAB を対象とした RCT はない[9]。副作用は心血管作用（不整脈など），眠気，注意力・反射運動能の低下，めまい，発汗などである[8]。

g. コリン作動薬
　検索で英語文献 14 編，日本語文献 4 編を得，そのうち 5 編を引用した。

　低緊張性膀胱による排尿困難（尿閉）に対する保険適用はある。ただし，低活動膀胱に対して有効とする報告より，無効とする報告の方が多い（レベル 1）。有害事象には，腹痛，下痢などのほかに，コリン作動性クリーゼ，狭心症，不整脈などの重篤なものもある。尿路閉塞のある患者は禁忌である。専門医のみが注意しつつ使用すべきである。〔推奨グレード C1（専門医）　推奨グレード C2（一般医）〕

　コリン作動薬は排尿筋の収縮を増強するとされる。ベタネコールは，アセチルコリンの類似物（コリンエステル）で，保険適用は「手術後，分娩後および神経因性膀胱などの低緊張性膀胱による排尿困難（尿閉）」である。しかし，「膀胱頸部閉塞のある患者」は禁忌となっている。ジスチグミンは，コリンエステラーゼ阻害薬であり，「手術後および神経因性膀胱などの低緊張性膀胱による排尿困難」に保険適用があるが，「尿路の器質的閉塞のある患者」は禁忌である。

　男女の低活動膀胱に対するコリン作動薬の効果を検証したメタアナリシスでは，RCT 10 論文中 3 編でプラセボへの優越性を認めたが，7 論文では認めなかった（女性骨盤臓器脱術後尿閉患者に対するジスチグミンの効果を検討した 1 論文では，プラセボよりむしろ増悪した）[10]。また，男性のみを対象とした RCT 2 論文では，それぞれ正常男性，前立腺肥大症術後症例で，いずれもプラセボに対しての優越性を認めなかった[11,12]。本邦の報告では，前立腺肥大症手術後の排尿困難にジスチグミンが有効であったという少数例の報告[13]と，低活動膀胱に対して α_1 遮断薬ウラピジルとジスチグミンの併用がジスチグミン単独より有効とする報告がある[14]。

　副作用は，腹痛，下痢などであるが，発汗，縮瞳，呼吸困難などを示すコリン作動性クリーゼの報告もある[10]。1 日投与量は，ベタネコールは 30〜50 mg（1 日 3〜4 回分服）であり，ジスチグミンは 1 日 1 錠（5 mg）に改定された。

7 ● 治療

■ 参考文献

1) Minagawa T, Ishizuka O. Status of urological Kampo medicine: a narrative review and future vision. *Int J Urol* 2015; 22: 254–263（総説）

2) 石塚 修, 山西友典, 後藤百万, 舛森直哉, 菅谷公男, 吉田正貴, 西沢 理. LUTS 新たなエビデンス. 漢方製剤の臨床効果―牛車腎気丸を中心として. *Urology View* 2009; 7: 81–84（II）

3) 藤内靖喜, 渡部明彦, 布施秀樹. 前立腺疾患における蓄尿障害に対する牛車腎気丸の効果―漢方治療の基礎研究と今後の方向性について. 泌尿紀要 2008; 54: 463–466（V）

4) Ogushi T, Takahashi S. Effect of Chinese herbal medicine on overactive bladder. *Hinyokika Kiyo* 2007; 53: 857–862（IV）

5) Dahm TL, Ostri P, Kristensen JK, Walter S, Frimodt-Møller C, Rasmussen RB, Nøhr M, Alexander N. Flavoxate treatment of micturition disorders accompanying benign prostatic hypertrophy: a double-blind placebo-controlled multicenter investigation. *Urol Int* 1995; 55: 205–208（II）

6) 加藤 忍, 日下 守, 白木良一, 泉谷正伸, 浅野晴好, 大木隆弘, 柳岡正範, 星長清隆. 夜間頻尿を有する α_1 アドレナリン受容体遮断薬投与中の前立腺肥大症患者に対する塩酸フラボキサートの有効性の検討. 泌尿紀要 2008; 54: 173–177（V）

7) Roxburgh C, Cook J, Dublin N. Anticholinergic drugs versus other medications for overactive bladder syndrome in adults. *Cochrane Database Syst Rev* 2007;（4）: CD003190（Syst）

8) 日本排尿機能学会 夜間頻尿診療ガイドライン作成委員会編. 夜間頻尿診療ガイドライン. ブラックウェルパブリッシング, 2009（ガイドライン）

9) Abraham N, Goldman HB. An update on the pharmacotherapy for lower urinary tract dysfunction. *Expert Opin Pharmacother* 2015; 16: 79–93（総説）

10) Barendrecht MM, Oelke M, Laguna MP, Michel MC. Is the use of parasympathomimetics for treating an underactive urinary bladder evidence-based? *BJU Int* 2007; 99: 749–752（Meta）

11) Wein AJ, Hanno PM, Dixon DO, Raezer DM, Benson GS. The effect of oral bethanechol chloride on the cystometrogram of the normal male adult. *J Urol* 1978; 120: 330–331（II）

12) Shah PJR, Abrams PH, Choa RG, Ashken MH, Gaches CGC, Green NA, Wiles A. Distigmine bromide and post-prostatectomy voiding. *Br J Urol* 1983; 55: 229–232（II）

13) Tanaka Y, Masumori N, Itoh N, Furuya S, Nishizawa O, Tsukamoto T. Symptomatic and urodynamic improvement by oral distigmine bromide in poor voiders after transurethral resection of the prostate. *Urology* 2001; 57: 270–274（V）

14) Yamanishi T, Yasuda K, Kamai T, Tsujii T, Sakakibara R, Uchiyama T, Yoshida K. Combination of a cholinergic drug and an α-blocker is more effective than monotherapy for the treatment of voiding difficulty in patients with underactive detrusor. *Int J Urol* 2004; 11: 88–96（II）

h. 健康食品，サプリメント

　benign prostatic hyperplasia（前立腺肥大症），alternative therapy（代替療法），complimentary therapy（補完療法），diet（食事），herb，saw palmetto（*Serenoa repens*），vitamin（ビタミン）をキーワードとして文献を検索し210編を得た。そのうち19編を引用した。

> **有効性を示す報告はある（レベル1〜2）が，効果の一貫性が十分でない。また，適切な摂取量が明確でなく有害事象もあり，推奨する根拠は十分でない。**
>
> 〔推奨グレードC2〕

　代替療法や食事内容と前立腺肥大症との関連に関する大規模な研究として，7年間18,880例においてフィナステリドの前立腺癌予防効果を検証した Prostate Cancer Prevention Trial（PCPT）がある[1]。それによると，プラセボ群4,770例で7年間に有症状性前立腺肥大症の発生を876例（33.6/1,000人年）に認め，その頻度は，食事として亜鉛とリコピンを多く摂取していた人で低値を示した（各々，$p=0.018$，0.056）。ビタミン

男性下部尿路症状・前立腺肥大症診療ガイドライン

Dについては，食事とサプリメント両方で摂取の多い人とサプリメントで多い人の両方で，有意に前立腺肥大症の発症が少なかった（各々，$p = 0.032$，0.047）。

　亜鉛は前立腺組織内に高濃度に存在し5α還元酵素活性抑制作用などを有することから，前立腺肥大症や前立腺癌の発症，進行を抑制する可能性が報告されている[2,3]。しかし，その効果は二相性であり，一定の摂取量（組織内濃度）を超えるとむしろ促進的に作用する可能性が示唆されている[3]。実際，米国 Health Professionals Follow-Up Study における 46,974 例の 14 年間の調査によると，サプリメントとして高用量の亜鉛（100 mg/日以上）を摂取した人の進行性前立腺癌発生リスクは 2.29 であった[4]。また，Age-related Eye Disease Study では，3,640 例を無作為にサプリメント亜鉛摂取（80 mg/日以上）群と非摂取群に割り付けて検討したところ，亜鉛摂取群は前立腺肥大症（尿閉），尿路感染症，尿路結石，腎不全などの泌尿器疾患関連イベントが有意に多かった（$p = 0.0003$）[5]。

　リコピンは，抗酸化作用などからその有効性が示唆されてきたが[2]，40 例の小規模な RCT において，6 カ月間リコピン服用（15 mg/日）群は有意に血清 PSA 値が低下し（$p < 0.05$），経直腸的超音波測定による前立腺体積の増加が非服用群と比較して有意に少なかった。IPSS は両群で有意に改善したが，群間で有意差はなかった[6]。なお，ノコギリヤシ，リコピン，セレンをタムスロシンに併用した群とタムスロシン単独群を 1 年間比較した 225 例の RCT において，併用群は単独群と比較して，IPSS，最大尿流量が有意に改善した（ともに $p < 0.05$）との報告がある[7]。

　ビタミン D の前立腺肥大症の進行抑制を支持する根拠としては，前立腺や膀胱に存在するビタミン D 受容体を介しての前立腺細胞増殖の抑制，過剰な平滑筋収縮の抑制，抗炎症作用が報告されている[8]。しかし，先の PCPT でも効果発現に必要なビタミン D 摂取量や服用期間は明らかでなく[2]，その有用性を確認するためには大規模な RCT が必要である。

　ビタミン C は感冒の予防や肌の紫外線対策などの目的で，最も多く使用されるサプリメントの一つである。しかし，過剰に摂取した場合，そのほとんどは尿中に排泄され，尿が酸性になることで LUTS を誘発する可能性が従来から示唆されていた[9]。30〜79 歳の 2,825 人にインタビューを行い，食事とサプリメント摂取内容と疾患との関連を 5 年間調査した Boston Area Community Health survey によると，食事による適切なビタミン C 摂取は男性において昼間の蓄尿症状の少なさと有意に相関したことから，LUTS 増悪を避ける目的でビタミン C 摂取を制限する根拠はないとされた[10]。一方，サプリメントとしてビタミン C を過剰に摂取（＞250 mg/日）した場合，女性において昼間の蓄尿症状の多さと有意に相関したことから，注意が必要とされる。

　イソフラボンは植物性エストロゲン作用などにより，その前立腺発癌予防効果が報告されている[11]。前立腺肥大症，LUTS への効果を調べた研究として，最近 176 例で 1 年間の RCT が報告された[12]。イソフラボン摂取（40 mg/日）群，プラセボ群ともに，IPSS，SF-36，最大尿流量，残尿量が 1 年後有意に改善していた。群間比較では，最大尿流量（$p = 0.055$），残尿感（$p = 0.05$），SF-36（$p = 0.02$）でイソフラボン群に良好な傾向を認めたが，その有効性は明らかでなかった。

132

ノコギリヤシ（saw palmetto, *Serenoa repens*）は，最も広く使用される前立腺肥大症のサプリメントの一つである。その薬理効果として，5α還元酵素阻害作用，ジヒドロテストステロン（DHT）のアンドロゲン受容体結合阻害作用，前立腺組織内エストロゲン受容体への作用などが報告されている[2]。また，前立腺肥大症に起因するLUTSに対する効果にも多くの報告があり，2000年のCochrane reviewでも，ノコギリヤシのLUTSへの有効性が報告された[13]。しかし，評価対象になった報告の多くは統計学的にunderpoweredであり，試験デザイン，効果判定基準がまちまちで，観察期間は6カ月未満と短いことから，selection biasが指摘されていた。

近年，200例以上で観察期間1年以上（最長18カ月）の報告を含む，質の高い複数のRCTがみられる[14-16]。それらによると，LUTS，最大尿流量はプラセボ群と比較して有意な改善を認めなかった。2012年にCochrane reviewとして，4週間以上の観察期間（最長72週）を有するノコギリヤシ単独投与群とプラセボ群とのRCT 17件（2,008例）（うち二重盲検試験16件）について検討が行われた。ノコギリヤシを通常量の2〜3倍服用した試験でも，IPSS改善，夜間頻尿改善，最大尿流量におけるノコギリヤシ群の優越性は認められなかった[17]。また，これらRCT 17件に，ノコギリヤシとα_1遮断薬などとの併用療法の効果を検証したRCTを加えた総数32件（5,666例）（うち二重盲検試験27件）のCochrane reviewにおいても，ノコギリヤシの有効性は認められなかった[18]。なお，ノコギリヤシによる副作用は問題になることはなく，安全性は確認された[17, 18]。一方，米国で販売されている10種類のブランドの異なるノコギリヤシの5α還元酵素阻害作用，線維芽細胞増殖抑制作用を *in vitro* で比較した報告では，すべてでこれらの効果を認めたが，程度にはかなりの相違があった[19]。

以上から，ノコギリヤシの前立腺肥大症の進行抑制ならびに随伴するLUTSを改善させる効果は現時点では明らかでない。

■ 参考文献

1) Kristal AR, Arnold KB, Schenk JM, Neuhouser ML, Goodman P, Penson DF, Thompson IM. Dietary patterns, supplement use and the risk of symptomatic benign prostatic hyperplasia: results from the Prostate Cancer Prevention Trial. *Am J Epidemiol* 2008; 167: 925–934（**IV**）

2) Espinosa G. Nutrition and benign prostatic hyperplasia. *Curr Opin Urol* 2013; 23: 38–41（**総説**）

3) Adolfsson PI, Bloth B, Hagg S, Svensson SPS. Zinc induces a bell-shaped proliferative dose-response effect in cultured smooth muscle cells from benign prostatic hyperplasia. *Urology* 2015; 85: 704.e15–704.e19（**III**）

4) Leitzmann MF, Stampfer MJ, Wu K, Colditz GA, Willett WC, Giovannucci EL. Zinc supplement use and risk of prostate cancer. *J Natl Cancer Inst* 2003; 95: 1004–1007（**IV**）

5) Johnson AR, Munoz A, Gottlieb JL, Jarrard DF. High dose zinc increases hospital admissions due to genitourinary complications. *J Urol* 2007; 177: 639–643（**I**）

6) Schwarz S, Obermuller-Jevic UC, Hellmis E, Koch W, Jacobi G, Biesalski H-K. Lycopene inhibits disease progression in patients with benign prostate hyperplasia. *J Nutr* 2008; 138: 49–53（**II**）

7) Morgia G, Russo G, Voce S, Palmieri F, Gentile M, Giannantoni A, Blefari F, Carini M, Minervini A, Ginepri A, Salvia G, Vespasiani G, Santelli G, Cimino S, Allegro R, Collura Z, Fragala E, Arnone S, Pareo RM. Serenoa repens, lycopene and selenium versus tamsulosin for the treatment of LUTS/BPH. An Italian multicenter double-blinded randomized study between single or combination therapy（PROCOMB Trial）. *Prostate* 2014; 74: 1471–1480（**I**）

8) Andorini L, Penna G, Fibbi B, Maggi M. Vitamin D receptor agonists target static, dynamic, and inflam-

matory components of benign prostatic hyperplasia. *Ann N Y Acad Sci* 2010; 1193: 146–152（総説）

9）Dasgupta J, Elliott RA, Tincello DG. Modification of rat detrusor muscle contraction by ascorbic acid and citric acid involving enhanced neurotransmitter release and Ca^{2+} influx. *Neurourol Urodyn* 2009; 28: 542–548

10）Curto TM, Giovannucci EL, McKinlay JB, Maserejian NN. Associations between supplemental or dietary intake of vitamin C and severity of lower urinary tract symptoms. *BJU Int* 2015; 115: 134–142（IV）

11）Miyanaga N, Akaza H, Hinotsu S, Fujioka T, Naito S, Namiki M, Takahashi S, Hirao Y, Horie S, Tsukamoto T, Mori M, Tsuji H. Prostate cancer chemoprevention study: an investigative randomized control study using purified isoflavones in men with rising prostate-specific antigen. *Cancer Sci* 2012; 103: 125–130（II）

12）Wong WC, Wong EL, Li H, You JH, Ho S, Woo J, Hui E. Isoflavones in treating watchful waiting benign prostate hyperplasia: a double-blinded, randomized controlled trial. *J Altern Complement Med* 2012; 18: 54–60（II）

13）Wilt TJ, Ishani A, Stark G, MacDonald R, Mulrow C, Lau J. Serenoa repens for benign prostatic hyperplasia. *Cochran Database Syst Rev* 2000;（2）: CD001423（Syst）

14）Bent S, Kane C, Shinohara K, Neuhaus J, Hudes ES, Goldberg H, Avins AL. Saw palmetto for benign prostatic hyperplasia. *N Engl J Med* 2006; 354: 557–566（I）

15）Barry MJ, Meleth S, Lee JY, Kreder KJ, Avins AL, Nickel JC, Roehrborn CG, Crawford ED, Foster HE Jr, Kaplan SA, McCullough A, Andriole GL, Naslund MJ, Williams OD, Kusek JW, Meyers CM, Betz JM, Cantor A, McVary KT; Complementary and Alternative Medicine for Urological Symptoms（CAMUS）Study Group. Effect of increasing doses of saw palmetto extract on lower urinary tract symptoms. *JAMA* 2011; 306: 1344–1351（I）

16）Gerber GS, Kuznetsov D, Johnson BC, Burstein JD. Randomized, double-blind, placebo-controlled trial of saw palmetto in men with lower urinary tract symptoms. *Urology* 2001; 58: 960–964（II）

17）MacDonald R, Tacklind JW, Rutks I, Wilt TJ. *Serenoa repens* monotherapy for benign prostatic hyperplasia（BPH）: an updated Cochrane systematic review. *BJU Int* 2012; 109: 1756–1761（Syst）

18）Tacklind J, MacDonald R, Rutks I, Stanke JU, Wilt TJ. *Serenoa repens* for benign prostatic hyperplasia. *Cochran Database Syst Rev* 2012;（12）: CD001423（Syst）

19）Scaglione F, Lucini V, Pannacci M, Dugnani S, Leone C. Comparison of the potency of 10 different brands of *Serenoa repens* extracts. *Eur Rev Med Pharmacol Sci* 2012; 16: 569–574（III）

6 手術療法

1）前立腺肥大症に対する手術療法

> **要約**　　前立腺肥大症に対する手術療法の主流は，組織の切除（resection，ablation）や蒸散（vaporization）を主体とする術式である。Monopolar TURP を標準術式として，bipolar TURP，HoLEP，PVP などの術式も普及しつつある。それぞれの術式にはそれぞれの特徴があり，手術療法の術式選択は，前立腺肥大症の特性，前立腺以外の患者特性，医療施設の設備，術者の習熟度などを考慮して行う必要がある。

　前立腺肥大症に対する手術療法は，
① 薬物療法の効果が不十分，② 中等度から重度の症状，③ 尿閉・尿路感染症・血尿・膀胱結石などの合併症がある（または危惧される）場合に，適用が考慮される[b]。
　手術療法は，A. 組織の切除（resection，ablation）や蒸散（vaporization）を主体とする術式，B. 組織の熱凝固・変性を主体とする術式，C. その他の術式，に大別される（**表17**）。

表17　前立腺肥大症に対する手術療法

術式	推奨グレード
A. 組織の切除・蒸散を主体とする術式	
● 被膜下前立腺腫核出術	
・開放手術	A
・腹腔鏡手術	保留
・ロボット支援手術	保留
● 経尿道的前立腺切除術	
・Monopolar TURP	A
・Bipolar TURP	A
● 経尿道的前立腺切開術（TUIP）	A
● 経尿道的バイポーラ電極前立腺核出術（TUEB®）	B
● ホルミウムレーザー前立腺核出術（HoLEP）	A
● 532 nm レーザー光選択的前立腺蒸散術（PVP）	A
● 半導体レーザー前立腺蒸散術	C1
● ツリウムレーザー前立腺切除術（ThuLRP）	B
B. 組織の熱凝固・変性を主体とする術式	
● 組織内レーザー凝固術（ILCP）	C1
● 高密度焦点式超音波治療（HIFU）	C1
● 経尿道的針焼灼術（TUNA®）	C1
● 経尿道的マイクロ波高温度治療術（TUMT）	B
C. その他の術式	
● 尿道ステント	C1
● 前立腺インプラント埋め込み尿道吊り上げ術（PUL）	保留
● 経尿道的水蒸気治療	保留
● 前立腺動脈塞栓術	保留

手術療法の主流は，A. 組織の切除や蒸散を主体とする術式である。この中では monopolar TURP が最も広く長く使用され，標準術式またはそれに準じて扱われているが，手術機器の進歩により多くの術式が開発され普及しつつある。2015 年のメタアナリシスでは[1]，monopolar TURP と bipolar TURP の比較で，短期の治療効果では有意差がないが，周術期合併症は bipolar TURP の方が少ないと報告している。また，ホルミウムレーザー前立腺核出術（HoLEP）は monopolar TURP と比較して，治療効果が良好で，合併症も少なく，入院期間が短いと結論付けている。さらに，PVP は monopolar TURP と比較して，合併症が少なく，入院期間も短く，短期の治療効果には有意差がないと報告している。

それぞれの術式にはそれぞれの特徴があり，手術適応と対象の一応の目安を**表18**に示した。しかし，術式選択は，前立腺肥大症の特性，前立腺以外の患者特性，医療施設の設備，術者の習熟度などを考慮して行う必要があり[1]，必ずしもこの目安にしばられるものではない。

表18　手術適応と対象の目安

	推奨グレード	推定前立腺体積			抗凝固剤の中止不可	麻酔不可
		<30 mL	30〜80 mL	>80 mL		
被膜下前立腺腫核出術	A			○		
Monopolar TURP	A	○	○	○		
Bipolar TURP	A	○	○	○		
経尿道的前立腺切開術（TUIP）	A	○				
ホルミウムレーザー前立腺核出術（HoLEP）	A		○	○	○	
532 nm レーザー光選択的前立腺蒸散術（PVP）	A		○	○	○	
経尿道的バイポーラ電極前立腺核出術（TUEB®）	B		○	○	○	
ツリウムレーザー前立腺切除術（ThuLRP）	B		○	○	○	
半導体レーザー前立腺蒸散術	C1		○	○	○	
組織内レーザー凝固術（ILCP）	C1		○			
高密度焦点式超音波治療（HIFU）	C1		○			
経尿道的針焼灼術（TUNA®）	C1		○			○
経尿道的マイクロ波高温度治療術（TUMT）	B		○			○
尿道ステント	C1					○

■ 参考文献

1) Cornu JN, Ahyai S, Bachmann A, de la Rosette J, Gilling P, Gratzke C, McVary K, Novara G, Woo H, Madersbacher S. A systematic review and meta-analysis of functional outcomes and complications following transurethral procedures for lower urinary tract symptoms resulting from benign prostatic obstruction: an update. *Eur Urol* 2015; 67: 1066–1096（**Syst/Meta**）

a. 被膜下前立腺腺腫核出術（simple prostatectomy, sub-capsular enucleation）

（1）開放手術

benign prostatic hyperplasia（前立腺肥大症）と simple prostatectomy（被膜下前立腺腺腫核出術）をキーワードとして 2010 年以降の文献を検索し 88 編を得た。そのうち 4 編と BPHGL，AUAGL，EAUGL を引用した。

> 古い術式ではあるが，中等症から重症の下部尿路症状を有する前立腺肥大症，特に大きな前立腺（80〜100 mL 以上）に対しては有効な標準的治療法で，長期にわたり有効性を示す（レベル 1）。ただし，周術期合併症の頻度は高い。
>
> 〔推奨グレード A〕

下腹部の切開で膀胱前腔に達し，腫大した腺腫を周囲の前立腺組織（外科的被膜）から用手的に剥離して核出する。到達経路別に，前立腺前面で被膜を切開する方法（恥骨後式）と膀胱を開放して膀胱内から腺腫を核出する方法（恥骨上式）がある[b]。

古い術式ではあるが，中等症から重症の下部尿路症状を有する前立腺肥大症，特に大きな前立腺（80〜100 mL 以上）に対しては確実で有効な治療法である[b,c,d]。IPSS を 63〜86%，IPSS-QOL スコアを 60〜87% 減少（改善），最大尿流量を 375% 増加，残尿量を 86〜98% 減少させ[1]，長期の有効性も高い[2]。

合併症は 30.5% で発症し，輸血 11.9%，尿閉 6.3%，尿路感染症 11.1%，再手術 1.2% と報告されている[3]。

米国における Nationwide Inpatient Sample を用いた開放手術と低侵襲手術（腹腔鏡下およびロボット支援手術）との比較では，輸血率や在院日数は開放手術で高い傾向があったが，有意差はなかったと報告されている[4]。また，ヨーロッパにおける開放手術と低侵襲手術を比較したメタアナリシスでは，最大尿流量の改善は同様で，開放手術の方が手術時間は短いが出血は多く，在院日数は長いと報告されている[3]。

■ 参考文献

1）Li M, Qiu J, Hou Q, Wang D, Huang W, Hu C, Li K, Gao X. Endoscopic enucleation versus open prostatectomy for treating large benign prostatic hyperplasia: a meta-analysis of randomized controlled trials. *PLoS One* 2015; 10: e0121265（**Meta**）

2）Rieken M, Bachmann A, Shariat SF. Long-term follow-up data more than 5 years after surgical management of benign prostate obstruction: who stands the test of time? *Curr Opin Urol* 2016; 26: 22−27（**総説**）

3）Lucca I, Shariat SF, Hofbauer SL, Klatte T. Outcomes of minimally invasive simple prostatectomy for benign prostatic hyperplasia: a systematic review and meta-analysis. *World J Urol* 2015; 33: 563−570（**Syst/Meta**）

4）Parsons JK, Rangarajan SS, Palazzi K, Chang D. A national, comparative analysis of perioperative outcomes of open and minimally invasive simple prostatectomy. *J Endourol* 2015; 29: 919−924（**V**）

（2）腹腔鏡手術

benign prostatic hyperplasia（前立腺肥大症），laparoscopic simple prostatectomy（腹腔鏡下前立腺腺腫核出術）をキーワードとして 2010 年以降の文献を検索し 32 編を得た。その

うち 3 編と他の 3 編を引用した。

開放手術と比較して，低侵襲手術であり出血も少ないが，手術時間が長い（レベル 3）。手術の有用性や安全性の根拠は十分といえない。本邦では保険適用外である。

〔推奨グレード 保留〕

手術術式は，腫大した腺腫を周囲の前立腺組織（外科的被膜）から腹腔鏡下に剥離して核出する。開放手術と同様，① 前立腺前面で被膜を切開する方法と ② 膀胱を開放して膀胱内から腺腫を核出する方法が，また Ⓐ 経腹膜的アプローチと Ⓑ 後腹膜アプローチの報告がある。2015 年に報告された欧米の多施設共同研究によるとその頻度は，① 87.2%，② 12.8%，および Ⓐ 12.4%，Ⓑ 87.6% である[1]。

腹腔鏡下手術の利点としては，良好な視野の確保，気腹圧による静脈の圧迫による出血の減少，下腹部切開の回避などがあげられる。欠点は，腺腫の剥離核出や縫合が難しく，ラーニングカーブが必要なことである[2]。

上記多施設共同研究によると，推定前立腺体積 99 mL，手術時間 95 分，出血量 280 mL，入院期間 4 日，切除重量 76 mL，術後 IPSS 5 点，術後最大尿流量 22 mL/秒，術中合併症 1.7%（いずれも中央値）であった。術後合併症は 7.1% で，その主な内訳は，尿閉 1.8%，イレウス 1.1%，尿路感染症 1.1% と報告されている[1]。

開放手術との比較研究では，手術時間は腹腔鏡下手術で有意に長かったものの，カテーテル留置期間，入院日数は有意に少なかったと報告されている[2-6]。出血量，術後膀胱洗浄回数に関しては，腹腔鏡下手術において有意に少なかったという報告と，有意差がなかったという報告がある[2-6]。

■ 参考文献

1) Autorino R, Zargar H, Mariano MB, Sanchez-Salas R, Sotelo RJ, Chlosta PL, Castillo O, Matei DV, Celia A, Koc G, Vora A, Aron M, Parsons JK, Pini G, Jensen JC, Sutherland D, Cathelineau X, Nuñez Bragayrac LA, Varkarakis IM, Amparore D, Ferro M, Gallo G, Volpe A, Vuruskan H, Bandi G, Hwang J, Nething J, Muruve N, Chopra S, Patel ND, Derweesh I, Weeks DC, Spier R, Kowalczyk K, Lynch J, Harbin A, Verghese M, Samavedi S, Molina WR, Dias E, Ahallal Y, Laydner H, Cherullo E, De Cobelli O, Thiel DD, Lagerkvist M, Haber GP, Kaouk J, Kim FJ, Lima E, Patel V, White W, Mottrie A, Porpiglia F. Perioperative outcomes of robotic and laparoscopic simple prostatectomy: a European-American multi-institutional analysis. *Eur Urol* 2015; 68: 86–94（**V**）

2) Ferretti M, Phillips J. Prostatectomy for benign prostate disease: open, laparoscopic and robotic techniques. *Can J Urol* 2015; 22（Suppl 1）: 60–66（**総説**）

3) Baumert H, Ballaro A, Dugardin F, Kaisary AV. Laparoscopic versus open simple prostatectomy: a comparative study. *J Urol* 2006; 175: 1691–1694（**V**）

4) McCullough TC, Heldwein FL, Soon SJ, Galiano M, Barret E, Cathelineau X, Prapotnich D, Vallancien G, Rozet F. Laparoscopic versus open simple prostatectomy: an evaluation of morbidity. *J Endourol* 2009; 23: 129–133（**IV**）

5) Porpiglia F, Terrone C, Renard J, Grande S, Musso F, Cossu M, Vacca F, Scarpa RM. Transcapsular adenomectomy（Millin）: a comparative study, extraperitoneal laparoscopy versus open surgery. *Eur Urol* 2006; 49: 120–126（**IV**）

6) Asimakopoulos AD, Mugnier C, Hoepffner JL, Spera E, Vespasiani G, Gaston R, Antonini G, Piechaud T, Miano R. The surgical treatment of a large prostatic adenoma: the laparoscopic approach—a systematic review. *J Endourol* 2012; 26: 960–967（**Syst**）

（3）ロボット支援手術

benign prostatic hyperplasia（前立腺肥大症），robot simple prostatectomy（腹腔鏡下被膜下前立腺腺腫核出術）をキーワードとして2010年以降の文献を検索し11編を得た。そのうち6編を引用した。

　腹腔鏡手術と比較して出血が少ないとの報告がある（レベル3）が，手術の有用性や安全性の根拠は十分といえない。本邦では保険適用外である。

〔推奨グレード 保留〕

　手術術式やアプローチは腹腔鏡手術と同様で，① 前立腺前面で被膜を切開する方法と ② 膀胱を開放して膀胱内から腺腫を核出する方法が，また Ⓐ 経腹膜的アプローチと Ⓑ 後腹膜アプローチの報告がある。2015年に報告された欧米の多施設共同研究によると，施行率は ① 62.8%，② 37.2%，および Ⓐ 80%，Ⓑ 20% であり，腹腔鏡手術に比較して，経腹膜的アプローチが多い[1]。前立腺体積100 mL以上の前立腺肥大症に対しても安全に施行できる[2-5]。

　上記多施設共同研究によると，推定前立腺体積110 mL，手術時間154.5分，出血量200 mL，入院期間2日，切除重量75 mL，術後IPSS 7点，術後最大尿流量25 mL/秒（いずれも中央値）であった。術中合併症3.2%，術後合併症16.6%で，その主な内訳は，尿閉2.1%，出血2.7%，尿路感染症4.1%と報告されている[1]。

　腹腔鏡手術に比較して手術時間は長いが，出血量は少ない。また，別の多施設共同研究によるロボット支援手術と腹腔鏡手術の比較では，出血量はロボット支援手術では少ない傾向があるが，手術時間には差がなく，術後合併症はロボット支援手術の方が多い（17.7 対 5.3%）と報告されている[6]。

■ 参考文献

1）Autorino R, Zargar H, Mariano MB, Sanchez-Salas R, Sotelo RJ, Chlosta PL, Castillo O, Matei DV, Celia A, Koc G, Vora A, Aron M, Parsons JK, Pini G, Jensen JC, Sutherland D, Cathelineau X, Nuñez Bragayrac LA, Varkarakis IM, Amparore D, Ferro M, Gallo G, Volpe A, Vuruskan H, Bandi G, Hwang J, Nething J, Muruve N, Chopra S, Patel ND, Derweesh I, Weeks DC, Spier R, Kowalczyk K, Lynch J, Harbin A, Verghese M, Samavedi S, Molina WR, Dias E, Ahallal Y, Laydner H, Cherullo E, De Cobelli O, Thiel DD, Lagerkvist M, Haber GP, Kaouk J, Kim FJ, Lima E, Patel V, White W, Mottrie A, Porpiglia F. Perioperative outcomes of robotic and laparoscopic simple prostatectomy: a European-American multi-institutional analysis. *Eur Urol* 2015; 68: 86–94（**V**）

2）Vora A, Mittal S, Hwang J, Bandi G. Robot-assisted simple prostatectomy: multi-institutional outcomes for glands larger than 100 grams. *J Endourol* 2012; 26: 499–502（**V**）

3）Sutherland DE, Perez DS, Weeks DC. Robot-assisted simple prostatectomy for severe benign prostatic hyperplasia. *J Endourol* 2011; 25: 641–644（**V**）

4）Matei DV, Brescia A, Mazzoleni F, Spinelli M, Musi G, Melegari S, Galasso G, Detti S, de Cobelli O. Robot-assisted simple prostatectomy（RASP）: does it make sense? *BJU Int* 2012; 110: E972–E979（**V**）

5）Pokorny M, Novara G, Geurts N, Dovey Z, De Groote R, Ploumidis A, Schatteman P, de Naeyer G, Mottrie A. Robot-assisted simple prostatectomy for treatment of lower urinary tract symptoms secondary to benign prostatic enlargement: surgical technique and outcomes in a high-volume robotic centre. *Eur Urol* 2015; 68: 451–457（**V**）

6）Pavan N, Zargar H, Sanchez-Salas R, Castillo O, Celia A, Gallo G, Sivaraman A, Cathelineau X, Autorino R. Robot-assisted versus standard laparoscopy for simple prostatectomy: multicenter comparative outcomes.

Urology 2016; 91: 104−110（**V**）

b. 経尿道的前立腺切除術（transurethral resection of the prostate: TURP）
（1）Monopolar TURP

benign prostatic hyperplasia（前立腺肥大症），transurethral resection of the prostate，TURP（経尿道的前立腺切除術）をキーワードとして 2010 年以降の文献を検索し 1,029 編を得た。そのうち 7 編と BPHGL，AUAGL，EAUGL を引用した。

> **最も広く行われている標準術式である。一般的には推定前立腺体積が 30〜80 mL のものが適応となる。治療効果は長期にわたり維持される（レベル 1）。他の経尿道的手術に比較して，出血およびそれに伴う輸血，灌流液による TUR 症候群（低ナトリウム血症）の頻度が高い。**　　　　　　　　　　　　**〔推奨グレード A〕**

TURP は，様々な手術方法が開発された今日においても，標準的手術である。本邦において 2010 年に行われた調査によると，2009 年の時点で約 3/4 が経尿道的前立腺切除術で行われている[1]。

経尿道的に挿入した内視鏡下に，先端の切除ループに通じた高周波電流で前立腺腺腫を切除する方法で，組織片は回収する。電解質を含まない灌流液を使用し視野を確保する[b]。

手術適応は，推定前立腺体積 30〜80 mL のものが妥当である。80 mL 以上のものは，術者の技量，切除速度，内視鏡サイズの選択に依存する[c, d]。2012 年のメタアナリシスでは，手術された患者の推定前立腺体積は 47.6 g，切除重量は 25.8 g，切除時間は 38.5 分と報告されている[2]。

2010 年のメタアナリシスでは，IPSS−70%，QOL スコア−69%，最大尿流量＋162%，残尿量−77% の改善を認め[3]，治療効果は α_1 遮断薬より優れていた[4]。日本人における 12 年にわたる長期成績をみた報告では，術後 3 カ月で改善した IPSS，QOL スコアは，経時的に悪化はするものの，術前に比べて良好である。特に術前の尿流動態検査で膀胱出口部閉塞を認めない場合は，悪化の速度が速い[5]。同様に 10 年の長期経過観察をみた報告では，IPSS−56%，QOL スコア−75%，最大尿流量＋125%，前立腺体積−6% の改善を維持していた[6]。

2010 年のメタアナリシスにおいて，合併症についても詳細に報告されている[3]。術中の合併症は 3.2% で，その内訳は輸血 2%，TUR 症候群 0.8%，出血 0.3%，被膜穿孔 0.1% である。また，周術期の合併症は 18.7% で，その内訳は凝血塊による尿閉 4.9%，カテーテルの再留置が必要となった急性尿閉 4.5%，有熱性尿路感染症 4.1%，血尿 3.5% などである。さらに，晩期合併症は 10.5% で，その内訳は尿道狭窄 4.1%，尿意切迫感 2.2%，膀胱頸部狭窄 2% などである。一方，2012 年のメタアナリシスでは，輸血 4.4%，TUR 症候群 1.8%，術後尿路感染症 7.9%，術後尿閉 6.8% と若干高い[2]。術後の射精障害も主要な合併症であるが，逆行性射精は 66.1% と報告されている[7]。

参考文献

1) Masumori N, Kamoto T, Seki N, Homma Y; Committee for Clinical Guideline for Benign Prostatic Hyperplasia. Surgical procedures for benign prostatic hyperplasia: a nationwide survey in Japan. *Int J Urol* 2011; 18: 166–170（**V**）

2) Mayer EK, Kroeze SG, Chopra S, Bottle A, Patel A. Examining the 'gold standard': a comparative critical analysis of three consecutive decades of monopolar transurethral resection of the prostate（TURP）outcomes. *BJU Int* 2012; 110: 1595–1601（**V**）

3) Ahyai SA, Gilling P, Kaplan SA, Kuntz RM, Madersbacher S, Montorsi F, Speakman MJ, Stief CG. Meta-analysis of functional outcomes and complications following transurethral procedures for lower urinary tract symptoms resulting from benign prostatic enlargement. *Eur Urol* 2010; 58: 384–397（**Meta**）

4) Simaioforidis V, Papatsoris AG, Chrisofos M, Chrisafis M, Koritsiadis S, Deliveliotis C. Tamsulosin versus transurethral resection of the prostate: effect on nocturia as a result of benign prostatic hyperplasia. *Int J Urol* 2011; 18: 243–248（**II**）

5) Masumori N, Furuya R, Tanaka Y, Furuya S, Ogura H, Tsukamoto T. The 12-year symptomatic outcome of transurethral resection of the prostate for patients with lower urinary tract symptoms suggestive of benign prostatic obstruction compared to the urodynamic findings before surgery. *BJU Int* 2010; 105: 1429–1433（**IV**）

6) Hoekstra RJ, Van Melick HH, Kok ET, Ruud Bosch JL. A 10-year follow-up after transurethral resection of the prostate, contact laser prostatectomy and electrovaporization in men with benign prostatic hyperplasia; long-term results of a randomized controlled trial. *BJU Int* 2010; 106: 822–826（**II**）

7) Marra G, Sturch P, Oderda M, Tabatabaei S, Muir G, Gontero P. Systematic review of lower urinary tract symptoms/benign prostatic hyperplasia surgical treatments on men's ejaculatory function: time for a bespoke approach? *Int J Urol* 2016; 23: 22–35（**Syst**）

（2）Bipolar TURP（生理食塩水灌流経尿道的前立腺切除術）

benign prostatic hyperplasia（前立腺肥大症），bipolar transurethral resection of the prostate，bipolar TURP（生理食塩水灌流経尿道的前立腺切除術）をキーワードとして 2010 年以降の文献を検索し 83 編を得た。そのうち 8 編と BPHGL を引用した。

> **効果は monopolar TURP と比較して同等で，灌流液による TUR 症候群（低ナトリウム血症），血尿による尿閉，輸血の頻度が低い（レベル 1）。〔推奨グレード A〕**

通常の TURP と同様の手技であるが，TUR 症候群を回避するために灌流液に生理食塩水を用い，還流電流は内視鏡の外筒で回収する（バイポーラ電極）[b]。

Monopolar TURP との RCT が多数ある[1-7]。メタアナリシスによると，IPSS，QOL スコア，最大尿流量は両群で有意差はないが，TUR 症候群（相対リスク 0.12，$p < 0.001$），血尿による尿閉（同 0.48，$p < 0.002$），輸血（同 0.53，$p = 0.004$）において，bipolar TURP の方が monopolar TURP より優れ，合併症も少ない[8]。Bipolar TURP の方が，膀胱頸部狭窄の発生率が高いとの報告や[2]，両群で術後性機能に差はないとの報告もある[4,5]。

2010 年のメタアナリシスにおいて，合併症について詳細に報告されている[8]。術中の合併症は 1.9% で，輸血が主要な合併症であるが，TUR 症候群はなく，出血・被膜穿孔などは monopolar TURP と比べて少ない。また，周術期の合併症は 12.0% で，その内訳は，凝血塊による尿閉 4.3%，カテーテルの再留置が必要となった急性尿閉 3.6%，有熱性尿路感染症 2.6%，血尿 1.0% などである。さらに，晩期合併症は 3.5% で，その内訳は，尿道狭窄 2.4%，尿意切迫感 0.2%，膀胱頸部狭窄 0.5% などである。

男性下部尿路症状・前立腺肥大症診療ガイドライン

■ **参考文献** ■

1) Skolarikos A, Rassweiler J, de la Rosette JJ, Alivizatos G, Scoffone C, Scarpa RM, Schulze M, Mamoulakis C. Safety and efficacy of bipolar versus monopolar transurethral resection of the prostate in patients with large prostates or severe lower urinary tract symptoms: post hoc analysis of a European multicenter randomized controlled trial. *J Urol* 2016; 195: 677–684（Ⅰ）

2) Stucki P, Marini L, Mattei A, Xafis K, Boldini M, Danuser H. Bipolar versus monopolar transurethral resection of the prostate: a prospective randomized trial focusing on bleeding complications. *J Urol* 2015; 193: 1371–1375（Ⅱ）

3) Komura K, Inamoto T, Takai T, Uchimoto T, Saito K, Tanda N, Minami K, Uehara H, Takahara K, Hirano H, Nomi H, Kiyama S, Watsuji T, Azuma H. Could transurethral resection of the prostate using the TURis system take over conventional monopolar transurethral resection of the prostate? A randomized controlled trial and midterm results. *Urology* 2014; 84: 405–411（Ⅱ）

4) Mamoulakis C, Skolarikos A, Schulze M, Scoffone CM, Rassweiler JJ, Alivizatos G, Scarpa RM, de la Rosette JJ. Bipolar vs monopolar transurethral resection of the prostate: evaluation of the impact on overall sexual function in an international randomized controlled trial setting. *BJU Int* 2013; 112: 109–120（Ⅰ）

5) Akman T, Binbay M, Tekinarslan E, Tepeler A, Akcay M, Ozgor F, Ugurlu M, Muslumanoglu A. Effects of bipolar and monopolar transurethral resection of the prostate on urinary and erectile function: a prospective randomized comparative study. *BJU Int* 2013; 111: 129–136（Ⅰ）

6) Mamoulakis C, Skolarikos A, Schulze M, Scoffone CM, Rassweiler JJ, Alivizatos G, Scarpa RM, de la Rosette JJ. Results from an international multicentre double-blind randomized controlled trial on the perioperative efficacy and safety of bipolar vs monopolar transurethral resection of the prostate. *BJU Int* 2012; 109: 240–248（Ⅰ）

7) Méndez-Probst CE, Nott L, Pautler SE, Razvi H. A multicentre single-blind randomized controlled trial comparing bipolar and monopolar transurethral resection of the prostate. *Can Urol Assoc J* 2011; 5: 385–389（Ⅱ）

8) Ahyai SA, Gilling P, Kaplan SA, Kuntz RM, Madersbacher S, Montorsi F, Speakman MJ, Stief CG. Meta-analysis of functional outcomes and complications following transurethral procedures for lower urinary tract symptoms resulting from benign prostatic enlargement. *Eur Urol* 2010; 58: 384–397（**Meta**）

c. 経尿道的前立腺切開術（transurethral incision of the prostate: TUIP）

benign prostatic hyperplasia（前立腺肥大症），transurethral incision of the prostate，TUIP（経尿道的前立腺切開術）をキーワードとして 2010 年以降の文献を検索し 26 編を得た。そのうち 3 編と EAUGL を引用した。

> **30 mL 未満で中葉肥大がないものが手術適応の目安となる。TURP と比較して，最大尿流量の改善が不良で再手術率も高いが，輸血や TUR 症候群の発生頻度は少ない（レベル 1）。**　　　　　　　　　　　　　　　〔推奨グレード A〕

左右の尿管口の遠位から精阜横まで，前立腺被膜の深さまで切開する方法である[d]。軽度から中等度の前立腺肥大症が適応となり，多くの報告は推定前立腺体積が 30 mL であり，30 mL 未満が手術適応の目安となる[1,2]。また，中葉肥大のないものがふさわしいとされている[2,3]。

TURP と比較したメタアナリシスでは[2]，最大尿流量の改善は TUIP の方が不良であるが，輸血（相対リスク 0.06）や TUR 症候群（同 0.07）の確率は少ない。尿閉や尿路感染症，尿道狭窄，尿失禁の発症率は，両群で有意差はなかったと報告されている。手術時間，入院日数は TUIP の方が短く，再手術率は TURP（7.2%）より TUIP（18.4%）の方

が高い（同 2.40）と報告されている。また，TUIP は逆行性射精の発症率が 21.1% と TURP（64.6%）と比較して少ないことも特徴である[3]。

■ 参考文献

1）Lourenco T, Shaw M, Fraser C, MacLennan G, N'Dow J, Pickard R. The clinical effectiveness of transurethral incision of the prostate: a systematic review of randomised controlled trials. *World J Urol* 2010; 28: 23–32（Syst）
2）Taylor BL, Jaffe WI. Electrosurgical transurethral resection of the prostate and transurethral incision of the prostate（monopolar techniques）. *Can J Urol* 2015; 22（Suppl 1）: 24–29（総説）
3）Marra G, Sturch P, Oderda M, Tabatabaei S, Muir G, Gontero P. Systematic review of lower urinary tract symptoms/benign prostatic hyperplasia surgical treatments on men's ejaculatory function: time for a bespoke approach? *Int J Urol* 2016; 23: 22–35（Syst）

d. 経尿道的バイポーラ電極前立腺核出術（transurethral enucleation with bipolar system: TUEB®）

benign prostatic hyperplasia（前立腺肥大症），transurethral enucleation with bipolar system（バイポーラ電極前立腺核出術）をキーワードとして 2010 年以降の文献を検索し 62 編を得た。そのうち 5 編と BPHGL を引用した。

> バイポーラシステムを用いて腺腫を経尿道的に剥離・核出する。特に前立腺体積の大きい症例で有用であり，TURP や開放手術と比較しても治療成績は劣っていない（レベル 2）。　　　　　　　　　　　　　　　　　　　〔推奨グレード B〕

前立腺結節を完全に除去する目的で，生理食塩水灌流下にバイポーラシステムを用いて経尿道的に腺腫を核出する手技である。バイポーラシステムを用いて切除鏡そのもので剥離する方法，特殊なループを用いる方法，通常の TURP に特殊な剥離道具を用いる方法などがある[b]。剥離した腺腫は核出せずに TURP のように切除するか，モーセレーターで細切・回収する[b]。尿閉症例でも良好な効果が報告されている[1]。レーザーを用いる手技には初期費用や維持費用が必要であるのと比べて TURP 機器で行うので直接費用は経済的という利点がある[b]。

前立腺体積が 70 g 以上の症例について TUEB と TURP を比較した RCT が 2 つ報告されている[2,3]。手術時間（156 対 87 分）は長いが，術後 1 年の IPSS および QOL スコア（6.4 対 11.6，$p = 0.03$，1.7 対 2.6，$p = 0.04$），切除重量（61.4 対 45.7 g，$p < 0.0001$），最大尿流量（19.5 対 15.1 mL/秒，$p < 0.019$）では TUEB の方が有意に改善していた[2]。術後の合併症率に差はなく[2]，術後 5 年の時点での再治療率は TUEB で 0%，TURP で 5% であった[3]。

前立腺体積が 80 g 以上の症例について TUEB と開放手術を比較した RCT が 2 つあり，切除重量および手術時間は同等で，IPSS と最大尿流量の改善に差は認めなかった[4,5]。しかし，カテーテル留置期間（1.5 対 5.8 日），入院期間（2.1 対 6.9 日）では TUEB で有意に短いと報告されている[4]。

男性下部尿路症状・前立腺肥大症診療ガイドライン

■ 参考文献 ■

1）Tracey JM, Warner JN. Transurethral bipolar enucleation of the prostate is an effective treatment option for men with urinary retention. *Urology* 2016; 87: 166–171（V）

2）Kan CF, Tsu HL, Chiu Y, To HC, Sze B, Chan SW. A prospective study comparing bipolar endoscopic enucleation of prostate with bipolar transurethral resection in saline for management of symptomatic benign prostate enlargement larger than 70 g in a matched cohort. *Int Urol Nephrol* 2014; 46: 511–517（II）

3）Zhu L, Chen S, Yang S, Wu M, Ge R, Wu W, Liao L, Tan J. Electrosurgical enucleation versus bipolar transurethral resection for prostates larger than 70 ml: a prospective, randomized trial with 5-year followup. *J Urol* 2013; 189: 1427–1431（II）

4）Geavlete B, Stanescu F, Iacoboaie C, Geavlete P. Bipolar plasma enucleation of the prostate vs open prostatectomy in large benign prostatic hyperplasia cases—a medium term, prospective, randomized comparison. *BJU Int* 2013; 111: 793–803（II）

5）Geavlete B, Bulai C, Ene C, Checherita I, Geavlete P. Bipolar vaporization, resection, and enucleation versus open prostatectomy: optimal treatment alternatives in large prostate cases? *J Endourol* 2015; 29: 323–331（II）

e．ホルミウムレーザー前立腺核出術（holmium laser enucleation of the prostate: HoLEP）

benign prostatic hyperplasia（前立腺肥大症），holmium laser enucleation of the prostate（HoLEP，ホルミウムレーザー前立腺核出術）をキーワードとして 2010 年以降の文献を検索し 259 編を得た。そのうち 6 編と BPHGL を引用した。

> **HoLEP は前立腺体積によらず適用可能であり，効果とその持続性に関する根拠は十分ある。合併症を含めて，開放手術や TURP との比較で同等性が支持されている（レベル 1）。**　　　　　　　　　　　　　　　　　　　　　〔推奨グレード A〕

　ホルミウムレーザーは水への吸収率が高いため，灌流液にその高いパルス波のエネルギーが吸収された際に発生する衝撃波により組織の剥離が可能で，前立腺腺腫と外科的被膜との間を剥離して腺腫核出ができる。核出した腺腫はモーセレーターで粉砕吸引する。灌流液は生理食塩水を用いる[b]。

　HoLEP と TURP を比較した RCT およびメタアナリシスで，少なくともその同等性が報告されている[1-6,b]。術後 2 年の評価で IPSS（6.1 対 5.1）および最大尿流量（21.0 対 19.3 mL/秒）[b]，術後 7 年超を観察した長期的な治療成績でも，AUA 症状スコア，QOL スコア，最大尿流量，IIEF，尿失禁スコア（ICSmale-SF）において，HoLEP 対 TURP でそれぞれ 8.0 対 10.3，1.5 対 1.3，22.1 対 17.8 mL/秒，11.6 対 9.2，3.1 対 1.2 であり，いずれの成績にも有意差を認めなかった[1]。術後の尿道狭窄，腹圧性尿失禁，尿閉の頻度などの合併症も有意差を認めなかった[2,3,6]。HoLEP と TURP の比較で，手術時間（58.3〜110.5 対 33.1〜76.5 分）は HoLEP が長いが[2-6,b]，単位時間当たりの切除重量は HoLEP が優位[b]，また出血も HoLEP が少なく[2,3,6]，カテーテル留置期間と入院期間も HoLEP で有意に短い[1-6,b]との報告がある。HoLEP は抗凝固剤内服中の症例にも安全に施行可能と報告されている[b]。一方，手技の習得には時間を要するとされている[b]。

　HoLEP と開放手術の比較では 4 つの RCT があり，いずれの報告でも効果は同等で，手術時間は 72.1 対 58.3 分と HoLEP が長いものの，輸血率（4 対 12%）やカテーテル留

置期間（1.5 対 4.1 日），入院期間（2.7 対 5.4 日）では HoLEP の方が優位であった[b]。

再治療率は TURP との術後 2 年における比較で，HoLEP 7.2%，TURP 6.6% と差がなく，開放手術との術後 5 年における比較で HoLEP 5%，開放手術 6.7% との報告があり，ともに有意差はなかった[b]。

■ 参考文献

1) Gilling PJ, Wilson LC, King CJ, Westenberg AM, Frampton CM, Fraundorfer MR. Long-term results of a randomized trial comparing holmium laser enucleation of the prostate and transurethral resection of the prostate: results at 7 years. *BJU Int* 2012; 109: 408–411（Ⅱ）

2) Chen YB, Chen Q, Wang Z, Peng YB, Ma LM, Zheng DC, Cai ZK, Li WJ, Ma LH. A prospective, randomized clinical trial comparing plasmakinetic resection of the prostate with holmium laser enucleation of the prostate based on a 2-year followup. *J Urol* 2013; 189: 217–222（Ⅰ）

3) Fayad AS, Sheikh MG, Zakaria T, Elfottoh HA, Alsergany R. Holmium laser enucleation versus bipolar resection of the prostate: a prospective randomized study. Which to choose? *J Endourol* 2011; 25: 1347–1352（Ⅱ）

4) Li S, Zeng XT, Ruan XL, Weng H, Liu TZ, Wang X, Zhang C, Meng Z, Wang XH. Holmium laser enucleation versus transurethral resection in patients with benign prostate hyperplasia: an updated systematic review with meta-analysis and trial sequential analysis. *PLoS One* 2014; 9（7）: e101615（Syst/Meta）

5) Cornu JN, Ahyai S, Bachmann A, de la Rosette J, Gilling P, Gratzke C, McVary K, Novara G, Woo H, Madersbacher S. A systematic review and meta-analysis of functional outcomes and complications following transurethral procedures for lower urinary tract symptoms resulting from benign prostatic obstruction: an update. *Eur Urol* 2015; 67: 1066–1096（Syst/Meta）

6) Yin L, Teng J, Huang CJ, Zhang X, Xu D. Holmium laser enucleation of the prostate versus transurethral resection of the prostate: a systematic review and meta-analysis of randomized controlled trials. *J Endourol* 2013; 27: 604–611（Syst/Meta）

f. 532 nm レーザー光選択的前立腺蒸散術（photoselective vaporization of the prostate by KTP laser: PVP 80W-KTP，120W-LBO，180W-XPS）

benign prostatic hyperplasia（前立腺肥大症），photoselective vaporization of the prostate，PVP（レーザー光選択的前立腺蒸散術）をキーワードとして 2010 年以降の文献を検索し 246 編を得た。そのうち 11 編と BPHGL を引用した。

> 開放手術や **TURP** と比較して効果は同等である（レベル 1）。出血のリスクが少なく大きな前立腺や抗凝固剤使用下においても安全に施行可能である。
>
> 〔推奨グレード A〕

Kalium-titanyl-phosphate（KTP）（80W）あるいは lithium triborate（LBO）（120W）レーザーによる光選択的前立腺蒸散術は，緑色光を特徴とする波長 532 nm を有し，水にはほとんど吸収されずに組織中のヘモグロビンに吸収され強い熱エネルギーを生じる特性を有している。そのため，効率的に前立腺組織を蒸散させることが可能とされる。これまでの多くの報告が出力 80W あるいは 120W 機器によるものであり，新たな高出力機器（180W-XPS レーザー）の長期成績の結果が待たれている[1-9,b]。本邦では KTP レーザーは 2005 年に導入され，2011 年から LBO レーザーが保険診療となっている。180W-XPS レーザーは 2017 年 2 月時点では薬事未承認である。

PVP（KTP，LBO，180W-XPS レーザー）は，一般に手術時間は長いものの出血は少なく，カテーテル留置期間，入院期間ともに短いとされている[1-4]。TURP 対 PVP（180W）の周術期の結果でも，手術時間（39.3 対 49.6 分）は有意に長いものの，カテーテル留置期間（3.0 対 1.8 日）および入院期間（7.1 対 5.5 日）は有意に短かった[2]。PVP と TURP の比較で多数の RCT が報告されており[1-8]，KTP レーザー（80W）に関する最長の経過観察期間は 12 カ月であり，最大尿流量，IPSS の改善に有意差はなかった[4]。LBO レーザー（120W）は最長 3 年の経過観察が報告されており，最大尿流量，IPSS の改善に有意差は認めないものの，再治療率は 11% と 1.8% で LBO レーザー群に高い傾向があった[5]。180W-XPS レーザーの RCT は現在進行中であり，2 年の時点での報告では最大尿流量，IPSS の改善に有意差を認めず，再治療率も XPS 9.0%，TURP 7.6% と有意差を認めなかった[6]。また，抗凝固剤内服中でも安全に施行できるとの報告がある[b]。

前立腺体積が 80 mL 以上の症例を対象とした開放手術対 PVP（KTP レーザー）の RCT で，手術時間（50 対 80 分）は長かったものの輸血率（13.3 対 0%）は低く，カテーテル留置期間，入院期間はいずれも PVP が短く，その他の合併症率には差はなかった[b]。

HoLEP 対 PVP（LBO レーザー）では 2 つの RCT があり，手術時間，カテーテル留置期間および入院日数に有意差を認めなかった[10, 11]。術後 12 カ月で，最大尿流量は PVP の 24.1 mL/秒に対して HoLEP は 30.5 mL/秒と有意に改善していたが，IPSS の改善については有意差を認めなかった[10]。尿道狭窄と膀胱頸部硬化症の頻度に有意差は認めなかった[10, 11]。

■ 参考文献 ■

1) Kumar A, Vasudeva P, Kumar N, Nanda B, Jha SK, Mohanty N. A prospective randomized comparative study of monopolar and bipolar transurethral resection of the prostate and photoselective vaporization of the prostate in patients who present with benign prostatic obstruction: a single center experience. *J Endourol* 2013; 27: 1245–1253（II）

2) Bachmann A, Tubaro A, Barber N, d'Ancona F, Muir G, Witzsch U, Grimm MO, Benejam J, Stolzenburg JU, Riddick A, Pahernik S, Roelink H, Ameye F, Saussine C, Bruyère F, Loidl W, Larner T, Gogoi NK, Hindley R, Muschter R, Thorpe A, Shrotri N, Graham S, Hamann M, Miller K, Schostak M, Capitán C, Knispel H, Thomas JA. 180-W XPS GreenLight laser vaporisation versus transurethral resection of the prostate for the treatment of benign prostatic obstruction: 6-month safety and efficacy results of a European multicentre randomised trial — the GOLIATH study. *Eur Urol* 2014; 65: 931–942（I）

3) Capitán C, Blázquez C, Martin MD, Hernández V, de la Peña E, Llorente C. GreenLight HPS 120-W laser vaporization versus transurethral resection of the prostate for the treatment of lower urinary tract symptoms due to benign prostatic hyperplasia: a randomized clinical trial with 2-year follow-up. *Eur Urol* 2011; 60: 734–739（II）

4) Al-Ansari A, Younes N, Sampige VP, Al-Rumaihi K, Ghafouri A, Gul T, Shokeir AA. GreenLight HPS 120-W laser vaporization versus transurethral resection of the prostate for treatment of benign prostatic hyperplasia: a randomized clinical trial with midterm follow-up. *Eur Urol* 2010; 58: 349–355（II）

5) Bouchier-Hayes DM, Van Appledorn S, Bugeja P, Crowe H, Challacombe B, Costello AJ. A randomized trial of photoselective vaporization of the prostate using the 80-W potassium-titanyl-phosphate laser vs transurethral prostatectomy, with a 1-year follow-up. *BJU Int* 2010; 105: 964–969（II）

6) Thomas JA, Tubaro A, Barber N, d'Ancona F, Muir G, Witzsch U, Grimm MO, Benejam J, Stolzenburg JU, Riddick A, Pahernik S, Roelink H, Ameye F, Saussine C, Bruyère F, Loidl W, Larner T, Gogoi NK, Hindley R, Muschter R, Thorpe A, Shrotri N, Graham S, Hamann M, Miller K, Schostak M, Capitán C, Knispel H, Bachmann A. A multicenter randomized noninferiority trial comparing GreenLight-XPS laser

vaporization of the prostate and transurethral resection of the prostate for the treatment of benign prostatic obstruction: two-yr outcomes of the GOLIATH study. *Eur Urol* 2016; 69: 94–102（I）

7）Bachmann A, Tubaro A, Barber N, d'Ancona F, Muir G, Witzsch U, Grimm MO, Benejam J, Stolzenburg JU, Riddick A, Pahernik S, Roelink H, Ameye F, Saussine C, Bruyère F, Loidl W, Larner T, Gogoi NK, Hindley R, Muschter R, Thorpe A, Shrotri N, Graham S, Hamann M, Miller K, Schostak M, Capitán C, Knispel H, Thomas JA. A European multicenter randomized noninferiority trial comparing 180 W GreenLight XPS laser vaporization and transurethral resection of the prostate for the treatment of benign prostatic obstruction: 12-month results of the GOLIATH study. *J Urol* 2015; 193: 570–578（I）

8）Lukacs B, Loeffler J, Bruyère F, Blanchet P, Gelet A, Coloby P, De la Taille A, Lemaire P, Baron JC, Cornu JN, Aout M, Rousseau H, Vicaut E; REVAPRO Study Group. Photoselective vaporization of the prostate with GreenLight 120-W laser compared with monopolar transurethral resection of the prostate: a multicenter randomized controlled trial. *Eur Urol* 2012; 61: 1165–1173（II）

9）Thangasamy IA, Chalasani V, Bachmann A, Woo HH. Photoselective vaporisation of the prostate using 80-W and 120-W laser versus transurethral resection of the prostate for benign prostatic hyperplasia: a systematic review with meta-analysis from 2002 to 2012. *Eur Urol* 2012; 62: 315–323（**Syst/Meta**）

10）Elmansy H, Baazeem A, Kotb A, Badawy H, Riad E, Emran A, Elhilali M. Holmium laser enucleation versus photoselective vaporization for prostatic adenoma greater than 60 ml: preliminary results of a prospective, randomized clinical trial. *J Urol* 2012; 188: 216–221（II）

11）Kim KS, Choi JB, Bae WJ, Kim SJ, Cho HJ, Hong SH, Lee JY, Kim SH, Kim HW, Cho SY, Kim SW. Comparison of photoselective vaporization versus holmium laser enucleation for treatment of benign prostate hyperplasia in a small prostate volume. *PLoS One* 2016; 11（5）: e0156133（I）

g. 半導体レーザー前立腺蒸散術（diode laser vaporization of the prostate）

benign prostatic hyperplasia（前立腺肥大症），diode laser vaporization（半導体レーザー前立腺蒸散術）をキーワードとして 2010 年以降の文献を検索し 42 編を得た。そのうち 2 編と他の 3 編を引用した。

> 半導体レーザーを用いて経尿道的に前立腺を蒸散する。出血のリスクは少ない（レベル 2）が，他の治療との比較や長期成績については検討が十分といえない。
>
> 〔推奨グレード C1〕

半導体レーザーの前立腺肥大症治療への応用は，10W 程度の低出力レーザーを組織内レーザー凝固術（ILCP）に使用する手技が最初とされるが[1]，100W を超える高出力レーザーの開発により前立腺蒸散術に使用可能となった[2]。

半導体レーザー蒸散術対 TURP を比較した RCT が 1 つあり，手術時間（68 対 54 分）は同等であり，カテーテル留置期間（22 対 88 時間），入院期間（25 対 59 時間）は半導体レーザーの方が有意に短かった。術後の合併症率に差はなく，術後 2 年の IPSS（10.4 対 7.7，$p = 0.04$），最大尿流量（18.5 対 21.1 mL/秒，$p < 0.001$）は TURP の方が有意に改善していた[3]。

半導体レーザー蒸散術対 PVP（120W）の RCT が 1 つあり，術後 1 年の時点で，IPSS，QOL，最大尿流量に有意差を認めなかった。術後出血は半導体レーザー蒸散術が有意に少ないものの尿失禁は有意に多かった[4]。半導体レーザー蒸散術対 PVP（120W）の非 RCT の前向き研究が 1 つあり，半導体レーザー蒸散術は出血が少ないものの術後の尿失禁（7 対 0%，$p < 0.05$）は多く，再治療率（18 対 2%，$p < 0.01$）も有意に高かった[5]。

男性下部尿路症状・前立腺肥大症診療ガイドライン

また，抗凝固剤内服中でも安全に施行できると報告されている[4,5]。

■ 参考文献

1) Muschter R, de la Rosette JJ, Whitfield H, Pellerin JP, Madersbacher S, Gillatt D. Initial human clinical experience with diode laser interstitial treatment of benign prostatic hyperplasia. *Urology* 1996; 48: 223－228（V）

2) Wendt-Nordahl G, Huckele S, Honeck P, Alken P, Knoll T, Michel MS, Häcker A. 980-nm Diode laser: a novel laser technology for vaporization of the prostate. *Eur Urol* 2007; 52: 1723－1728（V）

3) Razzaghi MR, Mazloomfard MM, Mokhtarpour H, Moeini A. Diode laser（980 nm）vaporization in comparison with transurethral resection of the prostate for benign prostatic hyperplasia: randomized clinical trial with 2-year follow-up. *Urology* 2014; 84: 526－532（II）

4) Chiang PH, Chen CH, Kang CH, Chuang YC. GreenLight HPS laser 120-W versus diode laser 200-W vaporization of the prostate: comparative clinical experience. *Lasers Surg Med* 2010; 42: 624－629（II）

5) Ruszat R, Seitz M, Wyler SF, Müller G, Rieken M, Bonkat G, Gasser TC, Reich O, Bachmann A. Prospective single-centre comparison of 120-W diode-pumped solid-state high-intensity system laser vaporization of the prostate and 200-W high-intensive diode-laser ablation of the prostate for treating benign prostatic hyperplasia. *BJU Int* 2009; 104: 820－825（III）

h. ツリウムレーザー前立腺切除術（thulium laser resection of the prostate: ThuLRP）

benign prostatic hyperplasia（前立腺肥大症），thulium laser resection of prostate（ツリウムレーザー前立腺切除術）をキーワードとして 2010 年以降の文献を検索し 71 編を得た。そのうち 8 編と他の 1 編を引用した。

効果と安全性に関する根拠は十分ある（レベル 2）。出血のリスクは少なく前立腺体積によらず適用可能である。 〔推奨グレード B〕

経尿道的に挿入した内視鏡下に 2 μm 連続レーザーを照射して腺腫を蒸散させるもので，蒸散（vaporisation: ThuVAP），蒸散切除（vaporesection: ThuVARP）や核出（enucleation: ThuVEP/ThuLEP）などと応用されている。

TURP との RCT が 4 つあり，ThuLRP は手術時間が長かったものの効果は同等で，カテーテル留置期間が TURP の 3.2～3.6 日に対し ThuLRP では 1.8～2.1 日，入院期間は各々 4.1～6.7 日に対し 2.5～4.8 日と有意に短く，出血量も少なかった[1-4]。非 RCT 前向き研究でも同様の結果が報告されている[5]。

HoLEP との RCT も報告されており，手術時間は長いものの（ThuLRP 72.4 分，HoLEP 61.5 分），出血量は少なく（同 130.0 mL，166.6 mL），IPSS や最大尿流量の改善は各々 ThuLRP の 5.2 点，23.4 mL/秒に対し，HoLEP で 6.2 点，24.2 mL/秒と差がなかった[6]。

長期的には，4 年後の IPSS が 61.2%，QOL スコアが 59.1% 改善しており，残尿量も 73.1% 減少と効果が維持されていた[1]。前立腺体積が 80 mL 以上の大きな前立腺に対して ThuLRP を行った報告では，IPSS，QOL スコアや最大尿流量と残尿量は有意に改善し，7% に尿路感染症を，2.2% に軽症の腹圧性尿失禁をきたした。また，2.2% で輸血を，1.8% で尿道狭窄による再手術が必要であった[7]。多数例による前向き研究でも輸血を

要したのは1.9%で，尿道狭窄と膀胱頸部硬化症をきたしたのはそれぞれ1.5%と1.9%であった[8]。

抗凝固剤や抗血小板薬を服用中，もしくは出血傾向のある高リスク患者にも有効かつ安全に施行可能とされ，輸血を要したのは2.6%であった[9]。

■ 参考文献

1) Cui D, Sun F, Zhuo J, Sun X, Han B, Zhao F, Jing Y, Lu J, Xia S. A randomized trial comparing thulium laser resection to standard transurethral resection of the prostate for symptomatic benign prostatic hyperplasia: four-year follow-up results. *World J Urol* 2014; 32: 683–689 (II)

2) Xia SJ, Zhuo J, Sun XW, Han BM, Shao Y, Zhang YN. Thulium laser versus standard transurethral resection of the prostate: a randomized prospective trial. *Eur Urol* 2008; 53: 382–389 (II)

3) Peng B, Wang GC, Zheng JH, Xia SQ, Geng J, Che JP, Yan Y, Huang JH, Xu YF, Yang B. A comparative study of thulium laser resection of the prostate and bipolar transurethral plasmakinetic prostatectomy for treating benign prostatic hyperplasia. *BJU Int* 2013; 111: 633–637 (II)

4) Yang Z, Wang X, Liu T. Thulium laser enucleation versus plasmakinetic resection of the prostate: a randomized prospective trial with 18-month follow-up. *Urology* 2013; 81: 396–400 (II)

5) Fu WJ, Zhang X, Yang Y, Hong BF, Gao JP, Cai W, Zhang P, Wang XX. Comparison of 2-microm continuous wave laser vaporesection of the prostate and transurethral resection of the prostate: a prospective nonrandomized trial with 1-year follow-up. *Urology* 2010; 75: 194–199 (III)

6) Zhang F, Shao Q, Herrmann TR, Tian Y, Zhang Y. Thulium laser versus holmium laser transurethral enucleation of the prostate: 18-month follow-up data of a single center. *Urology* 2012; 79: 869–874 (II)

7) Bach T, Netsch C, Pohlmann L, Herrmann TR, Gross AJ. Thulium:YAG vapoenucleation in large volume prostates. *J Urol* 2011; 186: 2323–2327 (IV)

8) Netsch C, Pohlmann L, Herrmann TR, Gross AJ, Bach T. 120-W 2-μm thulium:yttrium-aluminium-garnet vapoenucleation of the prostate: 12-month follow-up. *BJU Int* 2012; 110: 96–101 (IV)

9) Hauser S, Rogenhofer S, Ellinger J, Strunk T, Müller SC, Fechner G. Thulium laser (Revolix) vapoenucleation of the prostate is a safe procedure in patients with an increased risk of hemorrhage. *Urol Int* 2012; 88: 390–394 (V)

i. 組織内レーザー凝固術（interstitial laser coagulation of the prostate: ILCP）

benign prostatic hyperplasia（前立腺肥大症），interstitial laser coagulation（組織内レーザー凝固術）をキーワードとして2010年以降の文献を検索し4編を得た。そのうち1編とBPHGLを引用した。

> 前立腺体積の小さいものから高度の閉塞を有する症例まで治療が可能である。**TURP**とほぼ同等の有効性がある（レベル2）が，効果の持続性は不十分で，長期的には半数近くに再治療・追加治療が必要となる（レベル4）。〔推奨グレードC1〕

経尿道的にレーザー照射用ライトガイドを腺腫内に穿刺し（体積5〜10 mLに対して1〜2カ所の穿刺推奨），Fibertom 4060（Nd: YAG laser）あるいはIndigo 830e（diode laser）[b]を使用したレーザーを照射する。術後に尿道粘膜を保ったまま前立腺組織が凝固壊死を起こし，腺腫体積が減少して閉塞を軽減する。

TURPと比較したRCTがあり，24カ月の時点で最大尿流量の改善はやや劣るものの，自覚症状とQOLスコアはTURPに劣らない改善効果があり，長期的にも一定の治療効果が継続することが報告されている[b]。術後に一過性の閉塞の悪化を認め，尿閉や尿意

切迫感など刺激症状の増悪の危険があり，術後の尿道カテーテル留置期間は平均6.3〜24日とされる[b]。再治療の割合は最初の1年以内で3〜14%，長期的には12〜50%程度である。術後1年以内のTURP施行率が14%[b]，術後5年および10年時点での再手術率がそれぞれ12%，24%[1]，最長9年（平均4.3年）の観察期間中の追加治療率が35%（TURP 22%，薬物療法13%），最長5年（中央値4.5年）の観察期間中の再治療率が50%などの報告がある[b]。

ILCPは低侵襲であるものの，再治療を必要とする症例が多く，1995〜2009年では88論文が報告されていたが，HoLEP，PVPなどの治療方法の確立により，2010年以後では4論文の報告のみであった。

■ **参考文献**
1) 寺井章人. 長期成績－VI. 前立腺肥大症に対する新しい経尿道的手術－前立腺肥大症に対する今までの「低侵襲治療」について. *Jpn J Endourol* 2012; 25: 44–48 (**IV**)

j. 高密度焦点式超音波治療（high-intensity focused ultrasound: HIFU）

benign prostatic hyperplasia（前立腺肥大症），high-intensity focused ultrasound（高密度焦点式超音波治療）をキーワードとして検索を行ったが，2010年以降は新たなエビデンスを提示する文献を得なかった。

> **適応とされる前立腺の条件が限られ，長期的には約半数が追加治療を要する（レベル4）。**　　　　　　　　　　　　　　　　　　　　　　　　　　　　〔**推奨グレードC1**〕

経直腸的に高密度の超音波を治療焦点に収束して前立腺組織の熱変性と壊死をもたらし，閉塞を解除する。患者選択における不適格条件として，前立腺の高度の石灰化，75 mLを超える大きな前立腺，直腸から膀胱頸部までの距離が40 mm以上，高度の中葉肥大，高い閉塞度などが提唱されている[b]。

下部尿路閉塞に対する中等度の改善効果（約60%の症例で閉塞度の改善）が尿流動態検査で確認されており[b]，IPSSは平均50〜60%の改善を，また最大尿流量は40〜50%増加するとの報告がある[b]。しかし，一般的に術後3〜6日間の遷延する尿閉を認める。重篤な合併症として手術療法を要した直腸の熱損傷がある[b]。1年ごとに約10%の症例が治療抵抗性となり，最大4年間の経過観察中には44%の症例がTURPによる再治療を受けている。再治療までの期間は，術前の閉塞度と平均尿流量に相関していた[b]。2年以上の経過観察中に追加治療（α_1遮断薬，TURP，尿道ステントなど）を要した症例は58%との報告がある[b]。

k. 経尿道的針焼灼術（transurethral needle ablation: TUNA®）

benign prostatic hyperplasia（前立腺肥大症）とtransurethral needle ablation（経尿道的針焼灼術）あるいはthermoablation（熱焼灼術）をキーワードとして2010年以降の文献を検索し4編を得た。そのうち1編とBPHGLを引用した。

> 短中期的な症状改善効果は TURP とほぼ同等である（レベル 2）が，長期的には
> 再手術を含む追加治療が 20〜50% に必要となる。　　　　　〔推奨グレード C1〕

経尿道的に前立腺内に刺入した穿刺針から放出するラジオ波により，前立腺組織を凝固壊死させることで腺腫体積を減少させ閉塞を改善する。明らかな膀胱出口部閉塞を有する 60 mL 以内の側葉肥大型の症例がよい適応とされる[b]。一方，前立腺体積が 75 mL 以上，膀胱頸部硬化症の存在などは不適な条件とされる[b]。術後の尿閉は 13〜42% に認め，平均 1〜3 日間持続するが，術後 1 週間以内に約 90% の症例はカテーテルが不要となる[b]。

症例集積研究では，症状改善度は 40〜70%，最大尿流量の改善度は 26〜121%[b]，満足度についても術後 1 カ月で 81% の患者が満足していた[1]。メタアナリシスでは，術後 1 年目の自覚症状改善率は 50%，最大尿流量の増加率は 70% で，術後 5 年目まで治療効果が継続すると報告されている[b]。術後 12〜18 カ月まで観察した TURP との RCT では，自覚症状と困窮度スコアで TURP と同等，最大尿流量の改善では劣っていた[b]。術後 5 年までの長期効果を TURP と比較した RCT でも，自覚症状や尿流量，残尿量で安定した有意な改善効果が示されている[b]。尿流動態検査による評価では，最大尿流時排尿筋圧と最大排尿筋圧の低下が報告されている[b]。また，術後 4〜6 週間程度は蓄尿症状を訴えることが多いとされる[b]。TURP に比較して術後の出血や性機能障害，尿失禁，尿道狭窄，尿路感染症などの重篤な合併症は少ない[1,b]。

2 年以上の経過観察中の再治療（薬物療法，TURP，自己導尿）率は 39% で[b]，5 年間の観察期間中，21% の症例に追加治療（薬物療法 6%，2 回目の TUNA 4%，TURP 11%）を要した[b]。術後最長 10 年までの観察研究では，半数（51%）の症例が TURP や膀胱頸部切開術などの侵襲的な追加治療を必要とし，さらに 3% の症例に自己導尿が，また 20% の症例には薬物療法が再開された[b]。

■ 参考文献

1) Cornu JN, Desgrandchamps F, de la Taile A, Vicaut E, Aout M, Lukacs B. Prospective short-term evaluation of transurethral needle ablation procedure in an ambulatory setting. *Urol Int* 2012; 89: 451–456（Ⅴ）

I. 経尿道的マイクロ波高温度治療術（transurethral microwave thermotherapy: TUMT）

benign prostatic hyperplasia（前立腺肥大症），microwave thermotherapy（マイクロ波高温度治療）をキーワードとして 2010 年以降の文献を検索し 7 編を得た。そのうち 1 編と BPHGL を引用した。

> 前立腺が大きな症例や尿閉例にも広く検証されている低侵襲治療で，TURP に
> 比較して周術期ならびに術後の安全性は高い（レベル 2）が，長期的な再治療率は
> 比較的高い。　　　　　　　　　　　　　　　　　　　　　〔推奨グレード B〕

経尿道的に挿入したカテーテルより発射されるマイクロ波により前立腺組織を熱凝固・壊死させて腺腫を縮小し，膀胱出口部閉塞を軽減する。Prostatron，Prostasoft，Targis，CoreTherm，TherMatrx，Urowave，Prostcare など多数の機種がある。

Prostatron version 2.5 は，TURP との RCT でもほぼ同等の症状の改善率（TURP 78%，TUMT 68%）と最大尿流量の改善率（同 100%，69%）が示されている[b]。夜間頻尿の回数についても平均 32% の改善が報告されている[b]。Prostasoft 3.5 の治療成績（平均 34 カ月，最長 65 カ月）の検討では，最大尿流量は 4 年まで（平均 8.5→13.2 mL/秒），また IPSS（20.3→12.2 点）と QOL スコアは 5 年まで，治療前の尿閉の有無にかかわらず有意な改善が持続していた[b]。別の平均観察期間 2.5 年の報告では，82% の症例が治療に満足していた[b]。TherMatrx の治療では，対照に比較して有意な症状の改善を認めたが，最大尿流量に有意差はなかった[b]。Targis System による長期成績では，症状，QOL スコアの改善（45〜50%）と最大尿流量の増加（35〜40%）が術後 4 年目まで持続した[b]。

CoreTherm の TURP との比較 RCT では前立腺体積の減少効果（TURP 51〜58%，TUMT 30〜33%）以外は TURP とほぼ同等の治療成績が示されている[b]。術後 6 カ月での前立腺体積の減少は平均 20 mL であった[b]。長期成績（5 年間）でも症状，QOL スコア，最大尿流量の改善度は TURP と有意差はなく[b]，メタアナリシスからも TURP に匹敵する効果が示されている[b]。

TUMT は尿閉症例にも有用で，Targis System の治療報告では，術後 3 カ月までに 87% の症例で自排尿が回復し，その後 2 年間の尿閉再発率は 7% であった[b]。CoreTherm では，治療後 6〜12 カ月で 89〜92% の症例で自排尿が回復している[b]。

安全性に関しては術後に尿閉を高率に認め，CoreTherm の治療後ではカテーテル留置期間は平均 8.5 日であった[b]。1 年間の経過追跡中の重篤な合併症の発生は有意に低く（TUMT 6.0%，TURP 15.4%）[b]，Prostasoft 3.5 では，長期経過観察中（平均 2.5 年）に 17% に症状の悪化，17% に血尿などの合併症，25% に一過性の尿路感染症，26% に尿閉を認めた[b]。

長期的な再治療率は TURP より高く，7〜40% 程度である[b]。Prostatron 2.5 と TURP との RCT では，3 年間での再治療のリスクは 23%（TURP は 13%）で両者に有意差はない[b]。Prostasoft 3.5 の治療後 5 年間での再治療率は，術前尿閉例で 38%，尿閉でなかった症例で 29% であった[b]。CoreTherm の治療後 5 年間における再治療率は 10% で，TURP（4.3%）に比べて高かった[b]。Urowave の長期成績では，術後 5 年および 10 年時点での再手術率はそれぞれ 24%，40% であった[1]。

■ 参考文献

1）寺井章人. 長期成績－VI. 前立腺肥大症に対する新しい経尿道的手術－前立腺肥大症に対する今までの「低侵襲治療」について. *Jpn J Endourol* 2012; 25: 44−48（V）

m. 尿道ステント（urethral stent）

benign prostatic hyperplasia（前立腺肥大症）と stent, UroLume, Memotherm, endoprosthesis（尿道ステント，ウロルーメ，メモサーム，エンドプロステーシス）をキーワードとして 2010 年以降の文献を検索し 12 編を得た。そのうち 4 編を引用した。

手術療法が困難な症例に適用される。治療の侵襲性は低く安全性は高い（レベル4）が，合併症も多く抜去が必要になることもある。 〔推奨グレード C1〕

ステントを前立腺部尿道に留置して排尿状態を改善する。短期留置タイプ（Prostakath, Memokath）と永久留置タイプ（UroLume, Memotherm, Ultraflex など）に分類される。

尿閉症例の検討において，Memokath 留置 24 例では留置後すべてカテーテルフリーになり[1]，Memotherm では 36 例中 34 例が自排尿可能となり[2]，短期成績は良好である。しかし，尿閉 37 症例に Memokath を留置した報告では観察期間 33.2 カ月で自排尿可能は 56.7%[3] で長期成績は満足とはいえず，あくまで手術リスクの高い患者に対する代替療法である。ステント留置後 5 年目における IPSS の改善率は 60% 以上，最大尿流量の増加率は 30%，治療 12 年目における症状改善率が 50% との報告がある[b]。主な合併症は，ステントの移動，結石の形成，出血，尿道狭窄，膀胱刺激症状などである[b]。短期留置タイプでは，ステント移動を 15% 程度に，刺激症状を 6〜30% に，尿路感染症を 5〜10% 程度に認める[b]。永久留置タイプの Memotherm ステントでの合併症としては，再発性尿路感染症や尿意切迫感（46%），尿道粘膜過形成（28%），尿道狭窄（10%）があり[b]，また脱落により 13.8% でステントが抜去された[b]。前立腺肥大症に適用された永久留置ステント（UroLume）は，7 年間の経過観察中に 23% でステントの移動が理由で抜去され[b]，最長 12 年までの観察でも，ステントの移動，患者の不満，症状の進行などの理由で 47% の症例でステントが抜去されている[4]。

■ 参考文献

1）丸山琢雄, 長井 潤, 桑江 秀, 松井孝之. NiTi 形状記憶合金性尿道ステント（メモカス 028）の使用経験. 南大阪病医誌 2013; 60: 149–152（V）

2）坂元宏匡, 松田 歩, 新垣隆一郎, 山田 仁. 尿道ステント（メモサーム）の臨床的検討. 泌尿紀要 2012; 58: 13–16（V）

3）Kimata R, Nemoto K, Tomita Y, Takahashi R, Hamasaki T, Kondo Y. Efficacy of a thermoexpandable metallic prostate stent（Memokath）in elderly patients with urethral obstruction requiring long-term management with urethral Foley catheters. *Geriatr Gerontol Int* 2015; 15: 553–558（V）

4）Bozkurt IH, Yalcinkaya F, Sertcelik MN, Zengin K, Ekici M, Yigitbasi O. A good alternative to indwelling catheter owing to benign prostate hyperplasia in elderly: Memotherm prostatic stent. *Urology* 2013; 82: 1004–1007（V）

n. 前立腺インプラント埋め込み尿道吊り上げ術（prostatic urethral lift: PUL）

benign prostatic hyperplasia（前立腺肥大症），prostatic urethral lift（インプラント埋め込み尿道吊り上げ術）をキーワードとして 2010 年以降の文献を検索し 15 編を得た。そのうち 9 編を引用した。

有効性を支持する根拠はある（レベル2）が，本邦では保険適用外である。

〔推奨グレード 保留〕

　経尿道的に圧迫の原因となっている前立腺側葉へインプラントを埋め込み圧縮することにより，膀胱出口部閉塞を軽減する。Sham を対照群にした RCT が 1 つあり，治療後 3 カ月目の AUA 症状スコアが 22.1 から 11.0 へ 50％低下し，12 カ月目まで維持され，その変化は対照群より 88％高かった。最大尿流量も 3 カ月目に 8.1 から 12.4 mL/秒へ改善し，12 カ月目まで効果が持続していた[1]。TURP との RCT も報告されており，12 カ月目の IPSS の変化は PUL が−11.4 点，TURP が−15.4 点と症状の改善は両群ともに有意であったが，12 カ月目での最大尿流量の改善は TURP（＋13.7 mL/秒）の方が PUL（＋4.0 mL/秒）より良好であった。一方で PUL では生じなかった射精障害が TURP では 40％で認められた[2]。メタアナリシスでは，IPSS で−7.2〜−8.7 点，最大尿流量で 3.8〜4.0 mL/秒，QOL スコアで−2.2〜−2.4 点の改善と 12 カ月目での性機能の維持が確認されている[3]。

　長期的には 2 年もしくは 3 年間の経過観察で有用と報告されているが，11〜20％に追加治療が必要であった。症状の改善は前立腺体積には依存しないとされるが，中葉肥大症例には効果がない[4,5]。性機能にはほとんど影響を与えず，勃起および射精機能は温存可能である[6,7]。合併症として血尿を 16〜63％，排尿困難を 25〜58％に認めるが，軽度から中等度で 2〜4 週で消失する[4,7-9]。

■ **参考文献**

1) Roehrborn CG, Gange SN, Shore ND, Giddens JL, Bolton DM, Cowan BE, Brown BT, McVary KT, Te AE, Gholami SS, Rashid P, Moseley WG, Chin PT, Dowling WT, Freedman SJ, Incze PF, Coffield KS, Borges FD, Rukstalis DB. The prostatic urethral lift for the treatment of lower urinary tract symptoms associated with prostate enlargement due to benign prostatic hyperplasia: the L.I.F.T. Study. *J Urol* 2013; 190: 2161–2167 (I)

2) Sønksen J, Barber NJ, Speakman MJ, Berges R, Wetterauer U, Greene D, Sievert KD, Chapple CR, Montorsi F, Patterson JM, Fahrenkrug L, Schoenthaler M, Gratzke C. Prospective, randomized, multinational study of prostatic urethral lift versus transurethral resection of the prostate: 12-month results from the BPH6 study. *Eur Urol* 2015; 68: 643–652 (II)

3) Perera M, Roberts MJ, Doi SA, Bolton D. Prostatic urethral lift improves urinary symptoms and flow while preserving sexual function for men with benign prostatic hyperplasia: a systematic review and meta-analysis. *Eur Urol* 2015; 67: 704–713 (Syst/Meta)

4) Chin PT, Bolton DM, Jack G, Rashid P, Thavaseelan J, Yu RJ, Roehrborn CG, Woo HH. Prostatic urethral lift: two-year results after treatment for lower urinary tract symptoms secondary to benign prostatic hyperplasia. *Urology* 2012; 79: 5–11 (V)

5) Roehrborn CG, Rukstalis DB, Barkin J, Gange SN, Shore ND, Giddens JL, Bolton DM, Cowan BE, Cantwell AL, McVary KT, Te AE, Gholami SS, Moseley WG, Chin PT, Dowling WT, Freedman SJ, Incze PF, Coffield KS, Borges FD, Rashid P. Three year results of the prostatic urethral L.I.F.T. study. *Can J Urol* 2015; 22: 7772–7782 (I)

6) McVary KT, Gange SN, Shore ND, Bolton DM, Cowan BE, Brown BT, Te AE, Chin PT, Rukstalis DB, Roehrborn CG. Treatment of LUTS secondary to BPH while preserving sexual function: randomized controlled study of prostatic urethral lift. *J Sex Med* 2014; 11: 279–287 (II)

7) Woo HH, Bolton DM, Laborde E, Jack G, Chin PT, Rashid P, Thavaseelan J, McVary KT. Preservation of sexual function with the prostatic urethral lift: a novel treatment for lower urinary tract symptoms secondary

to benign prostatic hyperplasia. *J Sex Med* 2012; 9: 568–575（**V**）

8）McNicholas TA, Woo HH, Chin PT, Bolton D, Fernández Arjona M, Sievert KD, Schoenthaler M, Wetterauer U, Vrijhof EJ, Gange S, Montorsi F. Minimally invasive prostatic urethral lift: surgical technique and multinational experience. *Eur Urol* 2013; 64: 292–299（**V**）

9）Woo HH, Chin PT, McNicholas TA, Gill HS, Plante MK, Bruskewitz RC, Roehrborn CG. Lower urinary tract symptoms（LUTS）secondary to benign prostatic hyperplasia（BPH）. *BJU Int* 2011; 108: 82–88（**V**）

o. 経尿道的水蒸気治療（water vapor）

benign prostatic hyperplasia（前立腺肥大症），water vapor（経尿道的水蒸気治療）をキーワードとして 2010 年以降の文献を検索し 6 編を得た。そのうち 4 編を引用した。

> **少数ながら有効性を支持する根拠はあり（レベル 2），効果と安全性が確認されている。ただし長期の有効性は不明であり，本邦では保険適用外である。**
>
> 〔推奨グレード 保留〕

間質圧を上回る圧をかけて前立腺内に滅菌水蒸気を噴射することで対流加温を引き起こし，凝縮された熱エネルギーにより細胞死を起こさせる治療である。わずか数秒で腺腫に大きな壊死領域が作られる。欧米で RCT が行われ，治療後 3 カ月目の IPSS は 50% 以上低下した。最大尿流量も 3 カ月目には 6.2 mL/秒増加し，ともに 12 カ月まで対照群に対して有意な改善が持続していた[1]。他の無作為化した予備的研究では，治療後 1 カ月目から IPSS，最大尿流量の有意な改善を認め，12 カ月目には IPSS が 56%，最大尿流量が 87%，QOL スコアは 61% 改善したと報告されている[2]。性機能についても RCT で検討されており，治療による ED は認めなかった。IIEF や MSHQ（Male Sexual Health Questionnaire）による評価でも 3 カ月目，1 年目ともに治療群とコントロール群間に差を認めなかったと報告されている[3]。合併症としては 1.5～3.7% で尿閉をきたしたが，重篤なものはなく 3 週間以内に改善した[1,2]。MRI により治療部熱変性領域の評価が行われたが，全例で標的とした移行領域に限局され，周囲臓器への影響はみられなかった[4]。ただし，長期的効果はまだ確認されていない。

■ 参考文献

1）McVary KT, Gange SN, Gittelman MC, Goldberg KA, Patel K, Shore ND, Levin RM, Rousseau M, Beahrs JR, Kaminetsky J, Cowan BE, Cantrill CH, Mynderse LA, Ulchaker JC, Larson TR, Dixon CM, Roehrborn CG. Minimally invasive prostate convective water vapor energy ablation: a multicenter, randomized, controlled study for the treatment of lower urinary tract symptoms secondary to benign prostatic hyperplasia. *J Urol* 2016; 195: 1529–1538（**II**）

2）Dixon C, Cedano ER, Pacik D, Vit V, Varga G, Wagrell L, Tornblom M, Mynderse L, Larson T. Efficacy and safety of Rezūm system water vapor treatment for lower urinary tract symptoms secondary to benign prostatic hyperplasia. *Urology* 2015; 86: 1042–1047（**IV**）

3）McVary KT, Gange SN, Gittelman MC, Goldberg KA, Patel K, Shore ND, Levin RM, Rousseau M, Beahrs JR, Kaminetsky J, Cowan BE, Cantrill CH, Mynderse LA, Ulchaker JC, Larson TR, Dixon CM, Roehrborn CG. Erectile and ejaculatory function preserved with convective water vapor energy treatment of lower urinary tract symptoms secondary to benign prostatic hyperplasia: randomized controlled study. *J Sex Med* 2016; 13: 924–933（**II**）

4）Mynderse LA, Hanson D, Robb RA, Pacik D, Vit V, Varga G, Wagrell L, Tornblom M, Cedano ER,

Woodrum DA, Dixon CM, Larson TR. Rezūm system water vapor treatment for lower urinary tract symptoms/ benign prostatic hyperplasia: validation of convective thermal energy transfer and characterization with magnetic resonance imaging and 3-dimensional renderings. *Urology* 2015; 86: 122–127（Ⅳ）

p. 前立腺動脈塞栓術（prostatic arterial embolization）

male lower urinary tract symptom（男性下部尿路症状），benign prostatic hyperplasia（前立腺肥大症），prostatic arterial embolization（前立腺動脈塞栓術）をキーワードとして 2010年以降の文献を検索し 58 編を得た。そのうち 3 編を引用した。

有効性は報告されているが，既存の TURP，開放手術との比較において優位性は示せていない（レベル 2）。本邦では保険適用外である。 〔推奨グレード 保留〕

2010 年に報告されて以来，有効性の報告が増えてきている治療法である。ただ，TURP との RCT においては，本法において合併症や治療効果不良例が多かったと報告されている[1]。また，開放手術との比較においても，本法が症状の持続や低い最大尿流量などの点で有意に劣っていた[2]。メタアナリシスにおいてはまだ実験的な治療法であると結論付けられている[3]。

■ 参考文献

1）Gao YA, Huang Y, Zhang R, Yang YD, Zhang Q, Hou M, Wang Y. Benign prostatic hyperplasia: prostatic arterial embolization versus transurethral resection of the prostate—a prospective, randomized, and controlled clinical trial. *Radiology* 2014; 270: 920–928（Ⅱ）
2）Russo GI, Kurbatov D, Sansalone S, Lepetukhin A, Dubsky S, Sitkin I, Salamone C, Fiorino L, Rozhivanov R, Cimino S, Morgia G. Prostatic arterial embolization vs open prostatectomy: a 1-year matched-pair analysis of functional outcomes and morbidities. *Urology* 2015; 86: 343–348（Ⅲ）
3）Shim SR, Kanhai K, Ko YM, Kim JH. Efficacy and safety of prostatic arterial embolization: systematic review with meta-analysis and meta-regression. *J Urol* 2017; 197: 465–479（**Syst/Meta**）

2）その他の手術療法

前立腺肥大症以外の MLUTS の疾患・病態に対する手術療法としては，以下のようなものがある。これらは本ガイドラインの範疇を越えると思われるので，関連する成書などを参照願いたい。

● 過活動膀胱に対する手術療法
　• 自家膀胱拡大術
　• 腸管利用膀胱拡大術
　• Ingelman-Sundberg 手術
　• ボツリヌス毒素膀胱壁内注入術
● 前立腺手術後などの尿失禁に対する手術療法
　• 人工尿道括約筋埋め込み術

7 その他の治療

1）尿道留置カテーテル

benign prostatic hyperplasia（前立腺肥大症），urinary retention（尿閉），urethral catheter（尿道留置カテーテル）をキーワードとして 2010 年以降の文献を検索し 57 編を得た。そのうち 1 編と他の 4 編を引用した。

> 尿を膀胱から排出することは可能であるが，長期留置の場合，QOL が障害され，合併症の頻度が高い。短期の留置以外は間欠自己導尿などの他の治療が困難な場合にのみ適応とされる（レベル 5）。　〔推奨グレード C1〕

尿道留置カテーテルの長期留置は積極的に推奨される治療とはいいがたい。急性尿閉への応急処置，慢性尿閉による腎機能低下や水腎症に対する一時的な処置，排尿筋低活動による排尿困難[1]，高齢，寝たきり，合併症などのために他の治療が困難な患者に使用される[2]。急性尿閉の際には 89.8% の患者に中央値で 5 日間尿道カテーテルが留置されていた[3]。留置の際には尿道損傷の可能性があり，長期間の留置は患者の QOL の低下，出血，尿路感染症，尿道皮膚瘻，膀胱結石などを招く危険性が高い[4,5]。著明な前立腺の腫大，尿道痛，外尿道口損傷，尿道瘻などの場合には，代替法として膀胱瘻の設置が適応となる[5]。

■ 参考文献

1）Abarbanel J, Marcus E-L. Impaired detrusor contractility in community-dwelling elderly presenting with lower urinary tract symptoms. *Urology* 2007; 69: 436–440（Ⅴ）
2）Rogers MA, Mody L, Kaufman SR, Fries BE, McMahon LF Jr, Saint S. Use of urinary collection devices in skilled nursing facilities in five states. *J Am Geriatr Soc* 2008; 56: 854–861（Ⅴ）
3）Fitzpatrick JM, Desgrandchamps F, Adjali K, Gomez Guerra L, Hong SJ, El Khalid S, Ratana-Olarn K; Reten-World Study Group. Management of acute urinary retention: a worldwide survey of 6074 men with benign prostatic hyperplasia. *BJU Int* 2012; 109: 88–95（Ⅴ）
4）Ikuerowo SO, Ogunade AA, Ogunlowo TO, Uzodimma CC, Esho JO. The burden of prolonged indwelling catheter after acute urinary retention in Ikeja—Lagos, Nigeria. *BMC Urol* 2007; 7: 16. doi:10.1186/1471–2490–7-16（Ⅴ）
5）Igawa Y, Wyndaele JJ, Nishizawa O. Catheterization: possible complications and their prevention and treatment. *Int J Urol* 2008; 15: 481–485（総説）

2）間欠導尿

benign prostatic hyperplasia（前立腺肥大症），urinary retention（尿閉），intermittent catheterization（間欠導尿）をキーワードとして 2010 年以降の文献を検索し抽出された 32 編に引用すべき文献を得なかったため，2009 年以前の 4 編を引用した。

尿道留置カテーテルと比較した場合に，尿路感染症の予防や，尿閉症例の術後の膀胱機能の早期回復に有用とする根拠がある（レベル2）。　〔推奨グレードB〕

　患者自身や介護者により間欠的に導尿を行う手技である。患者のQOLは留置カテーテルより優れると推定される。症候性の尿路感染症も，尿道留置カテーテル群（40例）と間欠導尿群（40例）の比較では，後者で有意に発症が少なかった[1]。

　脊髄損傷後の169例の患者の排尿管理に本法を行った群と用手排尿などを行った群を比較すると，本法を行った群において有意に腎機能の改善が良好であった[2]。慢性尿閉のため留置カテーテルとなっている症例を対象として，腎機能の回復後にただちに経尿道的前立腺切除術を施行した群（17例）と，間欠導尿を施行した後に同手術を施行した群（24例）を比較した試験では，後者で有意に膀胱機能の回復が良好であった[3]。一方で男性においては精巣上体炎が2〜28%に発症するとされ，注意が必要である[4]。また，前立腺肥大症患者などでは挿入時の尿道損傷に注意すべきである。

■ 参考文献

1）Turi MH, Hanif S, Fasih Q, Shaikh MA. Proportion of complications in patients practicing clean intermittent self-catheterization（CISC）vs indwelling catheter. *J Pak Med Assoc* 2006; 56: 401–404（II）

2）Pettersson-Hammerstad K, Jonsson O, Svennung IB, Karlsson AK. Impaired renal function in newly spinal cord injured patients improves in the chronic state — effect of clean intermittent catheterization? *J Urol* 2008; 180: 187–191（V）

3）Ghalayini IF, Al-Ghazo MA, Pickard RS. A prospective randomized trial comparing transurethral prostatic resection and clean intermittent self-catheterization in men with chronic urinary retention. *BJU Int* 2005; 96: 93–97（II）

4）Igawa Y, Wyndaele JJ, Nishizawa O. Catheterization: possible complications and their prevention and treatment. *Int J Urol* 2008; 15: 481–485（総説）

8 前立腺肥大症の治療と性機能障害

male lower urinary tract symptom（男性下部尿路症状），benign prostatic hyperplasia（前立腺肥大症），treatment（治療），sexual function（性機能）をキーワードとして 2010 年以降の文献を検索し 321 編を得た。そのうち 10 編と他の 2 編と BPHGL，AUAGL，EAUGL を引用した。

1 手術療法における性機能障害

1）勃起障害

前立腺肥大症の手術療法における勃起障害（ED）の発現頻度は 0〜21.4% である。開放手術（被膜下核出術）では 11.3%[1]，TURP では 6.5〜21.4%[c, d] である。ホルミウムレーザー前立腺核出術（HoLEP），ホルミウムレーザー前立腺蒸散術（HoLAP）や KTP レーザー光選択的前立腺蒸散術（PVP）は ED に影響しない[2]。TURP においては，bipolar TURP と monopolar TURP の比較では ED の発生に有意差はなかった[3]。前立腺インプラント埋め込み尿道吊り上げ術（prostatic urethral lift: PUL）は，RCT にて ED を惹起させなかった[4]。

2）射精障害

手術療法による射精障害（主として逆行性射精）の発生頻度は，開放手術で 80%[b]，TURP で 65.4%[d]，HoLEP で 75〜100% と報告されている[c, d]。レーザー治療では，PVP で 33.2〜67.1%[2, 5]，HoLAP で 31.1% との報告がある[2]。PUL は RCT にて射精障害を惹起させず，治療 1 年でむしろ射精の悩みが 40% で改善した[4]。

2 薬物療法における性機能障害

1）勃起障害

α_1 遮断薬とプラセボの RCT におけるメタアナリシスでは，タムスロシンで 0.8〜4.4%，プラセボで 0〜3.4% の ED 発生率であった[6]。ナフトピジルは IIEF を改善させるという報告がある[7]。PDE5 阻害薬は，LUTS を有する ED 患者に対して有意に症状と ED を改善させた[8, 9]。5α 還元酵素阻害薬は性欲を低下させるが，PDE5 阻害薬を併用することで勃起機能は維持される[10]。抗アンドロゲン薬では有意に ED が惹起される[b]。

男性下部尿路症状・前立腺肥大症診療ガイドライン

2）射精障害

　薬物療法における射精障害の発生頻度は，本邦でのα_1遮断薬による検討では，1.6～22.3% である[b]。最近の総説では，α_1遮断薬で 0.6～90% の射精障害が報告されており[11]，α_{1A} に選択性の高いα_1遮断薬では特に射精障害に注意すべきである。5α還元酵素阻害薬では射精障害や性欲低下が有意に認められている[12,b]。抗アンドロゲン薬では有意に射精機能の悪化が報告されている[b]。

■ 参考文献

1）Soleimani M, Hosseini SY, Aliasgari M, Dadkhah F, Lashay A, Amini E. Erectile dysfunction after prostatectomy: an evaluation of the risk factors. *Scand J Urol Nephrol* 2009; 43: 277−281（III）

2）Elshal AM, Elmansy HM, Elkoushy MA, Elhilali MM. Male sexual function outcome after three laser prostate surgical techniques: a single center perspective. *Urology* 2012; 80: 1098−1104（II）

3）Akman T, Binbay M, Tekinarslan E, Tepeler A, Akcay M, Ozgor F, Ugurlu M, Muslumanoglu A. Effects of bipolar and monopolar transurethral resection of the prostate on urinary and erectile function: a prospective randomized comparative study. *BJU Int* 2013; 111: 129−136（I）

4）McVary KT, Gange SN, Shore ND, Bolton DM, Cowan BE, Brown BT, Te AE, Chin PT, Rukstalis DB, Roehrborn CG; L.I.F.T. Study Investigators. Treatment of LUTS secondary to BPH while preserving sexual function: randomized controlled study of prostatic urethral lift. *J Sex Med* 2014; 11: 279−287（II）

5）Bachmann A, Tubaro A, Barber N, d'Ancona F, Muir G, Witzsch U, Grimm MO, Benejam J, Stolzenburg JU, Riddick A, Pahernik S, Roelink H, Ameye F, Saussine C, Bruyère F, Loidl W, Larner T, Gogoi NK, Hindley R, Muschter R, Thorpe A, Shrotri N, Graham S, Hamann M, Miller K, Schostak M, Capitán C, Knispel H, Thomas JA. 180-W XPS GreenLight laser vaporisation versus transurethral resection of the prostate for the treatment of benign prostatic obstruction: 6-month safety and efficacy results of a European multicentre randomised trial — the GOLIATH study. *Eur Urol* 2014; 65: 931−942（I）

6）van Dijk MM, de la Rosette JJ, Michel MC. Effects of α_1-adrenoceptor antagonists on male sexual function. *Drugs* 2006; 66: 287−301（Meta）

7）Yokoyama T, Hara R, Fukumoto K, Fujii T, Jo Y, Miyaji Y, Nagai A, Sone A. Effects of three types of alpha-1 adrenoceptor blocker on lower urinary tract symptoms and sexual function in males with benign prostatic hyperplasia. *Int J Urol* 2011; 18: 225−230（II）

8）Giuliano F, Oelke M, Jungwirth A, Hatzimouratidis K, Watts S, Cox D, Viktrup L. Tadalafil once daily improves ejaculatory function, erectile function, and sexual satisfaction in men with lower urinary tract symptoms suggestive of benign prostatic hyperplasia and erectile dysfunction: results from a randomized, placebo- and tamsulosin-controlled, 12-week double-blind study. *J Sex Med* 2013; 10: 857−865（I）

9）Brock G, Broderick G, Roehrborn CG, Xu L, Wong D, Viktrup L. Tadalafil once daily in the treatment of lower urinary tract symptoms（LUTS）suggestive of benign prostatic hyperplasia（BPH）in men without erectile dysfunction. *BJU Int* 2013; 112: 990−997（I）

10）Glina S, Roehrborn CG, Esen A, Plekhanov A, Sorsaburu S, Henneges C, Buttner H, Viktrup L. Sexual function in men with lower urinary tract symptoms and prostatic enlargement secondary to benign prostatic hyperplasia: results of a 6-month, randomized, double-blind, placebo-controlled study of tadalafil coadministered with finasteride. *J Sex Med* 2015; 12: 129−138（I）

11）DeLay KJ, Nutt M, McVary KT. Ejaculatory dysfunction in the treatment of lower urinary tract symptoms. *Transl Androl Urol* 2016; 5: 450−459（総説）

12）Gacci M, Ficarra V, Sebastianelli A, Corona G, Serni S, Shariat SF, Maggi M, Zattoni F, Carini M, Novara G. Impact of medical treatments for male lower urinary tract symptoms due to benign prostatic hyperplasia on ejaculatory function: a systematic review and meta-analysis. *J Sex Med* 2014; 11: 1554−1566（Syst/Meta）

9 臨床試験に関連する基準

　男性下部尿路症状または前立腺肥大症には多くの治療法があり，今後も開発されることが予想される。前立腺肥大症に対しては，1996年に前立腺肥大症の重症度と治療効果の判定基準[1,2]が提示され，「排尿障害臨床試験ガイドライン」[3]にも収載されている。それ以外の疾患については広く認知された判定基準はなく，各疾患のガイドライン等に従い対象の特性に応じて設定すべきであろう。本章では，前立腺肥大症に関する臨床試験に必要な基準のみを提示する。

1 対象患者の採用基準

1）選択基準
① 中高年の男性である。
② 前立腺肥大症と診断されている。
③ 下部尿路症状（LUTS）がある。
④ LUTS による QOL の障害がある。
⑤ 前立腺腫大（前立腺体積の増大）がある。
⑥ 前立腺による下部尿路閉塞が疑われる。

解説

① 中高年の定義は曖昧であるが，BPHGL[b]に従い40歳から50歳以上とする。上限を設けることも可能である。
② 本ガイドラインでの前立腺肥大症の定義は，"前立腺の良性過形成による下部尿路機能障害を呈する疾患で，通常は前立腺腫大と下部尿路閉塞を示唆する下部尿路症状を伴う"である。
③ LUTS の程度は，後述の重症度判定基準で症状重症度の中等症以上（IPSS が8点以上）が推奨される。治療法の特性によって，IPSS がより高い症例に限定することも可能である。
④ QOL 障害の程度は，後述の重症度判定基準で QOL 重症度の中等症以上（QOL スコアが2点以上）が推奨される。治療法の特性によって，QOL スコアがより高い症例に限定することも可能である。
⑤ 前立腺腫大の程度は，後述の重症度判定基準で形態重症度の中等症以上（前立腺体積が20 mL 以上）が推奨される。治療法の特性によって，前立腺体積がより大きい症

男性下部尿路症状・前立腺肥大症診療ガイドライン　161

例に限定すること，または，上限値を設定することも可能である。

⑥ 前立腺による下部尿路閉塞を確定するには内圧尿流検査（PFS）が必要となる。しかし，すべての臨床試験にそれを要求することは現実的でない。そこで，後述の重症度判定基準で機能重症度の中等症以上（最大尿流量が 15 mL/秒未満または残尿量が 50 mL 以上）が推奨される。治療法の特性によって，より重症度の高い症例に限定することも可能であるが，その場合は低活動膀胱など他疾患を除外する必要がある。

2）除外基準

① 前立腺肥大症以外の疾患がある，または，強く疑われる。
② 前立腺肥大症に対する前治療の影響が残っている。
③ その他の下部尿路機能に影響を与える病歴がある。
④ 対象となる治療法の特性に基づく除外規定に抵触する。

解説

① 除外すべき疾患としては，前立腺炎，前立腺癌，OAB，低活動膀胱，膀胱炎，間質性膀胱炎，膀胱癌，膀胱結石，尿道炎，尿道狭窄，神経疾患（神経因性膀胱），多尿，夜間多尿などが含まれる。ただし，前立腺肥大症に起因すると思われる OAB も治療対象に含む場合は，OAB があっても除外の必要はない。

② 臨床試験には未治療患者を用いることが理想的である。それが困難な場合でも，前立腺に対する手術療法や低侵襲治療の既往歴がある患者は除外すべきである。薬物療法歴のある場合は，前治療の影響の消失を待つ。その期間（wash out 期間）は，5α 還元酵素阻害薬や抗アンドロゲン薬は 12 カ月，α_1 遮断薬や抗コリン薬や植物製剤などは 1 カ月が目安となろう。LHRH アゴニストやアンタゴニストの治療歴がある患者は，使用期間によってテストステロンの回復期間も異なるので，原則として除外すべきである。

③ 下部尿路や前立腺に対する手術，その他の疾患（直腸癌など）の骨盤内手術，骨盤内放射線治療などがある。

　なお，これらの基準は前立腺肥大症の診断基準ではなく，前立腺肥大症の治療法の有効性を評価する臨床試験などで患者選択に用いる基準である。誤解のないように注意されたい。

2 重症度判定基準

　国際的に広く認められた判定基準はない。もしそれが必要とされる場合は，表19，20の基準を推奨する。この基準では，症状・QOL・機能・形態の4領域について，領域別重症度を，それぞれIPSS・QOLスコア・最大尿流量と残尿量・超音波検査による推定前立腺体積を指標として，軽症，中等症，重症の3段階で評価する（表19）。さらに，全般重症度を領域別重症度の項目数で定める（表20）。

解説

① この基準は国際的には必ずしも広く認知されていないが，代用できる基準もないので，必要ならばこの基準を利用する。

② この基準は，治療選択の際や，臨床試験の患者基準設定の際の参考となる。例えば，中等症の患者は薬物療法，重症の患者は手術や低侵襲治療の対象となろう。

表19　前立腺肥大症領域別重症度判定基準[2,3]

領域	症状	QOL	機能			形態
指標	IPSS	QOLスコア	最大尿流量		残尿量	前立腺体積
軽症	0〜7	0, 1	≧15 mL/秒	かつ	＜ 50 mL	＜20 mL
中等症	8〜19	2〜4	≧ 5 mL/秒	かつ	＜100 mL	＜50 mL
重症	20〜35	5, 6	＜ 5 mL/秒	または	≧100 mL	≧50 mL

表20　前立腺肥大症全般重症度判定基準[2,3]

	領域別重症度の項目数		
	軽症	中等症	重症
軽症	4, 3	0, 1	0
中等症		軽症・重症以外	
重症	不問	不問	2, 3, 4

　表19に従い，各領域の重症度を定める。全般重症度は**表20**に従い，領域別重症度の数により定める。

3 治療効果判定基準

　国際的に広く認められた判定基準はない。判定に用いることのできる項目としては下記のようなものがある。項目の選択，変化の指標の選択，指標の評価方法は，治療法の特性に従って適切に定める。

① 症状の変化

② QOL の変化

③ 尿流量や残尿量の変化

④ PFS による下部尿路閉塞の変化

⑤ 前立腺体積の変化

⑥ 患者の総合的判定

⑦ 各種指標の総合的判定

⑧ 前立腺肥大症による合併症や手術療法の発生

解説

①〜⑤ 評価する項目が決まっても，評価する方法は様々である。症状では症状スコアだけではなく，特定の症状（例えば夜間頻尿）だけに注目することもできる。QOL では，IPSS の QOL スコア以外に，前立腺肥大症に特異的な尺度として前立腺肥大症影響スコア（BII），排尿状態全般または疾患によらない全般的な QOL の尺度として，それぞれキング健康質問票（King's Health Questionnaire: KHQ）または SF-36 がある。PFS による下部尿路閉塞の変化も，最大尿流時排尿筋圧やノモグラム上の閉塞度の変化が候補となりうる。また，治療前後の変化の指標（例えば差か比かなど），指標（変化の大きさ）と効果の関係も定まっていない。

⑥ 患者に判定を委ねる方法としては，例えば，**表 21** のような質問がある。

⑦ 国際的には広く認知された基準はないが，代用できる基準もないので，一定の判定基準が必要とされる場合は**表 22** の基準を推奨する。この基準では，症状・QOL・機

表 21　患者の総合的な改善度に関する質問（例）[b]

治療によってあなたの膀胱の症状は良くなりましたか，それとも悪くなりましたか。あなたの症状の変化にもっとも近いものを，ひとつだけ選んでください。
1．とても良くなった 2．良くなった（中くらい） 3．少し良くなった 4．変わらない 5．少し悪くなった 6．悪くなった（中くらい） 7．とても悪くなった

表 22　前立腺肥大症領域別治療効果判定基準 [2,3]

領域	症状	QOL	機能	形態
指標	IPSS の 後/前	QOL スコアの 前－後	最大尿流量の 後－前	前立腺体積の 後/前
著効	≦0.25	≧4	≧10 mL/秒	≦0.5
有効	≦0.5	3	≧5 mL/秒	≦0.75
やや有効	≦0.75	2，1	≧2.5 mL/秒	≦0.9
不変/悪化	>0.75	≦0	<2.5 mL/秒	>0.9

＊ 全般的治療効果は，症状，QOL，機能の3領域の効果判定の中央値とする。

能・形態の4領域について，それぞれIPSS・QOLスコア・最大尿流量・推定前立腺体積の変化を計測する。すなわち，症状はIPSSの前後比（後/前），QOLはQOLスコアの前後差（前－後），機能は最大尿流量の前後差（後－前），形態は前立腺体積の前後比（後/前）を指標とする。その指標の大きさから，領域別治療効果を，著効・有効・やや有効・不変・悪化の5段階で評価する[2]。

⑧ 前立腺肥大症による合併症としては，尿閉，尿路感染症，膀胱結石，血尿などがある。また，薬物療法などでは，手術療法に移行することを治療の不成功とみなすこともできる。

4 治療効果判定で留意すべき事項

① 判定に際しては，観察期間，判定時期を治療法の特性に応じて適切に定める。
② 治療期間中は他の蓄尿・排尿機能に影響を及ぼす可能性のある治療は原則として併用しない。薬剤については，治療期間中での開始や中断は避ける。一部の健康食品や代替医療の中にも前立腺肥大症に対して効果を示す薬剤があるので注意を要する[a,b]。
③ 薬物の開発治験（特に第III相）では以下の点を注意する。

- プラセボまたは標準薬を対照とした二重盲検試験が強く推奨される。
- 治療の効果判定時期は3カ月後とし，その後より長期にわたり経時的な効果も検討する。
- 薬剤の安全性の評価には厚生労働省などから提示される最新の基準を参照する。

■ 参考文献

1) Homma Y, Kawabe K, Tsukamoto T, Yamaguchi O, Okada K, Aso Y, Watanabe H, Okajima E, Kumazawa J, Yamaguchi T, Ohashi Y. Estimate criteria for diagnosis and severity in benign prostatic hyperplasia. *Int J Urol* 1996; 3: 261–266
2) Homma Y, Kawabe K, Tsukamoto T, Yamaguchi O, Okada K, Aso Y, Watanabe H, Okajima E, Kumazawa J, Yamaguchi T, Ohashi Y. Estimate criteria for efficacy of treatment in benign prostatic hyperplasia. *Int J Urol* 1996; 3: 267–273
3) 排尿障害臨床試験ガイドライン作成委員会編. 排尿障害臨床試験ガイドライン. 第一部 前立腺肥大症. 医学図書出版, 1997

索引

あ

アリルエストレノール	117
アルゴリズム	2
一般医	2, 36
イミダフェナシン	120
疫学	49
エビプロスタット	128
オキシブチニン	119

か

過活動膀胱（OAB）	3, 63
過活動膀胱症状スコア（OABSS）	80, 85
過知覚膀胱	46
下部尿路症状	41
間欠導尿	157
漢方薬	129
危険因子	49
クロルマジノン	116
経過観察	97
経尿道的水蒸気治療	155
経尿道的前立腺切開術	142
経尿道的前立腺切除術	140
経尿道的バイポーラ電極前立腺核出術	143
経尿道的針焼灼術	150
経尿道的マイクロ波高温度治療術	151
抗アンドロゲン薬	116
抗うつ薬	129
抗コリン薬	118
行動療法	12, 98
高密度焦点式超音波治療	150

国際前立腺症状スコア（IPSS）など

国際前立腺症状スコア（IPSS）	80, 84
骨盤底筋訓練	99
コリン作動薬	130

さ

残尿測定	82
磁気刺激療法	100
自然史	49
質問票	79
射精障害	14, 159
重症度判定	163
手術療法	135
術中虹彩緊張低下症	14
主要下部尿路症状スコア（CLSS）	80, 86
シロドシン	106
診断	79
推奨	94
生活指導	98
生活習慣	6
性機能障害	32, 159
セルニルトン	128
専門医	3, 4, 35, 36
前立腺インプラント埋め込み尿道吊り上げ術	153
前立腺動脈塞栓術	156
前立腺特異抗原（PSA）	2, 82
前立腺肥大症の定義	48
組織内レーザー凝固術	149
ソリフェナシン	120

た

代替療法	22
他科受診	34

タダラフィル	110
多尿	70
タムスロシン	103
超音波検査	83
治療	93
治療効果判定	164
ツリウムレーザー前立腺切除術	148
低活動膀胱	63
デュタステリド	114
トルテロジン	120

な

内圧尿流検査（PFS）	89
ナフトピジル	103
二分脊椎	69
尿検査	81
尿道ステント	153
尿道留置カテーテル	157
尿閉	9, 46, 74
尿流測定	82
尿流動態検査	89
尿路感染症	3
脳血管障害	66

は

排尿記録	8, 10, 79, 87
排尿筋低活動	63
パーキンソン病	67
パラプロスト	128
半導体レーザー前立腺蒸散術	147
光選択的前立腺蒸散術	145
被膜下前立腺腺腫核出術	137
病態	58

フェソテロジン	120
フラボキサート	129
プロピベリン	119
併用療法	25, 28, 30, 31, 122
膀胱訓練	99
膀胱出口部閉塞	58
保険診療	37
ホスホジエステラーゼ 5 阻害薬	109
勃起障害	159
ホルミウムレーザー前立腺核出術	144

ま

ミラベグロン	121

や

夜間頻尿	3, 10, 41
薬物療法	102

ら

臨床試験	161

欧文

5α-reductase inhibitors（5α還元酵素阻害薬）　114
α_1遮断薬　14, 18, 19, 102

β_3アドレナリン受容体作動薬　121

CLSS　80, 86

dutasteride　114

IPSS　80, 84

naftopidil　103

OAB　3, 63
OABSS　80, 85

PDE5 inhibitors（阻害薬）　18, 19, 109
PFS　89
PSA　2, 8, 82

silodosin　106

tamsulosin　103

**男性下部尿路症状・前立腺肥大症
診療ガイドライン**

2017 年 4 月 20 日 　　　第 1 版　第 1 刷　発行

編集　日本泌尿器科学会

発行　リッチヒルメディカル株式会社
　　　代表取締役　村田嘉久
　　　101-0051 東京都千代田区神田神保町 2-14 朝日神保町プラザ 4F
　　　電話 03-3230-3511

印刷　小倉美術印刷株式会社

©日本泌尿器科学会, 2017 Printed in Japan
本書の内容を無断で複写・転載することを禁じます。
落丁・乱丁の場合は，お取替えいたします。
ISBN978-4-903849-37-9